"十四五"时期国家重点出版物出版专项规划项目

食品科学前沿研究丛书

食品中真菌毒素与健康影响

黄昆仑　贺晓云　著

科学出版社

北京

内 容 简 介

真菌毒素作为一种广泛存在于全球食品供应链中的天然污染物，对人类健康的影响复杂而深远。本书详细探讨了真菌毒素，这些潜在的环境污染物，如何在食物链中形成并转移到人类饮食中，揭示了真菌毒素如黄曲霉毒素、赭曲霉毒素等对人体健康的危害，包括可能引发癌症、肝脏疾病和免疫系统损伤等问题。本书结合最新科研成果，不仅阐述了毒素的毒性机制，还提供了预防和控制策略，以期提升公众对食品安全的认知，保障人民健康。

本书探讨并梳理现有科学知识，总结真菌毒素的生物学特性、它们如何进入食物链、它们对人体健康的潜在影响以及如何进行防控和应用。

本书可为食品科学、药学、毒理学等专业的研究者提供理论支持，以期为食品安全和真菌毒素相关从业者、学者、政策制定者以及公众提供一个多维度的思考框架。

图书在版编目（CIP）数据

食品中真菌毒素与健康影响 / 黄昆仑，贺晓云著. -- 北京 : 科学出版社, 2024. 11. -- (食品科学前沿研究丛书). -- ISBN 978-7-03-079663-9

I. R996.2；R193

中国国家版本馆 CIP 数据核字第 2024SY9900 号

责任编辑：贾　超　孙静惠 / 责任校对：杜子昂

责任印制：徐晓晨 / 封面设计：东方人华

科学出版社 出版

北京东黄城根北街 16 号

邮政编码：100717

http://www.sciencep.com

中煤（北京）印务有限公司印刷

科学出版社发行　各地新华书店经销

*

2024 年 11 月第　一　版　开本：720×1000　1/16

2025 年 5 月第二次印刷　印张：18

字数：360 000

定价：138.00 元

（如有印装质量问题，我社负责调换）

序　一

当前，食品安全工作仍面临不少挑战，食品的真菌毒素污染便是其中之一。食品中的真菌毒素之所以受到广泛关注，一是毒素和产毒真菌种类繁多，二是大多数真菌毒素对人体健康都有毒害作用，包括致癌和损伤各个主要脏器，三是真菌毒素可以在食物链的多个环节产生，包括种植、运输、储藏等。因此，是世界各国食品安全保障的一个难题。在当前研究和防止气候变化对食品安全的影响中，真菌毒素也是一个突出的问题。

《食品中真菌毒素与健康影响》这本书深入浅出地阐述了这一主题。该书的作者通过丰富的案例和深入的研究，详细解读了食品中常见的真菌毒素，如黄曲霉毒素、赭曲霉毒素、玉米赤霉烯酮等，以及它们对人类健康的潜在影响。书中不仅介绍了真菌毒素的来源、检测方法，还对真菌毒素的毒性、在食品中的分布情况进行了阐述；作者结合国内外最新科研成果，详细解析了各种真菌毒素的毒性表现，以及它们如何影响人体的不同系统，如食物中毒、免疫系统受损、肝肾功能障碍以及致癌性等，着重强调了对慢性代谢性疾病的影响；本书概括总结了目前干预并降低真菌毒素健康风险的措施，提供了相应的防控策略和措施，包括加强食品储存、运输和加工过程中的卫生管理，采用先进的清洗和烘干技术，以及合理使用抗真菌剂等。此外，本书还强调了消费者在选择食品时应关注食品标签，了解食品的来源和加工方式，以降低食品污染的风险。最后，本书还关注了真菌毒素的一些有益作用，强调了它们在抗肿瘤、干预生育和减肥等方面具有的潜在应用价值，本书对真菌毒素转化为积极用途做了展望，为读者提供了客观而全面的信息。

迄今确定的数百种真菌毒素中，有十几种真菌毒素因其对人类健康的严重影响和食源性而受到高度重视。这本书的出现恰逢其时，该书阐述了如何进行食品污染的风险评估，以便于食品生产商、监管机构和消费者了解食品中真菌毒素的含量及其潜在危害。通过风险评估，我们可以更好地理解哪些食品可能受到真菌毒素的污染，以及如何采取相应的预防措施。该书对食品中真菌毒素的来源、性质、检测方法及健康影响进行了深入的阐述，为科研工作者提供了宝贵的研究资料。对于食品企业来说，了解真菌毒素的性质和危害，采取有效的预防和控制措施，是保障食品安全的重要手段。而对于消费者来说，了解真菌毒素的知识，有助于他们做出更健康、更安全的饮食选择。该书对真菌毒素危害的全面分析，可以为政府和相关机构制定食品安全政策提供参考，以保障公众的饮食安全。该书为食品安全领域的研究者提供了深入的见解，有助于推动该领域的发展，为解决食品安全问题提供更多的理论支持。

总的来说，《食品中真菌毒素与健康影响》是一本极具参考价值的专著，它不仅为食品安全领域的研究者提供了深入的见解，也为普通读者提供了实用的指导。我坚信，这本书将会成为食品行业从业人员、研究人员以及关注食品安全的人们的一本必备读物。

我愿意推荐这本书给所有关注食品安全的人士，我相信它会成为你的良师益友。最后，我要感谢作者为此书付出的辛勤努力，期待未来能看到更多关于食品安全的研究成果。

中国工程院院士 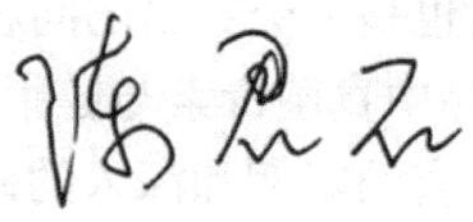

2024 年 10 月

序　二

在历史的长河中，食物始终是人类文明进步的基石，它滋养着生命，孕育着文化，也承载着对未来的希望与憧憬。然而，在食物的丰富多样与美味诱人背后，却隐藏着不为人知的挑战——真菌毒素，这一自然界的微妙产物，以其隐蔽而强大的影响力，悄然间威胁着人类的健康与安全，成为现代社会的重大公共卫生问题。正是基于对这一古老而又现实的问题的持续关注与孜孜不倦的探索，《食品中真菌毒素与健康影响》一书在黄昆仑、贺晓云两位老师的不懈努力下付梓出版了。这是一部严谨的科学论著，也是以生物毒素为特殊视角讨论食物、生命与健康这一热点命题的一粒火种。

自古以来，中国人便有着“民以食为天”的朴素智慧，对食物的敬畏与珍视，深深刻在国人的血脉之中。在我国古籍文献中，虽未直接以“真菌毒素”之名记载，但古人对食物腐败变质及其所致疾病的观察与描述，实则是对这一领域最早的朴素探索。《神农本草经》有“五谷毒伤人，犹金石草木之烈”的记载，已表明古人对生物毒素在食物中潜在危害的警觉与认知，显然书中的“五谷毒”便是今天我们称的“真菌毒素”。而《本草纲目》中更不乏对食物霉变、变质后性状变化及对人体影响的详细记载。这些古老的知识，是先辈的智慧照亮了后世科学家探索真菌毒素奥秘的道路。

《食品中真菌毒素与健康影响》这本专著，正是在这样的历史积淀与现代科技发展的交汇点上诞生的一部力作。它不仅仅是两位老师对过往研究成果的总结与梳理，更是对未来研究方向的启迪与展望。全书从多个角度深入剖析了食品中常见真菌毒素的基本特征、危害机制、风险评估以及它们在特定条件下的有益作用，为读者呈现了食品真菌毒素这一领域全景概述。

这本专著的逻辑架构非常清晰。首先对真菌毒素的基本特征进行了详尽阐述，这些由真菌在特定环境条件下产生的次级代谢产物，种类繁多、性质各异，却能在不经意间对人体造成严重的健康损害。然后通过理论、案例与数据，阐述了常见毒素如何通过食物链进入人体、干扰细胞代谢、破坏免疫系统甚至诱发癌症等严重疾病的机制，为认识真菌毒素的危害和有的放矢的精准防控提供了严谨的科学基础。尤其在风险评估部分，运用前沿的研究成果与先进的评估方法，对食品中真菌毒素的污染状况、暴露水平及潜在危害进行了全面而深入的分析。这不仅为政府制定食品安全标准提供了科学依据，也为食品生产企业和消费者提供了实用的指导与参考。通过风险评估，我们能够科学客观地认识真菌毒素的危害，从而采取更加有效的措施来降低其风险，保护公众健康。

值得一提的是，这本专著并没仅仅局限于对真菌毒素危害方面的论述，也同时客观辩证地探讨了这些毒素在某些特定条件下的有益作用。例如，某些真菌毒素在药物研发、生物防治等领域展现出的独特价值，让人不禁感叹自然界的神奇与复杂。这一部分的探讨，不仅可拓宽读者的视野，也为我们重新审视真菌毒素提供了新的视角。

总之，《食品中真菌毒素与健康影响》不仅是一部内容翔实、结构严谨的科学专著，更是一本极具实用价值的工具书和优秀的教材。对科研工作者，它是深入研究真菌毒素不可或缺的参考资料；对食品安全监管人员，它是制定政策、指导工作的得力助手；而对于广大消费者，它则是提高食品安全意识、保护自身健康的重要指南。

在食品安全日益受到关注的今天，这样一部兼具深度与广度的学术专著的出版，无疑是对人类健康事业的积极贡献。它提醒我们，在享受自然馈赠与人类智慧所成就的美食的同时，也要时刻警惕那些隐藏在食物背后的潜在威胁。只有这样，才能真正做到“食安天下”，让每一口食物都成为滋养生命的优质能量。

国际食品科学院院士　罗云波

2024 年 10 月于马连洼

前　言

在全球食品安全面临前所未有的挑战之际，真菌毒素问题的重要性不断上升。常见的真菌毒素包括黄曲霉毒素、赭曲霉毒素、玉米赤霉烯酮、呕吐毒素、伏马毒素等。真菌毒素的毒性机制相当复杂，真菌毒素的毒性作用不仅依赖于它们的化学结构和作用机制，还受到暴露剂量、时间长度、个体敏感性（如年龄、性别、基因和整体健康状况）以及其他环境因素的影响。因此，评估和管理真菌毒素的风险是一个复杂的过程，需要综合考虑多种因素。除了真菌毒素一般毒性作用以外，其对慢性代谢性疾病的影响逐渐成为公共卫生领域关注的问题。不同的真菌毒素可能通过不同的途径和机制影响慢性代谢性疾病的发展。

已经有研究人员使用多种手段进行干预，以减少真菌毒素对人类和动物健康的影响。如今益生菌、膳食纤维和黏合剂的应用也使得它们可以在肠道内与真菌毒素结合，减少毒素吸收。总的来说，有效的真菌毒素干预需要多方位的方法，包括预防、监测和去除，通过综合措施，可以显著降低真菌毒素的健康风险。尽管真菌毒素存在一定的毒性及不良影响，研究人员也一直在探索将这些有毒化合物转化为有益用途的可能性。在农业中，拮抗性真菌可作为生物农药，帮助控制作物病害，因为它们可以抑制某些植物病原体。这种方法可能比传统的化学农药更环保，但仍需谨慎使用，以免对人类健康或环境造成不良影响。在食品安全和环境监测领域，某些真菌毒素可以被用作环境污染或食品污染的生物标志物。需要注意的是，尽管这些应用提供了将真菌毒素转化为积极用途的潜力，但实际应用前需要进行彻底的安全性评估和风险管理。

本专著将探讨真菌毒素的挑战，它不仅是一个科学问题，更是一个全球性的社会经济问题。希望本专著能够唤起更广泛的社会关注，促进学术界、工业界和政策制定者之间的对话与合作，共同构建更加健康的食品环境和更加强健的公共卫生体系。感谢您选择本书作为探索和理解这一重要领域的指南，我们期待您能在阅读过程中获得宝贵的知识，并在未来的食品安全之路上发挥积极作用。

前言

目　录

第一章

食品中真菌毒素概述

本章提要：本章重点概述了常见的真菌毒素（包括黄曲霉毒素、赭曲霉毒素、玉米赤霉烯酮、呕吐毒素、伏马毒素等毒素）的主要来源、结构特征、国内外污染情况，并在此基础上总结了国内外对这些毒素的限量标准，以便评估真菌毒素的风险并进行管理。

第一节　黄曲霉毒素

一、主要来源

黄曲霉毒素（AF）是由多酮类化合物衍生的有毒致癌次级代谢物，以其强烈的毒性和潜在的致癌性，引起公众的广泛关注。在众多的黄曲霉毒素中，最为常见的是黄曲霉毒素 B_1（AFB_1）、黄曲霉毒素 G_1（AFG_1）、黄曲霉毒素 B_2（AFB_2）和黄曲霉毒素 G_2（AFG_2）[1]。产生这些毒素必须满足两个条件：存在产生黄曲霉毒素的真菌和适当的环境条件[2]。其中，黄曲霉和寄生曲霉是最主要的两种真菌，它们广泛分布于南北纬 26°～35°之间的温暖地区，这些地方环境温暖湿润，提供良好的环境来支持霉菌生长以及毒素的产生。温度和湿度是两个很重要的因素，最适宜的温度在 25～42℃之间，湿度在 0.86～0.96 之间，这一温湿度范围不仅有利于真菌的生长，还能促进毒素的合成和积累。黄曲霉一般会产生黄曲霉毒素 B，而寄生曲霉则既能产生黄曲霉毒素 B，也能产生黄曲霉毒素 G。此外，其他菌株如毒曲霉、褐曲霉和花生曲霉等，也能产生黄曲霉毒素 B 和 G。这些菌株的存在进一步增加了黄曲霉毒素在自然环境中的分布和危害。

黄曲霉菌的生长和毒素的产生受到一系列环境因素的调控。其中，食品的水分、基质、温度和通风条件是影响黄曲霉毒素生成的主要因素[3]。食品中的水分对黄曲霉毒素生长影响很大。食品中的水分存在两种形式：结合水和游离水。结合水是与食品成分紧密结合的水分，不易被微生物利用；而游离水则是相对自由的水分子，可以被微生物直接吸收利用。在食品保存和加工过程中，控制食品的水分含量是防止黄曲霉毒素生长的关键。一般来说，米麦类食品的水分含量应低于14%，大豆类应低于11%，干菜和干果类则应低于30%。在这样的水分含量下，微生物的生长环境受到严重限制，黄曲霉毒素的生成也会相应减少。食品中真正判断微生物利用水分情况的是水分活度（water activity，Aw）。Aw值是指食品中水分被微生物利用的程度，其值越低，微生物可利用的水分就越少；反之，Aw值越接近1，微生物就越容易繁殖，可利用的水分就越多。当Aw值为0.98时，黄曲霉菌的生长和黄曲霉毒素产生也最为活跃。因此，在食品保存和加工过程中，还需要关注食品的Aw值，Aw小于0.7时，霉菌的生长繁殖受到抑制。可以通过调节食品的湿度、添加干燥剂等方式来降低Aw值，从而抑制黄曲霉菌的生长。

食品基质对霉菌的生长情况具有显著影响，这是由于食品基质为霉菌提供了所需的营养成分，如碳源、氮源和微量元素等[4]。这些营养成分对霉菌的生长和毒素形成起到了不同的作用。碳源是霉菌生长和毒素产生的基础。单糖如葡萄糖、果糖，二糖如蔗糖和麦芽糖等，作为霉菌生长的重要碳源，为霉菌提供了能量，有助于黄曲霉毒素的形成。然而，蛋白胨、山梨糖和乳糖等碳源，则对霉菌的生长和毒素产生起到了一定的抑制作用。氮源的状态对霉菌毒素的产生具有重要影响。还原态氮源，如某些氨基酸和铵盐，能够促进黄曲霉毒素的合成。相反，氧化态氮源则对黄曲霉毒素的形成具有抑制作用。除了碳源和氮源外，多种氨基酸也对霉菌的生长和毒素产生起到了调控作用。例如，天冬酰胺、天冬氨酸、硝酸铵、丙氨酸、硫酸铵、亚硝酸等，促进黄曲霉毒素的产生。而硝酸钠和亚硝酸钠等化合物，则对黄曲霉毒素的产生具有抑制作用。并且相较于天然基质，人工培养基质中的营养成分更为单一且丰富，为霉菌的生长和毒素产生提供了更为有利的环境，更容易促进霉菌毒素的产生。

温度作为环境因素之一，对黄曲霉毒素的形成起到了至关重要的影响[5]。寄生曲霉作为一种真菌，生长和繁殖的温度范围广泛，在6～8℃到44～46℃都能生长繁殖。然而，在这个宽泛的温度范围内，寄生曲霉生长的最适温度区间是25～35℃。这个温度区间内，寄生曲霉的生长速度最快，数量最多，为黄曲霉毒素的生成提供了条件。温度还影响着黄曲霉毒素的生成。在12～34℃的范围内，黄曲霉毒素的产量较高，这一温度区间被视为最佳产毒温度，当温度超过34℃时，黄曲霉毒素的产量会显著减少，当温度达到36℃时，黄曲霉毒素的生成会完全停止，高温环境对黄曲霉毒素的生成具有抑制作用。另外，当温度在24～28℃之间时黄曲霉毒素的产量还受到相对湿度的影响，当相对湿度超过80%时，黄曲霉毒素的产量达到最高。这种高湿度环境为霉菌的生长和产毒提供了理想的条件。且缓慢的通风为霉菌提供更多的生长空间和养分，有利于霉菌的繁殖和产毒。增加通风量能够降低黄曲霉毒素的产量。

黄曲霉毒素 M_1（AFM_1）和黄曲霉毒素 M_2（AFM_2）是暴露于黄曲霉毒素的动物肝脏中产生的代谢物[4]。这两种代谢物对人体健康具有潜在的危害。AFM_1 主要由 AFB_1 在动物肝脏内经过羟基化过程而产生。AFM_2 则是由 AFB_2 经过羟基化过程生成的。除了上述代谢过程，AFB_1 在动物体内还会通过其他途径进行代谢[6]。例如，AFB_1 通过脱甲基反应，生成一系列脱甲基产物，如黄曲霉毒素 P_1（AFP_1）等；AFB_1 还可以通过羟化和环氧化反应，生成黄曲霉毒素 Q_1（AFQ_1）和 AFB_1-2,3-环氧化物等代谢产物。这些代谢产物在动物体内的形成和积累，可能进一步影响黄曲霉毒素的毒性作用和生物利用度。

二、结构特性

黄曲霉毒素是一组具有类似结构的二呋喃香豆素衍生物。这些化合物的基本结构主要由一个二呋喃环和一个氧杂萘邻酮组成，其中二呋喃环是黄曲霉毒素的基本毒性结构，而氧杂萘邻酮则与致癌作用密切相关[7]。且 AFB 类黄曲霉毒素通过戊酮连接，形成了甲氧基、二呋喃环、香豆素以及环戊烯酮的复合结构，这种结构使得 AFB 类黄曲霉毒素在生物体内具有更强的稳定性和毒性，对人体健康构成了潜在的威胁（图 1-1）。而 AFG_1 类黄曲霉毒素通过连接六元内酯，形成了甲氧基、二呋喃环、香豆素和内酯环的结合体（图 1-2）[8]。结构差异使得 AFG 类在生物活性、毒性以及致癌性等方面与 AFB 类有所不同。

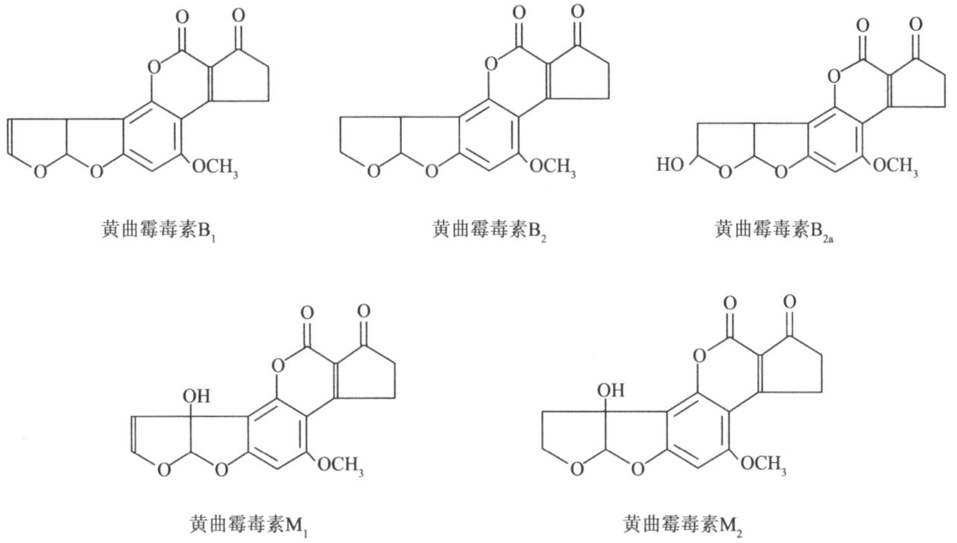

图 1-1　黄曲霉毒素 B 族及其衍生物

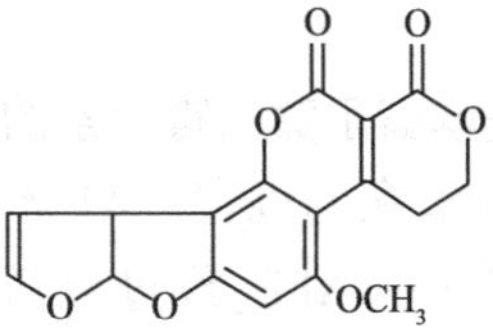

黄曲霉毒素G_1

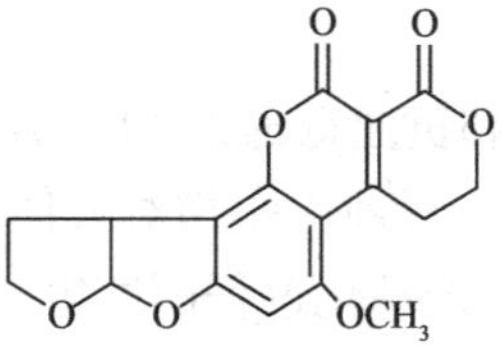

黄曲霉毒素G_2

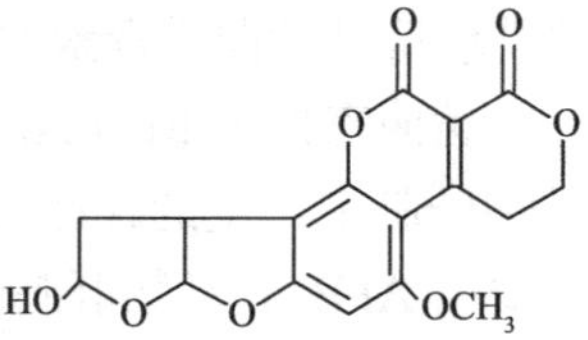

黄曲霉毒素G_{2a}

图 1-2　黄曲霉 G 族

在紫外线的照射下，黄曲霉毒素会展现出其独特的荧光特性[9]。具体来说，B 族毒素在波长约为 425 nm 处会发出蓝色荧光，而 G 族毒素则在波长约为 450 nm 处发出绿色荧光。在紫外光谱范围内，由于毒素分子结构中的特定官能团，黄曲霉毒素一般表现出三个主要的吸收峰，一般它们会出现在 222～223 nm、265 nm 和 362～363 nm 范围内[10]。在红外光谱范围内，各类黄曲霉毒素同样会显示出几个吸收峰，这些吸收峰都可用于揭示黄曲霉毒素的结构特点和化学性质。且黄曲霉毒素还具有右旋的旋光性，使得它们在光学领域具有独特的性质和应用价值。

黄曲霉毒素具有独特的溶解特性，易溶于有机溶剂中，如甲醇、氯仿和二甲基甲酰胺等，但黄曲霉毒素并不溶于水、乙醚、己烷和石油醚等溶剂。黄曲霉毒素分子量范围在 312～346 之间，熔点范围在 200～300℃之间，具有复杂且多样的分子结构。在中性和酸性条件下，黄曲霉毒素结构相对稳定。当 pH 值在 1～3 时，仅会有微弱的分解；但在 pH 值为 9～10 的碱性条件下，它会迅速分解成几乎无毒的盐，同时失去荧光特征。然而，如果环境重新变为酸性，黄曲霉毒素可恢复原状。结晶状态的黄曲霉毒素 B 对光和热具有稳定性，耐高温，加热处理对其破坏甚微，仅在 268℃左右熔点温度下才会分解。一般的烹饪加热不会破坏其结构。黄曲霉毒素的稳定性与其浓度有关，高浓度下的纯品稳定，浓度降低后，通过紫外辐射易发生分解。5%次氯酸钠溶液、氯气、氨气、过氧化氢和二氧化硫等均可与黄曲霉毒素发生化学反应，破坏其毒性。在自然条件下存放的受污染食品中，黄曲霉毒素稳定性很高。例如，污染的稻谷自然条件下存放 20 多年后，毒性含量虽逐渐降低，但是仍可检测到 AFB_1。这些特性表明，一旦发生污染，黄曲霉毒素极难去除。

三、污染情况

黄曲霉毒素污染涉及多种产品，其污染可发生在农作物生长、收获、贮藏、加工、运输等各个环节。产毒菌在适宜的环境条件下，容易导致黄曲霉毒素污染。

1. 生产环节

在作物的种植过程中，如果在生长后期遭遇高温及干旱环境，黄曲霉菌会侵染花生果实并产生黄曲霉毒素。在后续收获之后，如果没有及时将收获的花生晾晒干燥，后续的仓储和运输过程中，再一次遇到像高温、高湿、通风不良等不良条件时，作物携带的产黄曲霉毒素的真菌很容易使其霉变并产毒[6]。在进一步的加工环节中，如果没有按照标准对原料进行筛选和检测，使问题原料用于生产农作物食品，就会进一步增加加工产品污染黄曲霉毒素的风险。

2. 影响因素

湿热气候为真菌提供了理想的生长条件，其适宜温度范围为 24～35℃，含水量超过 7%（通风条件下 10%）。全国食品中 AFB_1 的普查结果显示，不同地区的黄曲霉毒素污染情况存在差异。其中，长江流域及其以南地区污染严重，北方各省污染较轻，地理分布范围广泛，涵盖 26°N～35°N。在中国，华中、华南和华北地区多个省份黄曲霉毒素的产毒株多且产毒量大，而在东北和西北地区较少[11]。

营养物质对于黄曲霉毒素的产生和黄曲霉菌的生长具有至关重要的影响。在黄曲霉毒素的生成过程中，碳源、氮源以及微量元素等营养因素不仅为黄曲霉菌的生长提供了必要的能量和物质，还影响着黄曲霉毒素的产生。作物的水分活度也会影响黄曲霉毒素的污染程度。花生和玉米这两种作物在生长和储存过程中容易受到黄曲霉菌的污染。在 20 世纪 60～80 年代的调查中，多个国家的数据显示，花生和玉米的阳性率较高，且含毒量也相对较高。其中，花生的阳性率最高可达 50%，毒性最高的样品含毒量已经超过了 20000 ng/g；而玉米的阳性率最高可达到 73%，最高含毒量也超过了 10000 ng/g。相比之下，水稻、小麦等作物的污染程度较轻。豆类作物则较少受到黄曲霉毒素的污染。

黄曲霉菌的生长和黄曲霉毒素的产生与农作物的储运条件密切相关。湿度、温度是影响黄曲霉菌生长的重要因素，过高或过低的湿度、温度都会抑制其生长。在储运过程中，如果农作物受到物理伤害，如挤压、破损等，会导致黄曲霉毒素的产生增加。因此，在作物的生长、收获及储运过程中的防护措施对于减少黄曲霉毒素的产生具有重要意义。在作物的生长阶段，干旱、昆虫活动等自然因素都会对作物造成一定的伤害。收获时间的选择也会对黄曲霉毒素污染产生影响，过早或过晚的收获都可能导致作物在贮藏过程中更容易受到黄曲霉菌的污染；采收和采收后天气条件也是影响黄曲霉毒素污染的重要因素；在作物贮藏阶段，高湿度、高温度和不良的通风条件会影响黄曲霉毒素产生。例如，花生是受污染最严重的作物之一，黄曲霉菌侵染花生的主要途径包括种植过程中的农业管理、害虫危害、干旱胁迫和采收时机不当。收获后的晾晒干燥、入贮时病残果数量多、贮藏过程中的回潮、场所温度高、害虫、贮藏时间过长等导致了花生抵抗力下降，增加黄曲霉菌侵染的风险。

四、限量标准

1. 黄曲霉毒素 B_1

AFB_1是黄曲霉毒素中毒性最强、危害最大的一种，广泛存在于玉米、油籽、花生、坚果、牛奶、干果等食品中。不适宜的地理条件、干旱、高温、虫害等因素都会促使真菌产生 AFB_1[12]。在储运、运输及食品加工过程中，不当的环境和操作也会导致AFB_1的产生。AFB_1具有很强的热稳定性，常规烹调和加热法不易将其分解，因此食品一旦被污染，很难去除AFB_1。受污染的粮食作为饲料被动物食用后，动物体内代谢产物或胴体会进一步影响消费者，对人体造成危害。

我国现行有效的 GB 2761—2017 中规定使用多种方法（如同位素稀释液相色谱-质谱法、高效液相色谱法等）检测AFB_1[13]。限量标准为：小麦及小麦粉等去壳制品、豆类及其制品为 5.0 μg/kg；玉米及其制品、花生油与玉米油、花生及其制品为 20 μg/kg；稻谷、糙米、大米及其他植物油脂为 10 μg/kg；特殊膳食用食品为 0.5 μg/kg；且 GB 13078—2017 对饲料中AFB_1的含量进行了规定，饲料原料如玉米加工产品、花生饼（粕）≤50 μg/kg，玉米油及花生油≤20 μg/kg，其余植物油脂≤10 μg/kg；饲料产品不得超过 20 μg/kg。

欧盟委员会条例（以下简称“条例”）（EC）No 1881/2006 规定了食品中AFB_1、B_2、G_1、G_2、M_1的最高限量值。随后，条例（EU）No 165/2010 和条例（EU）No 1058/2012 修订了食品中的黄曲霉毒素最高限量[14]。例如，花生及其他含油种子在食用前进行筛选，AFB_1不得超过 8 μg/kg，$B_1+B_2+G_1+G_2$不得超过 15 μg/kg；直接食用或作食品成分时不得超过 2 μg/kg，$B_1+B_2+G_1+G_2$不得超过 4 μg/kg；玉米食品用前处理不得超过 5 μg/kg，$B_1+B_2+G_1+G_2$不得超过 10 μg/kg；含有辣椒、生姜、胡椒等香料不得超过 5 μg/kg，$B_1+B_2+G_1+G_2$不得超过 10 μg/kg，加工谷物类及专供婴儿的特殊医用膳食食品不得超过 0.1 μg/kg。欧洲议会和欧盟理事会 2002/32/EC 指令规定，黄曲霉毒素 B_1相对于水分含量为 12%的饲料原料的最大含量为 0.02 mg/kg，补充料的最大含量不得超过 0.01 mg/kg[15]。

美国 FDA 的《遵守政策指南（*Compliance Policy Guide*）》规定，花生及其制品最高限量为 20 μg/kg，坚果及干制水果不得超过 20 μg/kg；用于饲料的各类粮食在喂育肥肉牛时不得超过 300 μg/kg，体重≥100 lb（45.4 kg）的大猪不得超过 200 μg/kg，种猪、种牛及成年家禽不得超过 100 μg/kg；玉米、花生制品、棉籽粉和其他饲料成分用于喂养未成年动物及奶用动物时不得超过 20 μg/kg。

世界卫生组织（WHO）、联合国粮食及农业组织（FAO）下属的国际食品法典委员会（CAC）规定食品、饲料中的黄曲霉毒素最大允许残留量标准为总量（黄

曲霉毒素 B_1、B_2、G_1、G_2 含量的总和）小于 15 μg/kg。

此外，南非在 1990 年颁布了黄曲霉毒素的最大允许限量标准，规定食品中黄曲霉毒素的总量小于 10 μg/kg，其中黄曲霉毒素 B_1 的残留量小于 5 μg/kg[16]；印度规定花生中黄曲霉毒素 B_1 的含量小于 30 μg/kg；越南和阿根廷规定黄曲霉毒素 B_1 含量小于 20 μg/kg。

2. 黄曲霉毒素 M_1

AFM_1 是 AFB_1 在动物体内羟基化代谢的产物。动物食用受 AFB_1 污染的饲料后，AFM_1 会随着乳液排出，且高温杀菌等加工手段不会使 AFM_1 降解，因而可能存在于牛奶及其制品中，具有剧毒性和强致癌性，可能诱发肝癌。因此，乳及其制品也需要检测 AFM_1 的含量。

国家标准 GB 5009.244—2016 对黄曲霉毒素 M 族的检测方法进行了详细设定。其中，同位素稀释液相色谱-串联质谱法、高效液相色谱法以及酶联免疫吸附筛查法等方法被广泛应用于乳、乳制品以及含乳特殊膳食用食品中的黄曲霉毒素 M_1 测定，并明确规定了使用上述方法测定黄曲霉毒素 M_1 的限量标准：乳、乳制品以及含乳特殊膳食用食品中黄曲霉毒素 M_1 的含量不得超过 0.5 μg/kg。

欧盟在（EU）No 165/2010 中规定原料奶、热处理奶和用于生产以奶为基础制品的奶黄曲霉毒素 M_1 不得超过 0.05 μg/kg；婴儿配方奶粉及后续配方奶粉中不得超过 0.025 μg/kg。该规定中还对专为婴幼儿设计的特殊医学用途配方食品进行了规定，最大限量为 0.025 μg/kg[17]。美国 FDA 规定，在消费者食用的奶及奶制品中，黄曲霉毒素 M_1 的最大检出量不得超过 0.5 μg/kg。

第二节　赭曲霉毒素

赭曲霉毒素（ochratoxins，OTs）是真菌毒素的一类，最早是从赭曲霉菌培养物中提纯得到的。赭曲霉毒素是真菌产生的一类次级代谢物。赭曲霉毒素主要包括 A、B、C 三种及其衍生物，共 19 种，其中赭曲霉毒素 A（OTA）相较于其他类型的毒性更强，且因其对农作物污染的严重性以及在自然界中的广泛分布，OTA 成为研究的热点[18]。

一、OTA 的主要来源

自然界中有多种产生 OTA 的菌种，主要包括青霉属和曲霉属。曲霉属中主要有赭曲霉、炭黑曲霉、黑曲霉、寄生曲霉、土曲霉[19]、佩特曲霉、硫色曲霉、蜂蜜曲霉和洋葱曲霉等[20]。青霉属中有疣孢青霉、橘灰青霉、橘青霉、扩展青霉[21]、日耳曼青霉、圆弧青霉等[22]。其中赭曲霉、疣孢青霉和炭黑曲霉是三种主要的 OTA 产生菌。

以上真菌的生长速率、毒素生产能力以及产量均受到一系列因素的影响，温度、水分活度、培养基成分等都会对真菌的生理状态及产生 OTA 的能力有影响。

（1）赭曲霉是第一个被发现产生 OTA 的菌种[23]，其生长适宜温度为 8～37℃，最佳生长温度为 30℃，适宜水分活度范围是 0.95～0.99；适宜 pH 为 3～10。

（2）疣孢青霉的生长温度范围为 0～31℃，最适产 OTA 温度为 20℃，适宜水分活度为 0.95～0.98[24]。疣孢青霉相较于赭曲霉具有更强的产毒能力，因此在低温寒冷的地域，尤其是欧洲以疣孢青霉为主要污染源的国家，农产品中 OTA 的污染情况异常严峻。

（3）炭黑曲霉作为一种新发现的真菌种类，也具备产生 OTA 的能力，在水果及其果汁中，OTA 的主要来源正是炭黑曲霉的污染。在常规条件下，炭黑曲霉并不会导致健康水果腐烂，一旦水果表面因外部因素而受损，炭黑曲霉就会浸染果实，进行增殖并产生 OTA。炭黑曲霉繁殖所需温度范围较宽，为 30～35℃，15～20℃下适宜炭黑曲霉产生 OTA，而其生长适宜水分活度为 0.95～0.98[25]。炭黑曲霉对紫外线展现出显著的抗性，一些农产品干品很容易受到该菌及其产生的代谢产物 OTA 的污染。

二、结构特性

1. 赭曲霉毒素的结构

赭曲霉毒素的结构主要有 7 种，包括 A、B、C 三种主要化合物和它们的酯化衍生物如 4-羟基赭曲霉毒素和赭曲霉毒素 α 等（图 1-3），其中 OTA 是毒性最强的，赭曲霉毒素 B 的毒性远小于赭曲霉毒素 A，赭曲霉毒素 C 毒性极小甚至可以认为几乎没有毒性。

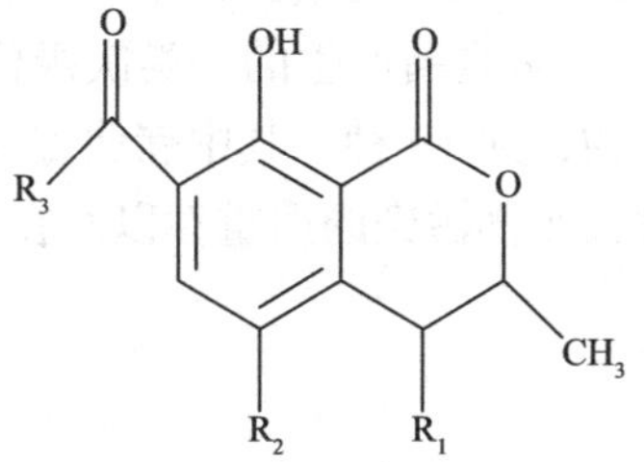

图 1-3 赭曲霉毒素结构[18]

2. 赭曲霉毒素 A 的理化性质

OTA 的分子式为 $C_{20}H_{18}ClNO_6$，摩尔质量为 403.8 g/moL，是一种白色、无味

的针状晶体[26]，OTA 乙酯化后即形成 OTB 和 OTC。OTA 易溶于极性有机溶剂，可溶于 $NaHCO_3$ 溶液，微溶于水，熔点为 168～173℃，在紫外光下呈绿色荧光，在酸性介质的紫外光下具有强烈的绿色荧光，在碱性条件下具有蓝色荧光，其最大吸收峰为 333 nm[27,28]。在氯仿中的红外波谱分别为 3380 cm^{-1}、1723 cm^{-1}、1678 cm^{-1} 和 1655 cm^{-1}。一般情况下，OTA 是一种稳定的结晶化合物，耐热性好，呈弱酸性。在水溶液中，OTA 在紫外辐照下缓慢分解，在无氧或碱性条件下，光裂解速率更快。

三、污染情况

1. OTA 在作物和食品中的污染情况

多种农作物和食品，包括谷物及其制品、豆类及豆制品、干果、茶叶、咖啡、可可、葡萄及葡萄酒、香料、油料作物、啤酒、中草药、禽肉、鱼肉、猪肉、鸡蛋、奶酪、牛奶[19]、面包、调味品和婴儿食品[29]及动物饲料中常出现 OTA 的严重污染，OTA 进入动物体内后会在体内积累。因此，在动物源性食品中，包括动物内脏、奶制品等，经常能够检测到 OTA。人类摄入被 OTA 污染的农作物和动物源性食品，从而面临 OTA 暴露的风险。

赭曲霉毒素易污染的作物和食品如下。

（1）玉米：玉米是最先被发现的 OTA 污染物，是 OTA 的重要污染食物之一。玉米在生长、收割或存储的过程中容易受到霉菌的污染，特别是在高温潮湿的环境下，容易产生赭曲霉毒素。

（2）谷物和坚果：谷物是人类食物最重要的来源，世界谷物年产量超过 20 亿 t，即人均产量超过 160kg，在世界范围内，谷物被认为是 OTA 污染的主要来源，人类每日摄入 OTA 中有 50%是来源于谷物及其制品。一些坚果，如核桃等，也可能受到赭曲霉毒素的影响，尤其是在不适宜的贮存条件下。

（3）葡萄酒：葡萄酒是人类摄入 OTA 第二大来源（占 OTA 每日总摄入量的 10%～15%）。葡萄及其制品中 OTA 污染严重的原因为：葡萄从成熟开始，就被各种赭曲霉属的菌种污染，特别是黑曲霉属，并且 OTA 产量随着成熟阶段迅速增加。因此，葡萄收获日期对葡萄及其制品中的 OTA 含量有着重要影响。

（4）花生：花生也是常见的赭曲霉毒素污染食物。霉菌喜欢生长在温暖潮湿的环境中，因此花生容易受到赭曲霉的污染。

（5）大豆：大豆是另一个潜在的赭曲霉毒素污染食物，尤其是在大豆的生长和储存阶段，如果存在适宜的温湿度条件，赭曲霉毒素的产生就更为可能。

（6）棉籽：棉籽也被发现容易受到赭曲霉毒素的污染。这对于棉花产业中的棉籽油生产来说是一个潜在的问题。

各类食品受 OTA 污染的情况有差异，从污染范围方面来看，谷物及其制品、肉及其制品、可可及巧克力的污染范围较大；从污染程度方面来看，谷物及其制品的污染程度最严重。其中，谷物中的 OTA 主要由纯绿青霉产生，而葡萄、咖啡和可可中的 OTA 由炭黑曲霉产生。人体通过膳食摄入 OTA 的主要食物有谷类及谷类制品、葡萄酒、啤酒、葡萄汁、冲泡咖啡、可可及其制品、猪肉。

2. OTA 在世界范围内的污染情况

霉菌的生长和毒素的产生与环境条件密切相关，尤其湿度和温度是关键因素，因此不同国家和地区因为气候、种植生产方式等的不同，受到 OTA 污染的程度有着差异，如在热带及亚热带地区，污染农作物的 OTA 主要源于赭曲霉；在欧洲低温寒冷的地区，农作物 OTA 污染的主要来源则是疣孢青霉。潮湿的气候、长时间的收获期以及在潮湿的环境中不适当的储存，都有利于赭曲霉毒素在饲料和饲料原料中产生，所以一些炎热和潮湿的地方（特别是非洲、南亚和南美洲）可能更容易受到影响。

玉米是最先发现的被 OTA 污染的作物，而玉米 OTA 污染发生率以及检测水平均居前列，且其地方性疾病多发地的 OTA 食品污染要比非地方性疾病多发地严重得多。

OTA 含量最高的植物源食品出现在东欧国家。在波兰和丹麦，生态农场中作物的 OTA 污染情况比传统农场的严重得多，因此农场的不良管理与 OTA 污染的严重性有密切的联系。

世界范围内部分国家食品中 OTA 污染情况如表 1-1 所示。

表 1-1 世界范围内食品中 OTA 污染情况[30-38]

国家	年份	被污染食品	样本量（阳性率）	平均值/（μg/kg）	最大值/（μg/kg）
巴基斯坦	2015	玉米、小麦	40（27.5%）	—	360
伊朗	2017～2018	以谷类为基础的婴儿食品	64（41%）	0.42	1.1
葡萄牙	2015	谷类食品	20（50%）	0.061	0.263
西班牙	2017～2018	葡萄酒	40（47%）	1.13	2.28
波兰	2017～2019	黑麦	60（3%）	—	2.75
波兰	2014～2016	猪肾、肝脏和肌肉	430（23.5%）	2	—
克罗地亚	2011～2015	红酒	110（98.2）	0.040	0.163
克罗地亚	2022	传统干腌肉制品	250（10%）	4.81	—
巴西	2015～2017	可可豆	123（22.8%）	1.2	7.2
中国	2016	葡萄、果汁和葡萄干	556（8.4%）	—	10.14
中国	2022	黄芪	187（32.6%）	56.2	—

我国的 OTA 污染同样较为普遍，被 OTA 污染的商品范围大于被黄曲霉毒素污染的商品范围。从地域来看，华南和西南地区污染情况相对严重。我国各地区 OTA 的污染情况如表 1-2 所示。

表 1-2　我国农作物、农产品及饲料中 OTA 的污染情况[26]

年份	地区	农作物或其产品	数量	阳性样品数	阳性率/%
2010	济南	小米	50	21	42
		玉米	50	19	38
2012	北京	饲料及其原料	55	47	85.4
2012	17 个省份	饲料	4	4	100
2013	16 个省份	饲料	23	23	100
2013	上海	饲料及其原料	186	88	47.3
2013	上海浦东新区	饲料及其原料	141	66	46.8
2014	河南	小麦粉	—	—	84.6
2014	山东	绵羊饲料	180	50	28.8
2014	烟台	玉米及其制品	—	—	17.58
2016	广东	水产饲料	120	49	40.8
		植物油	39	19	48.7
2017	云南	玉米	28	4	14.3
		大麦	27	0	0
		麦麸	8	4	50
		豆粕	8	3	37.5
2018	广东	猪饲料	164	48	29.2
		家禽饲料	81	22	27.3
		配合饲料	255	39	15.3
2018	西藏	粮油作物	750	500	66.7
2019	全国各地	饲料和原料	645（部分）	645	100
2019	北京	食用油	120	0	0
2019	甘肃	牛饲料	112	63	56.2

此外，OTA 被摄入体内后稳定存在，很难从体内被排净，所以逐渐在机体内

积累，这种积累在猪的多个组织器官中尤为显著，包括肾脏、肝脏、肌肉组织；在其血液及乳中，都能检测到 OTA。人体食用被 OTA 污染的动物组织后，也间接摄入了赭曲霉毒素 A。不过，部分国家公布的饲料中 OTA 污染都在限量标准内，情况如表 1-3 所示。

表 1-3　世界范围内饲料中 OTA 污染情况[39-42]

国家	饲料种类	浓度范围/（μg/kg）
英国	宠物食品	1～7
波兰、奥地利	宠物食品	0.21～3.2
葡萄牙	宠物食品	2.0～3.6
中国	玉米混合饲料	2.0～40.0
中国	饲料	25.9

从食品种类和地区来看，赭曲霉毒素 A 的污染范围都是非常广泛的。无论是来源于食品还是饲料，这些来源的共同特点是它们在生长或贮存过程中受到霉菌污染的风险较高，而赭曲霉菌在适宜的环境条件下会产生相应的毒素。因此，采取措施以预防霉菌的生长和扩散是减少赭曲霉毒素污染的关键之一。

四、限量标准

FAO/WHO 食品添加剂联合专家委员会（JECFA）测评了 OTA 在各种食物中的污染程度和各国 OTA 的膳食暴露量，自 1991 年以来，制订了各类食品中 OTA 的限量标准。1991 年，JECFA 根据猪肾功能恶化情况，确定了每周耐受量为 112 ng/kg 体重（B.W.）。JECFA 在召开的第 44 届食品添加剂法典委员会会议上，将 OTA 每周耐受摄入量定为 100 ng/kg B.W.。在 2021 年关于 OTA 的评估中，JECFA 再次确认每周最大耐受量为 100 ng/kg B.W.，并一直沿用至今。

目前，据 WHO 和 FAO 的规定，许多国家和地区的赭曲霉毒素 A 限量标准均为 4 μg/kg，包括中国。这个标准适用于谷物、花生、芝麻、黑枸杞、葵花籽、酱黄豆等常见的 OTA 高风险生产品。非常规食品的限量标准则有所不同，如芝士、乳酪、海味等，因其工艺和特殊成分，赭曲霉毒素 A 限量标准参照国际认可的科学数据进行自行确定。北欧食品安全专家组将 OTA 每日耐受量定为每日 5 ng/kg B.W.，相当于每周 35 ng/kg B.W.，此标准远小于 JECFA 的限量标准。

在我国，《食品安全国家标准 食品中赭曲霉毒素 A 的测定》（GB 5009.96—2016）规定 OTA 在谷物、豆制品中含量不能超过 5.0 μg/kg。对于葡萄酒中的赭曲霉毒素 A，GB 2761—2017 限定标准为 2.0 μg/kg。

根据国际食品法典委员会谷物食品委员会的数据，OTA 的最大允许量为 5 μg/kg。欧盟规定葡萄汁中的 OTA 限量为 2.0 μg/kg；此外，烘焙咖啡豆和研磨后的烘焙咖啡粉中 OTA 的最高允许含量为 5.0 μg/kg，对于可溶咖啡及速溶咖啡产品，限量则提升至 10.0 μg/kg（2012 年）；对于谷物和一些中草药植物，欧盟制定的法规为：对未加工谷物（如某些植物种子）的限量为 5.0 μg/kg；婴幼儿专用膳食食品的限量为 0.50 μg/kg；干草药的限量为 10.0 μg/kg（2022 年）。部分国家及国际组织对 OTA 的限量标准见表 1-4。

表 1-4　部分国家及国际组织对 OTA 的限量标准[26, 43]

国家或组织	食品/饲料种类	限量标准/（μg/kg）
中国	谷物	5.0
	豆类	5.0
	葡萄酒	2.0
	烤咖啡	5.0
	现磨咖啡	5.0
	速溶咖啡	10.0
欧盟	加工谷物	3.0
	谷物原料	5.0
	葡萄酒和葡萄汁	2.0
	香料	15.0
	烤咖啡	5.0
	速溶咖啡	10.0
	辣椒、胡椒	15.0
	甘草及甘草根	20.0
	甘草提取物	80.0
	婴幼儿及儿童食品的谷物原料	0.50
	儿童食品	0.30
CAC	大麦	5.0
	黑麦威士忌	5.0

续表

国家或组织	食品/饲料种类	限量标准/（μg/kg）
韩国	小麦	5.0
	大麦	5.0
	黑麦威士忌	5.0
加拿大	猪饲料（减重）	2000
	家禽饲料	2000
奥地利	小麦、裸麦	5.0
巴西	谷物、大米、玉米、豆类	500
	所有食品	20
以色列	谷物及其制品 豆类	50
瑞士	谷物及其制品	2.0
捷克	饲料用玉米	≤100
	食品	20
	儿童食品	5.0
	婴儿食品	1.0

OTA 对于谷物及谷物相关制品的污染非常严重。JECFA 将小麦、大麦和黑麦的最高限量定为 5 μg/kg[44]。欧盟（EU）在设定原粮中 OTA 的限量标准时，参照了国际食品法典委员会的既定规定，在谷物产品中，欧盟采取了更为严格的措施，将 OTA 的限量标准设定为不超过 3.0 μg/kg[45]。当前全球多数国家在谷物及其产品中对于 OTA 的限量标准则设定为 5 μg/kg，如我国 GB 2761—2017 明确规定，谷物碾磨加工品小麦粉中 OTA 的最大允许量为 5.0 μg/kg。表 1-5 为欧盟与中国对谷物及其制品中 OTA 具体的限量标准。

表 1-5　欧盟与中国对谷物及其制品中 OTA 的限量标准[29]

食品种类	限量标准/（μg/kg）	
	欧盟	中国
谷物	5.0	5.0

续表

食品种类	限量标准/（μg/kg）	
	欧盟	中国
用于饲料的谷物产品	250	100
谷物的加工产品及人直接食用谷物	3.0	—
基于谷物的加工食品和婴幼儿食品	0.50	—

尽管许多国家在食品领域已制定了 OTA 的限量标准，但在中药材的监管上，特别是针对易受 OTA 污染的药材，当前的限量规定尚显不足。在药品控制方面，目前仅有《欧洲药典》10.0 版和《英国药典》2020 年版对甘草及其提取物设置了 OTA 检查项，并将限量设定为 80 μg/kg。相比之下，《中国药典》2020 年版尚未将具体药材品种纳入 OTA 检查项目中，这显示了在中药材 OTA 控制方面还有待加强和完善。

赭曲霉毒素 A 限量标准的制定，对于保证食品安全至关重要，然而要达到这个标准，需要经过一系列的控制和检测，从种子的筛选、田地的施药到收获后的存储和加工过程，每个环节都需要严格控制与适时检测。另外，环境的卫生和干燥程度，食品的储存与运输时间、温度、湿度等因素也对赭曲霉毒素 A 产生至关重要。

第三节　玉米赤霉烯酮

一、主要来源

玉米赤霉烯酮（ZEA），也称 F-2 毒素，是一种非甾体雌激素霉菌毒素，首先是从受镰刀菌污染的玉米中获得的[46]。ZEA 是由镰刀菌属真菌寄生在谷物中产生的有毒代谢产物，主要是镰刀菌属的菌株，如禾谷镰刀菌和三线镰刀菌菌种[47, 48]。这些种类的镰刀菌通常存在于生长在温带地区的植物上，并污染植物和动物来源的食物。玉米赤霉烯酮主要污染谷类作物，如大麦、燕麦、水稻、高粱、黑麦和小麦[49]。

玉米赤霉烯酮往往在世界温带和温暖地区漫长的凉爽、潮湿的生长和收获季节中发育[50]，它对环境变化和热处理不太敏感，因此在食品储存和加工过程中保持稳定[51]。这种霉菌毒素主要在收获前在谷物中积累，但在不良的储存条件下也会在收获后积累[52]。真菌生产 ZEA 的合适条件是温度在 20～25℃之间，湿度在 20%以上，ZEA 可以在 3 周内产生。然而，当真菌暴露于逆境和 8～15℃的低温下时，它们会在几周内产生 ZEA。研究表明，在气候温暖潮湿的国家，谷物中玉米赤霉烯酮含量较高[53]。在足够的湿度和温度条件下，这些作物的霉菌毒素污染对人类和动物健康构成严重影响。此外，使用受污染的动植物产品（如牛奶和肉制品）制备的食品对霉菌毒素污染构成最大威胁[54]。如果不加以处理，可以在植被和长期储存期间形成 ZEA。它已在面包、巧克力、面粉、麦芽、牛奶和饲料玉米等产品中检测到。鉴于其仓促的生物转化和动物排泄，这种毒素与肉类一起摄入的量不是很大[55]。动物饲料中的谷物和植物蛋白是真菌生长的重要营养来源，使动物饲料安全面临风险。饲料中霉菌毒素的形成通常发生在收获前阶段和不适当的储存条件下。霉菌毒素生产的最佳条件包括原材料的水分含量在 15%以上，相对湿度在 70%或以上，以及镁、锌和钴等基质的可用性。其他因素，如 pH 值、最佳温度（20～30℃）和氧气的可用性也会影响真菌的生长。

影响镰刀菌生长和 ZEA 发展的环境条件是降水、湿度、pH 值、温度、大气气体组成和水分活度（Aw）。Aw 是恒温恒压下食物中的水蒸气压与纯水蒸气压的比值。它是决定食品中微生物负荷的关键因素。降低食品中的 Aw 可以减少微生物的生长和化学反应，从而延长食品的保质期。因此，Aw 是食品中水分及其与食品质量、安全性和稳定性的相关性指标。相对湿度（90%），较长的湿润期，适中的温度（20～30℃），采前、采后和采收期间时的降雨程度以及气流促进了镰刀菌的生长。镰刀菌生长的最佳温度范围为 25～30℃，最佳 Aw 介于 0.980～0.995 之间。Piacentini 等[56]认为天气是一个重要因素，因为温暖潮湿的条件有利于镰刀菌在开花期的生长和 ZEA 的产生。Pleadin 等[57]的研究表明，在生长和收获期间，湿度从高到低的变化进一步增强了霉菌的生长和 ZEA 的产生。在温带地区，长时间处于凉爽潮湿的天气条件下，作物被 ZEA 污染的概率增加。Habschied 等[58]研究了培养时间、温度和 Aw 对作物中 ZEA 浓度的影响。研究发现，在 20 ℃时，胚芽和麸皮中的 ZEA 浓度随着培养时间的增加而增加，面粉中的 ZEA 浓度随着 Aw 的增加而增加。此外，观察到 pH 值会影响 ZEA 的产生，在较低的培养温度（15℃）下，碱性 pH 值有利于毒素的积累。在 pH 为 7 时观察到 ZEA 的产量最大。Aw 是影响 ZEA 积累的另一个因素，在 Aw 为 0.995 时观察到 ZEA 的生成高于 Aw 为 0.950 时，与温度无关。此外，Martins 等[59]观察到，ZEA 产量在 28℃下最高，持续 16 天，然后在第 35 天在 12℃（36.7mg/kg）下孵育。除此之外，二氧化碳水平影响了禾谷镰刀菌的 ZEA 产量，30℃时，在 Aw 为 0.98ppm 和 400ppm（ppm 为 10^{-6}）的二氧化碳下产量最大。

玉米赤霉烯酮的主要传播途径如下。①真菌感染：镰刀菌是玉米赤霉烯酮的主要生产者，这些真菌通常在花粉散布期间感染玉米，尤其是在湿润和温暖的环境条件下；②环境条件：高湿度和适宜的温度是镰刀菌生长和产毒的理想条件，经常发生在雨季或者储存条件不当时，如高湿度和不良的通风，会促进赤霉菌的生长和玉米赤霉烯酮的产生，尤其是在储存玉米粒时；③作物残留：受玉米赤霉烯酮污染的玉米残留物（如秸秆、破损的玉米粒）可以成为镰刀菌的生长基质，从而在下一个生长季节中再次感染新的作物；④食物链：受污染的玉米可以通过食物链传播赤霉烯酮，例如，如果动物消费了受污染的玉米，赤霉烯酮可以在动物体内积累，并通过肉类和乳制品进入人类食物链。为了控制和预防玉米赤霉烯酮的传播，需要采取适当的农业实践，如作物轮作、及时收割和适当储存，以及使用抗真菌剂等措施。

二、结构特性

1. 化学结构

玉米赤霉烯酮（ZEA）是一种非甾体雌激素霉菌毒素，分子式：$C_{18}H_{22}O_5$，化学描述为 6-[10-羟基-6-氧代-反式-1-十一烯基]-*β*-间苯二醇酸内酯。结构式如图 1-4 所示。

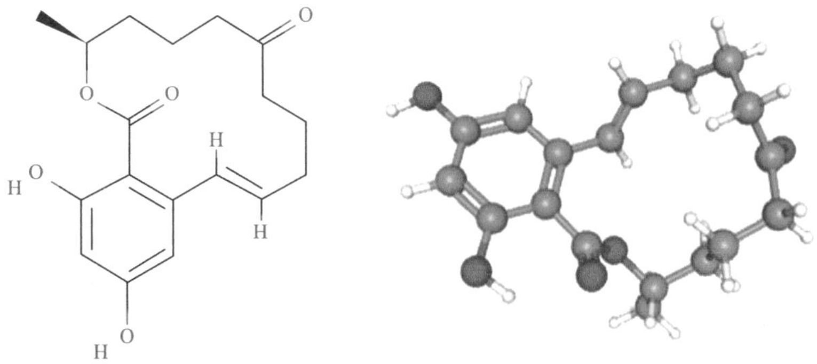

图 1-4　玉米赤霉烯酮结构式

大部分 ZEA 衍生物是由生物代谢转化产生的。*α*，*β*-玉米赤霉烯醇（*α*，*β*-zearalenol，*α*，*β*-ZEL）可由动物、真菌和植物产生，动物和真菌可将 ZEA 还原为 *α*-玉米赤霉醇（*α*-zearalanol，*α*-ZAL）和 *β*-玉米赤霉醇（*β*-zearalanol，*β*-ZAL）。另据报道，*α*-ZEL 和 *β*-ZEL 可能还原为 *α*-玉米赤霉醇（*α*-ZAL）和 *β*-玉米赤霉醇（*β*-ZAL）。*α*-ZAL 主要代谢为 *β*-ZAL，在较小程度上代谢为玉米赤霉烷酮（ZAN）。它们都有与雌激素相似的结构，可以与 17-*β*-雌二醇竞争结合人 ERα 和 ERβ 的活性位点，因此也具有雌激素活性。在其代谢形式下，玉米赤霉烯酮可以与葡萄糖醛酸偶联。由于内酯环（C_{11} 和 C_{12}）存在双键，ZEA 可以以反式和顺式两种异构体存在，其中顺式异构体对雌激素受体具有更大的亲和力。在代谢产物中，*α*-ZEL 比猪肝微粒体产生的 *α*-ZAL 和 ZEA 具有更高的雌激素活性，而鸡微粒体产生的 *β*-ZEL 含量最高。*β*-ZEL 的雌激素活性较低，但却是牛体内最常检测到的代谢物。ZEA 羟基化成 *α*-ZEL 是一个活化过程，而 *β*-ZEL 的产生是一个失活过程。表 1-6 为 ZEA Ⅰ期代谢产物。

表 1-6　ZEA Ⅰ期代谢物

名称	缩写	分子式	分子量	来源	结构式
α-zearalenol	*α*-ZEL	$C_{18}H_{24}O_5$	320	植物、微生物、动物	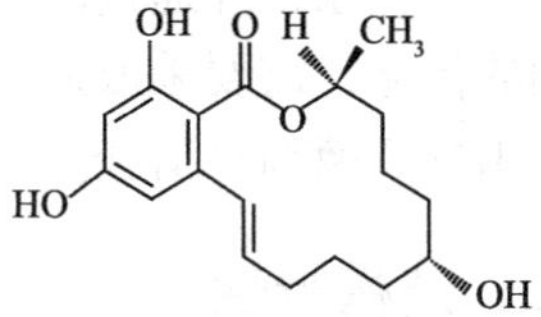
β-zearalenol	*β*-ZEL	$C_{18}H_{24}O_5$	320	植物、微生物、动物	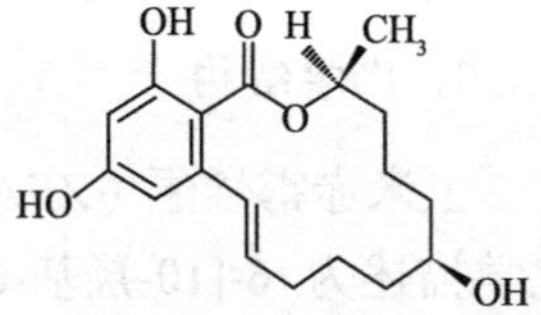
zearalanone	ZAN	$C_{18}H_{24}O_5$	320	植物、微生物、动物	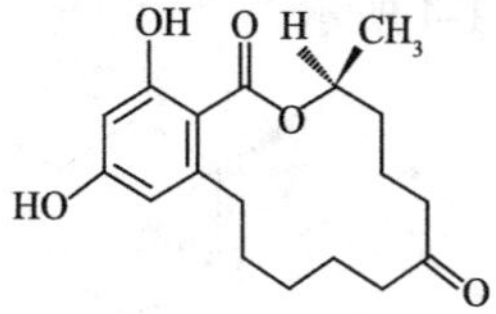
α-zearalanol	*α*-ZAL	$C_{18}H_{26}O_5$	322	植物、微生物、动物	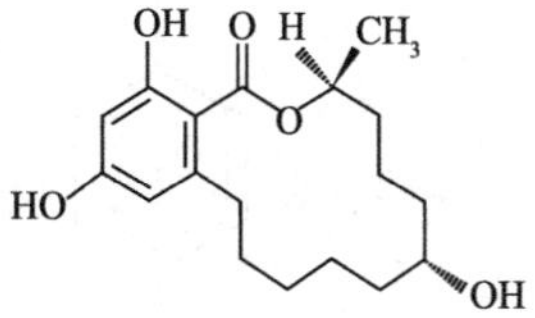
β-zearalanol	*β*-ZAL	$C_{18}H_{26}O_5$	322	植物、微生物、动物	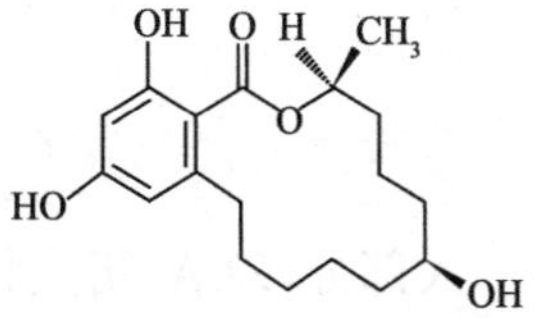

2. 遮蔽毒素

除了母体化合物外，在过去的几十年中，还有各种各样的掩蔽或修饰化合物。掩蔽霉菌毒素是由第二阶段植物代谢产生的代谢物，通常与氨基酸、葡萄糖、硫酸盐基团和谷胱甘肽结合，除了食品和饲料中的母体化合物外，它们还可能作为污染物共存[40]。玉米赤霉烯酮的掩蔽形式有很多，如 ZEA14Glc、ZEA16Glc、*α*-ZEL14Glc、*β*-ZEL14Glc、ZEA14Sulf，*α*-ZELSulf。其中，ZEA14Glc（Z14G）作为 ZEN 最重要的隐型真菌毒素之一，因其在肠道微生物水解下可转化为 ZEA 而引起了研究者的广泛关注，欧洲食品安全局（EFSA）证实了 Z14G 在肠道中完全水解的假设，并认为 ZEA 和 Z14G 暴露在环境中的雌激素活性是共同加合的，一项东南亚地区米糠中真菌毒素检测研究显示，60%的米糠样品中存在 Z14G，最高污染水平为 20.7 g/kg。研究表明，Z14G 的 ZEA 污染率（18%）甚至高于 Nathaill 报告中的 ZEA 在大麦中的污染率（6%）[40]。基于 Z14G 水解后的毒性和高污染率，Z14G 对人和动物的潜在危害不容忽视。但由于缺乏对 Z14G 的毒理学研究，世界上尚未有组织或国家对 Z14G 在食品与饲料中进行限量。因此，我们迫切需要对 Z14G 进行全面、完整的毒性研究，以加强人们对环境和食品安全领域的认识和重视。表 1-7 为 ZEA Ⅱ 期代谢物。

表 1-7 ZEA Ⅱ 期代谢物

名称	缩写	分子式	分子量	来源	结构式
zearalenone-14-glucoside	ZEA14Glc	$C_{24}H_{32}O_{10}$	480	植物、微生物	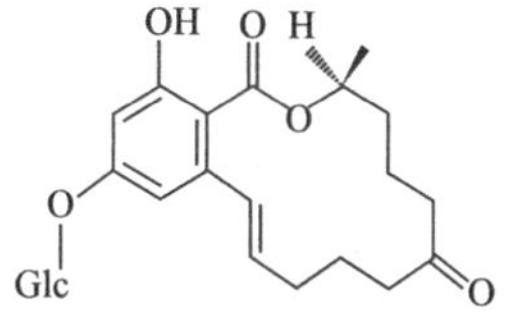
zearalenone-16-glucoside	ZEA16Glc	$C_{24}H_{32}O_{10}$	480	植物、微生物	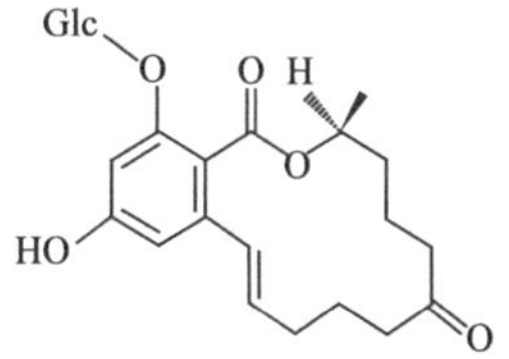
α-zearalenol-14-glucoside	*α*-ZEL14Glc	$C_{24}H_{34}O_{10}$	482	植物、微生物	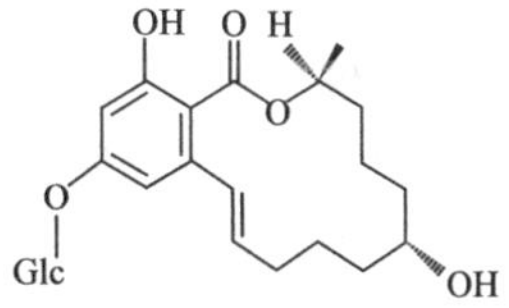
β-zearalenol-14-glucoside	*β*-ZEL14Glc	$C_{24}H_{34}O_{10}$	482	植物、微生物	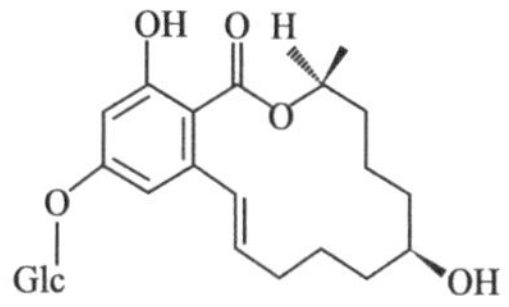
zearalenone-14-sulfate	ZEA14Sulf	$C_{18}H_{22}O_8S$	398	植物、微生物	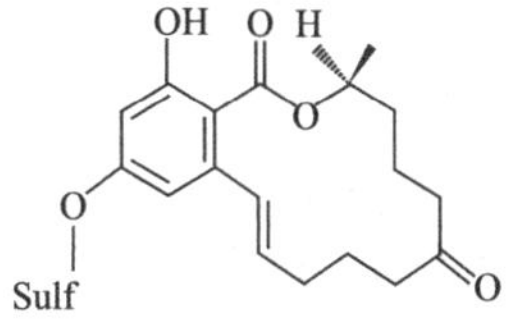
α-zearalenolsulfate	*α*-ZELSulf	$C_{18}H_{24}O_8S$	400	植物、微生物	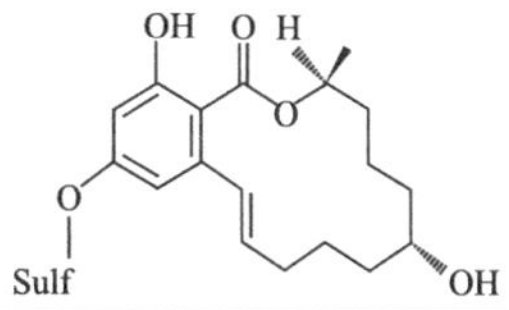

3. 相关生成基因

ZEA 是由许多包含聚酮合酶（PKS）的多酶蛋白复合物催化的连续反应形成的。通过基因组测序在禾谷镰刀菌中发现了 15 种 PKSs，其中只有 8 种 PKSs 的功能被识别出来。其中，两种 PKSs，即 PKS4（还原）和 PKS13（非还原）对 ZEA 合成至关重要。这些真菌 *PKS* 基因通常以加密转录因子、代谢酶和转运蛋白的簇的形式存在[41]。*PKS4*、*PKS13*、*ZEB1* 和 *ZEB2* 四种基因在 ZEA 生物合成中起着至关重要的作用。基因 *PKS4* 负责生物合成途径的启动，该途径加速了来自单个乙酰辅酶 A 和五个丙二酰辅酶 A 分子的碳缩合，从而产生六酮。此外，PKS13 通过三个丙二酰辅酶 A 分子重复三次延长 ZEA 链，形成合酶。在下一步中，未还原的酮经过两个系列的分子内芳香族反应，形成芳香环和具有内酯键的大环内酯环结构。最后阶段由 ZEB1 催化，将 ZEL 转化为 ZEA[42]。

三、污染情况

多种镰刀菌合成的 ZEA 是全球各种食品和饲料的常见污染物。ZEA 主要污染大麦、小麦、玉米和水稻，但也在较小程度上定植于水果和蔬菜。此外，在各种谷物及其副产品中也检测到了这种毒素。ZEA 衍生物（α-ZEL、β-ZEL、α-ZAL 和 β-ZAL）也可以在田间感染镰刀菌的各种食品和饲料中检测到。ZEA 在谷物和动物饲料中分布的主要特征是与其他镰刀菌毒素（包括单端孢霉烯类和伏马菌素）一起出现。

产毒真菌在农作物收储前就已经存在，并受昆虫啃食、降水量、温度和仓储环境等因素影响[60]。ZEA 污染是一个全球性问题，每年世界上大约 25%的收获作物受到真菌毒素的污染，而 ZEA 是其中最为频发的真菌毒素之一。其中，大洋洲和北美洲谷物样本中真菌毒素含量最高（＞100 μg/kg），阿根廷玉米粒上最高检出 ZEA 1560 μg/kg。在我国，食品和动物饲料中的 ZEA 污染问题非常严重[61]。一项对我国食品中 ZEA 暴露的研究表明，87.1%的玉米油和 7.1%的面制品中检出 ZEA[62]。此外，ZEA 的代谢物也存在于动物蛋白中，意大利以牛奶为基础的婴儿配方奶粉中 α-ZEL 和 β-ZEL 阳性率为 26%～28%，含量分别为 12.91 μg/L 和 73.24 μg/L[63]。食品原料中的 ZEA 及其代谢物形式难以通过加工手段去除，传统食品加工过程中，脱壳、浸泡、碾磨、热处理或挤压等程序对消除真菌毒素具有一定作用，但无法完全去除食物和饲料中的 ZEA[64]。

刘建高等[11]从我国 13 个省份中选取了 1407 个饲料原料进行了 ZEA 检测，发现玉米等 13 种饲料原料的 ZEA 的污染率如图 1-5 所示。据美国嘉吉公司 2023 年前三季度报告，基于玉米和其他作物及其副产品 5.6 万份原料检测分析，79%的原料样品被霉菌毒素污染，其中 ZEA 污染率超 90%，主要对猪、禽和牛产生风险。

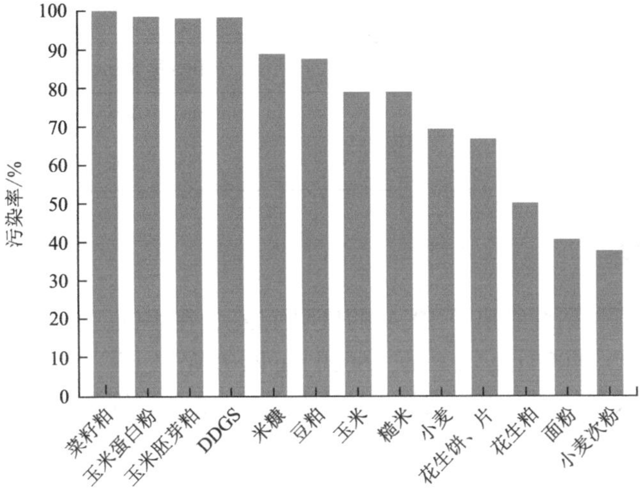

图 1-5　ZEA 在饲料原料中的污染率

国外谷类作物和谷类制品也不同程度地受到 ZEA 的污染。不仅在小麦、玉米、高粱、黑麦和玉米油中[64]可以检测到，同时发生在谷物产品中，如供人类食用的谷物、烘焙食品、意大利面、早餐麦片和面包。研究发现污染最严重的是玉米、豆类、谷物和育肥猪饲料混合物的样品（在所述例子中超过 75%的阳性样品），而污染最少的是小麦、豌豆、大麦、牛奶、婴儿配方奶粉和啤酒的样品（在所述例子中高达 15%的阳性样品）。

在玉米、玉米粒、纤维饲料、育肥猪饲料混合物和鱼饲料样本中，ZEA 含量最高。这证实了谷物和饲料最容易受到 ZEA 的影响。同时也检测到了 ZEA 代谢物的产生，最常见的是鸡心和鸡胗样品中的 α-ZEL，但检测到的水平相对较低，平均为 3.60～4.01 μg/kg。鱼饲料中 α-ZEL 含量最高，为 288.4 ng/mL[64]，具体见表 1-8。

表 1-8　食品中玉米赤霉烯酮代谢物的存在

ZEA 代谢物	国家	产品	阳性样本占比	结果
α-ZEL	意大利	以牛奶为基础的婴儿配方奶粉	26%（49/185）	最大 12.91 μg/L
β-ZEL			29%（53/185）	最大 173.24 μg/L
α-ZEL	中国	鸡心	40%（8/20）	平均值 3.60 μg/kg
		鸡胗	40%（8/20）	平均值 4.01 μg/kg

续表

ZEA 代谢物	国家	产品	阳性样本占比	结果
α-ZEL	肯尼亚	鱼饲料	24%（19/78）	22.2～288.4 ng/mL
β-ZEL			33%（26/78）	16.0～79.8 ng/mL

四、限量标准

很多急性毒性研究给出了 ZEA 的口服 LD_{50}，在小鼠、大鼠和豚鼠中分别为 2000 mg/kg B.W.、4000 mg/kg B.W.、5000 mg/kg B.W.以上[65]。90 天亚慢性口服毒性研究中猪、大鼠、小鼠的无明显作用剂量（NOEL）分别为 40 μg/kg B.W.、100 μg/kg B.W.、9200 μg/kg B.W.[66, 67]。因此，联合国粮食及农业组织/世界卫生组织食品添加剂联合专家委员会确定了人摄入 ZEA 的临时最大每日耐受摄入量（PMTDI）为 0.5 μg/kg B.W.[68]。

我国 GB 2761—2017《食品安全国家标准 食品中真菌毒素限量》规定小麦、小麦粉、玉米、玉米面（渣、片）的玉米赤霉烯酮限量为 60 μg/kg，玉米油产品未涉及相应规定。GB 13078.2—2006《饲料卫生标准 饲料中赭曲霉毒素 A 和玉米赤霉烯酮的允许量》规定，配合饲料和玉米中玉米赤霉烯酮最高限量为≤500 μg/kg。2017 年，国家质量监督检验检疫总局对饲料原料和全价饲料中 ZEA 的限量标注为 100～250 μg/kg（表 1-9）。

表 1-9　我国饲料及原料中玉米赤霉烯酮的限量标准

饲料或原料	限量/（μg/kg）
玉米及其加工产品（玉米皮、喷浆玉米皮、玉米浆干粉除外）	500
玉米皮、喷浆玉米皮、玉米浆干粉、玉米酒糟类产品	1500
其他植物性饲料原料	1000
仔猪配合饲料	150
青年母猪配合饲料	100
其他猪配合饲料	250
其他配合饲料	500

欧盟的食品安全标准相对严格，欧盟委员会第 1881/2006 号条例和第 2006/576 号委员会建议书规定了特定食品中 ZEA 的最高标准，具体规定如下：谷物和谷物产品（玉米副产品除外）玉米赤霉烯酮检测限量为 0.35 μg/kg；玉米副产品玉米赤霉烯酮检测限量为 0.1 mg/kg；仔猪和小母猪（年轻母猪）补充饲料和配合饲料玉

米赤霉烯酮检测限量为 0.1 μg/kg；母猪和肥育猪补充饲料及配合饲料玉米赤霉烯酮检测限量为 0.25 μg/kg；犊牛、奶牛、绵羊（包括羔羊）和山羊（包括小山羊）补充饲料和配合饲料玉米赤霉烯酮检测限量为 0.5 μg/kg。此外对于婴幼儿这一特殊敏感人群，相比成年人食用的普通加工玉米食品，欧盟制定了更为严格的限量要求（20 μg/kg），我国没有限量要求。另外，欧盟精制玉米油中玉米赤霉烯酮限量要求为 400 μg/kg[64]。表 1-10 为具体标准。

表 1-10　欧盟饲料及原料中玉米赤霉烯酮的限量标准

产品	最高允许值/（μg/kg）
玉米以外的未加工谷物	100
未加工玉米	350
供人类直接食用的谷物，供人类直接食用的最终产品谷物面粉、麸皮和胚芽	75
精制玉米油	400
供人类直接食用的玉米、玉米零食和以玉米为原料的早餐谷物	100
面包（包括小型烘焙制品）、蛋糕、饼干、谷物零食和早餐谷物，不包括玉米零食和玉米早餐谷物	50
加工谷物食品（不包括加工玉米食品）和婴幼儿食品	20
为婴幼儿加工的玉米食品	20
用于繁殖的仔猪、小母猪、小狗、小猫、狗和猫的复合饲料	0.1
供成年狗、猫食用的复合饲料，用于繁殖的除外	0.2
母猪和猪的复合饲料	0.25
犊牛、奶牛、绵羊（包括羔羊）、山羊（包括小山羊）配合饲料	0.5

另外，还有一些国家对玉米赤霉烯酮作出了相应的限量规定，澳大利亚对谷物中的玉米赤霉烯酮检测限量规定为≤50 μg/kg。意大利对谷物和谷类产品中玉米赤霉烯酮检测限量规定为≤100 μg/kg。法国对植物油和谷类中玉米赤霉烯酮检测限量规定为≤200 μg/kg。乌克兰对母猪（妊娠）、种用公猪、仔猪（<2 月龄）复合饲料中玉米赤霉烯酮检测限量规定为≤40 μg/kg。日本对所有家畜饲料中玉米赤霉烯酮检测限量规定为≤20 μg/kg。加拿大对小母猪和母猪饲料中玉米赤霉烯酮检测限量规定为≤3000 μg/kg。国际食品法典委员会和美国未制定玉米赤霉烯酮的限量标准。

第四节 呕吐毒素

脱氧雪腐镰刀菌烯醇（DON）因其急性暴露诱发的呕吐症状，也称呕吐毒素。DON于二十世纪八十年代在日本香川县爆发的赤霉病大麦中毒事件中首次发现。它是自然界及食饲中最普遍的真菌毒素之一，在淀粉类作物花期、收割和储存谷物的过程中，由感染的多种镰刀菌产生。每年由 DON 污染造成的全球经济损失高达数十亿美元。膳食暴露于 DON 后，DON 会经肠快速被吸收，并随着血液循环转运至其他靶器官，严重危害人体的健康和造成牲畜减产。

一、主要来源

DON 是由镰刀菌属真菌产生的次级代谢物。DON 属于一种单端孢霉烯族化合物，由禾谷镰刀菌、亚洲镰孢菌、库仑镰刀菌和克氏镰刀菌等微生物产生[69]。其中，禾谷镰刀菌和亚洲镰孢菌是我国最常见于小麦、大麦和玉米的病原菌，它们能够引起小麦和大麦的赤霉病和玉米的腐烂，导致这些作物受到 DON 的污染（图 1-6）。由于所适应的生长温度不同，禾谷镰刀菌主要分布于中国比较温暖潮湿的长江流域（年均气温 15℃以上），而亚洲镰孢菌则常见于亚热带气候区（年均气温 15℃以下）[70]。DON 的生物合成涉及的途径较为复杂，包括氧化、异构化和酯化步骤[71]。产毒真菌中，参与这些生物合成步骤的酶由位于三个基因座的 15 个 *Tri* 基因编码，其中包括具有 12 个基因的 TRI 核心簇（*Tri3*、*Tri4*、*Tri5*、*Tri6*、*Tri7*、*Tri8*、*Tri9*、*Tri10*、*Tri11*、*Tri12*、*Tri13* 和 *Tri14*）[72]。

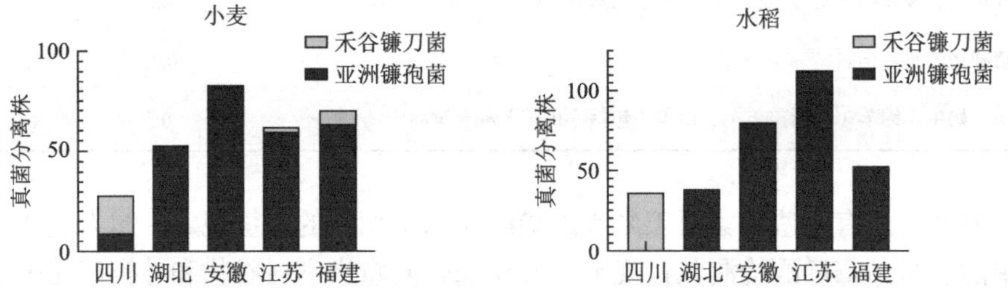

图 1-6　对中国 5 省份感病小麦、水稻上分离株的单端孢霉烯化学型的鉴定[73]

环境因素是作物中霉菌毒素形成的主要决定因素。首先，谷物收获期温和的温度有助于产 DON 真菌的生长和产毒。例如，禾谷镰刀菌的最适宜生长温度为 15～25℃（表 1-11），镰刀菌的子囊壳仅在 20～25℃成熟。尽管一些原生于热带地区的禾谷镰刀菌株在 40 ℃ 的高温下仍能缓慢生长，但其在 37℃的培养条件下几乎不产毒。其次，在作物生长和收获期间，持续降雨和高湿度使得真菌孢子能够通过雨滴被转移到植物果穗上，促进真菌的生长，从而增加 DON 毒素的产生量[74]。此外，在作物花期，高降水量会促进镰刀菌等产 DON 真菌对玉米植株的侵染，而在收获前的持续降雨则意味着谷物内真菌持续生长和真菌毒素产生的适宜湿度会延长。例如，水分活度 0.95～0.98 条件下，产毒真菌通过 *Tri5* 基因表达，在 7～28 天产出 DON。另一项研究发现，水分活度为 0.98，且 CO_2浓度为 400～800 ppm 的条件下，DON 产量达到峰值。然而，随着水分活度由 0.97 降低到 0.94，真菌的生长减少，DON 产量显著降低[69]。此外，环境中 CO_2 的增加会增强镰刀菌的致病性和作物对病原体的敏感性。一项研究发现，在 780 ppmv（按体积计的百万分之一）下种植的小麦相较于种植在 390 ppmv 的小麦更易感于禾谷镰刀菌引起的镰刀菌赤霉病[75]。另一项研究证实禾谷镰刀菌对高达 1200 ppm 的 CO_2 仍具有良好的耐受性[76]。如今气候变化可能导致非常规降雨（谷物收获时的水分活度高于适于储存含量的 12%～14%），以及二氧化碳浓度升高，从而加剧 DON 对食品和饲料的污染。

表 1-11 温度对两种化学型产毒菌株生长速率生物影响

化学型	菌丝生长率/（mm/d）			
	15℃	20℃	25℃	30℃
3-ADON	6.98±0.25[a]	14.30±0.56[a]	15.61±0.40[b]	13.25±0.36[b]
15-ADON	6.84±0.26[a]	14.36±0.46[a]	16.03±0.42[a]	12.85±0.38[c]

注：数值表示为平均值±标准误差。表格中不同字母表示差异有统计学意义（$P<0.05$）。

最后，昆虫是传播产 DON 真菌的主要媒介之一，它们能够将越冬的镰刀菌孢子释放的子囊孢子从玉米秸秆等农作物残体或杂草等其他寄主植物上携带至作物上。此外，昆虫还能够啃食破坏植物自身保护屏障，促进真菌的定植和增长。例如，相较于普通大田玉米，富含花色苷的紫色和红色玉米中真菌毒素的含量更低，其原因是花色苷能有效减少玉米螟等昆虫啃食、负面影响蠕虫的早期发育从而减少镰刀菌定植和产毒[77-79]。综上所述，收获前农耕轮作、除虫和除草，以及收获后脱水等农艺实践显著影响谷物及青贮饲料中的 DON 含量。

二、结构特性

DON 的化学结构式是 $C_{15}H_{20}O_6$（3*α*, 7*α*, 15-三羟基-12,13-环氧单端孢霉-9-蒽-8-酮, CAS：51481-10-8），分子结构如图 1-7 所示。化学表征上，DON 具有七个立体中心的四环环氧倍半萜。呕吐毒素除了具有两个化学反应性官能团（即共轭酮和环氧化物环）外，还具有两个仲醇羟基和一个伯醇羟基。DON 具有毒性的结构主要是 C12、C13 环氧基团，该结构使真核细胞的核糖体聚合体解离，从而抑制蛋白质合成。DON 既可以溶于水，也可以溶于甲醇和乙酸乙酯等其他极性溶剂。由于 2,13-环氧基对亲核攻击极其稳定，DON 在 120℃下稳定，在弱酸性条件下不分解[80]。经纯化的 DON 呈白色针状结晶，熔点在 151～153℃之间，加热到 260℃时才开始逐渐分解。由于 DON 的稳定性高，即使在被污染的小麦中储存 4 年后，它仍然具有毒性。DON 属于 B 类单端孢霉烯族毒素，其特点是在 C7 处具有羟基，在 C8 处具有酮基（羰基）[81]。DON 的化学结构与其他单端孢霉烯族毒素类似。例如，DON 相较于另一种 B 型单端孢霉烯族毒素——雪腐镰刀菌烯醇（NIV）仅在 C4 位置的羟基被氢原子取代；相较于 T-2 毒素（一种 A 型单端孢霉烯族毒素），仅在 C4、C7、C8 和 C15 四个结构位点上存在差异。尽管 NIV 和 T-2 毒素的毒性相较于 DON 毒性更强，但 DON 污染更为普遍。

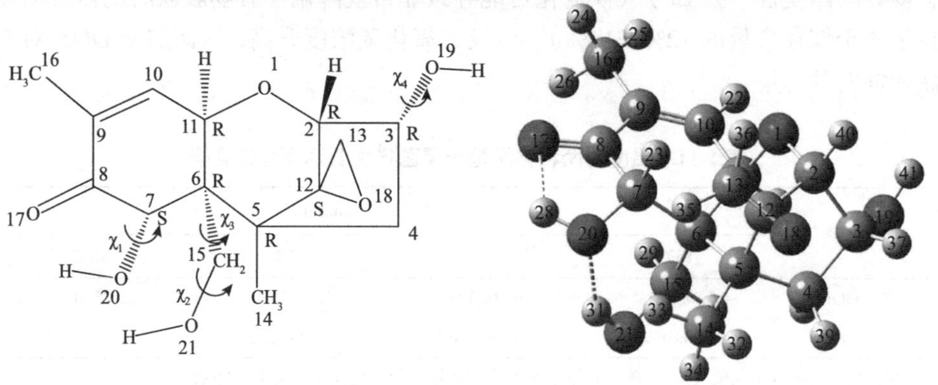

图 1-7　DON 的分子结构[82]

由于产 DON 真菌菌株存在差异，天然形成的 DON 除了非修饰形式外，还包含 3-乙酰脱氧雪腐镰刀菌烯醇（3-ADON）和 15-乙酰脱氧雪腐镰刀菌烯醇（15-ADON）两种乙酰化结构的 DON（图 1-8）[83]。衍生物 3-ADON 在欧洲、亚洲、澳大利亚和新西兰更常见，衍生物 15-ADON 在北美更常见。镰刀菌中的 *Tri8* 调节 3A-DON 或 15A-DON 的产生，并且参与将二乙酰化的 3-ADON 和 15-ADON 中间体分别转化为 3A-DON 和 15A-DON 的生物过程[84]。另一项研究表明，与产 15A-DON 的菌株相比，*Tri15* 在产 3A-DON 的真菌中的表达增加了 2.8 倍，而 *Tri8* 的表达减少到 1/7.7[85]。此外，尽管产 3A-DON 与产 15A-DON 的菌株对植株的侵袭能力没有显著差异，温室和大田试验均表明产 3A-DON 的菌株在感病和抗病品种上积累的 DON 水平显著高于 15A-DON[86]。这可能是由于 3A-DON 菌株对氮源等营养物质的利用效率高于 15A-DON 菌株，从而在存活、孢子形成、攻击性和产毒方面具有优势[85]。除了天然形成的乙酰化修饰 DON 形式，转基因水稻、小麦和大麦中的 3-*O*-乙酰基转移酶也能将 DON 转化为 3-ADON[87]。毒性方面，

15A-DON 强于 3A-DON。一项对 IPEC-1 细胞及雄性仔猪开展的研究表明，15A-DON 在抑制细胞增殖、损害肠道屏障和诱发肠道组织损伤方面的毒性都强于 3A-DON 和 DON。3A-DON 的毒性与 DON 基本相当。在分子水平上，15-ADON 能够以低于 DON 和 3A-DON 的剂量激活有丝分裂原激活的蛋白激酶、细胞外信号调节激酶 1/2、p38 丝裂原激活蛋白激酶和 c-Jun N 末端激酶[88]。

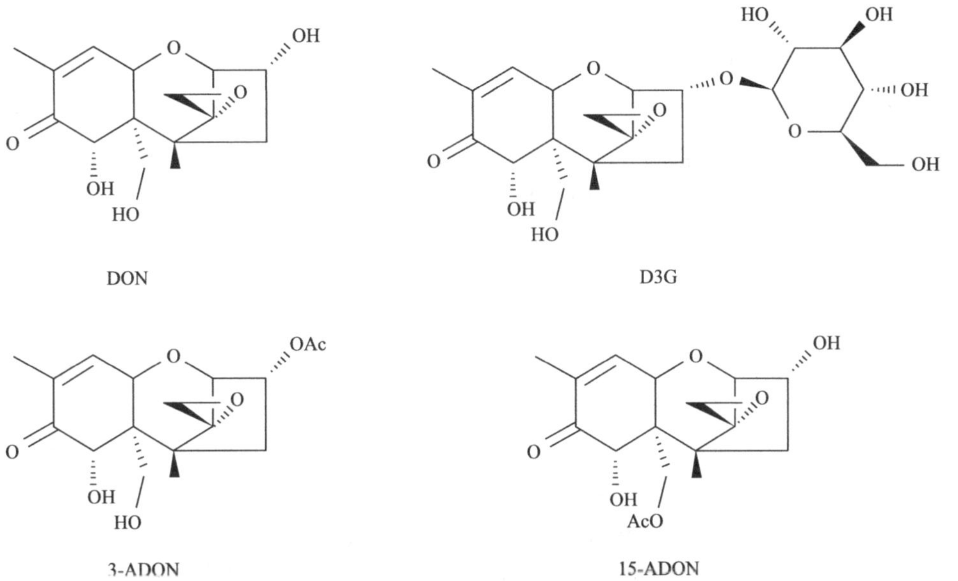

图 1-8　DON 的乙酰化修饰形式及遮蔽形式[90]

此外，作物自身的解毒机制或食品加工手段也会将 DON 转变为遮蔽形式。DON 常见的遮蔽形式是脱氧雪腐镰刀菌烯醇-3-β-d-吡喃葡萄糖苷（D3G，图 1-8）。一方面，植物对真菌毒素的转化出于其自身抗病的抵御机制，通常情况下，作物通过第一阶段（酶转化如还原、氧化或水解）和第二阶段（共轭如葡萄糖苷化、葡萄糖醛酸化或硫酸化）来减轻真菌毒素对自身生长的毒害作用[87]。例如，小麦和大麦中的葡萄糖基转移酶基因具有强化植株对赤霉病抗性的潜力。具有赤霉病抗性基因 *Fhb1* 的小麦中检出更高的 D3G/DON 比例。另一方面，D3G 在食品加工过程中由于多糖的酶促降解而产生。大麦谷物发芽后 D3G 水平会增加，并且污染物会转移到啤酒中。一些初步数据还表明啤酒中存在二糖基化和三糖基化形式的 DON，它们被认为是寡糖基化前体的降解产物[89]。这些遮蔽形式的 DON 除了通过啤酒等食品直接进入人体外，也可能随着酒糟进入牲畜饲料。尽管掩蔽形式的 DON 对植物的毒性比它们的自由形式小，但在人或动物肠道或瘤胃微生物（肠球菌、大肠杆菌等）作用下，掩蔽的 DON 会被水解成游离形式并发挥毒性作用。

三、污染情况

DON 污染是一个全球性问题，在食品和饲料中均观测到不同程度的污染。DON 污染小麦、玉米、水稻、大麦、燕麦、土豆、咖啡等多种作物。此外，DON 也会污染谷物发酵食品（如啤酒、酱油），并可能伴随受到污染的饲料富集于动物产品（如肉和奶）中。最终通过食物摄入进入人体。

1. DON 污染作物情况

DON 对不同作物的污染程度不同，其主要原因是不同作物对镰刀菌的易感性不同，导致在相同培养条件下，其真菌毒素含量不同。玉米、小麦上的 DON 污染问题往往高于其他作物。例如，2011 年一项对克罗地亚多种作物上 DON 含量的研究表明，玉米上的 DON 污染量最高（215～2942 μg/kg），其次是小麦（115～278 μg/kg）。相比之下，大麦（74～228 μg/kg）和燕麦（34～201 μg/kg）上的 DON 污染量较低[91]。相似地，2011 年一项对匈牙利多种作物上 DON 含量的研究发现，玉米上 DON 污染的平均值是 1872 μg/kg，远高于小麦（478 μg/kg）和燕麦（272 μg/kg）[92]。种植时节也影响 DON 对作物的污染情况。2011 年在瑞典进行的一项实验表明，春小麦（6460 μg/kg）上的 DON 远高于冬小麦（1394 μg/kg）[91]。另外，影响镰刀菌致病性的环境因素也会影响 DON 对作物的污染[93]。

已有较多研究测定了全球各地的 DON 污染情况[94]。2017 年的一项调查数据显示，来自 21 个欧洲国家的 26613 个谷物样本中，近一半被发现受到 DON 污染，小麦、玉米和燕麦谷物受污染最严重。在美国，分别有 73%和 92%的小麦和玉米被 DON 污染。DON 污染在中国主要集中于华南、华中和华北地区。2018～2019 年，我国六大谷物产区不同品系的田间小麦样本中 DON 含量最高达 7.200 mg/kg，平均含量为 1.335 mg/kg，超出限量标准，可见 DON 污染形势严峻。2018～2020 年，关于国产饲料中真菌毒素污染状况的调查报告显示，在 81.9%、96.4%和 96.9%以上的饲料样品中分别存在 AFB_1、DON 和 ZEN 污染，DON 含量在 458.0～1925.4 μg/kg 之间。DON 在小麦和玉米样品中的阳性检出率达到 100%和 99.83%。DON 的修饰和遮蔽形式也常见于谷物。在 DON 的所有修饰形式中，大部分数据是 D3G 的。在美国密歇根州的玉米样品中发现了最高含量的 D3G（与 DON 相似，最高达到 6266.49 μg/kg）。相似地，另一项调研发现，几乎所有受污染地样本中都含有 D3G，其最高含量为 3038 μg/kg，占 DON 最高含量的 28%。玉米粒中 3-ADON 的含量范围为 63.04～1046.8 μg/kg，其中在比利时玉米中检测到的浓度最高；15-ADON 则在密歇根州的玉米中检出量最高（1787.6 μg/kg）。总的来说，DON 污染范围广泛，且污染量较大。

2. DON 污染食品情况

食品加工能够从一定程度上降低谷物原料上的真菌毒素，但无法完全去除DON。煮熟的面食相较于谷物，DON 污染平均减少 78%；从小麦籽粒到干面食的 DON 总体降低率为 66%[95]。西班牙面包中 DON 的发生率为 28%，而面食中的发生率更高，从 9.3%到 62.7%不等。面包中脱氧雪腐镰刀菌烯醇的平均含量为 42.5 μg/kg，而面条中脱氧雪腐镰刀菌烯醇的含量较高（137.1 μg/kg）[96]。从柏林零售商店购买的 29 个面食样本中，90% 的原料样本 DON 含量少于 0.5 mg/kg，但 29 个样本中有 3 个样本的 DON 含量高达 0.84 mg/kg[97]。意大利北部、中部和南部 472 份面食样品中，DON 的平均污染水平为 64.8 μg/kg[98]。拉脱维亚的啤酒中检出 8.46～248 μg/kg DON，平均污染量为 73.2 μg/kg；德国瓶装啤酒中也检出 2.2～20 μg/kg DON[93]。就动物蛋白食品而言，以掺入 25%或 50%受 2.5 mg/kg DON 污染的小麦喂食猪 11 周后，能够从猪肌肉中检测到 2.2～5.2 ng/g 的 DON；饲喂含有 DON 和其他镰刀菌毒素的饲料的奶牛的牛奶中检出 1～1.5 mg/kg 环氧化 DON[99]。

在我国，DON 对食品污染的问题也很普遍。2022 年对我国浙江市售大米、小米、挂面、方便面和玉米粒中 DON 及其修饰形式的研究表明，DON 检出率分别为 45.16%、7.94%、96.96%、95.26% 和 30.65%，检出量分别为 2.50 μg/kg、2.50 μg/kg、138.00 μg/kg、136.00 μg/kg 和 2.50 μg/kg；3-ADON 和 15-ADON 也均有检出[100]。2019 年广东省珠海市一所学校曾发生一起由商业生面条中 DON 污染引起的食物中毒事件，许多学生在吃早餐后开始呕吐。此外，一项研究表明，小麦面粉中的 DON 污染可能与青海省大骨节病地区儿童大骨节病患病率的波动有关。

3. DON 人体暴露情况

人体中的 DON 暴露水平主要根据尿液中的毒素及其体内代谢物形式含量测算。我国临县和个旧市两地女性居民尿液中分别检出 37 ng/mL 和 12 ng/mL DON。在英国进行的一项研究中，300 名健康受试者中有 296 人的尿液中检测到了 DON，谷物摄入量与尿液 DON 浓度之间存在很强的正相关性；英国 Bradford 地区的一组 16～44 岁孕妇尿液样本中均检测到 DON[98]。此外，也有研究依照居民膳食习惯，结合当地食品中 DON 的污染情况评估其人群暴露量。例如，我国浙江省儿童、成年人及老年人每天大约通过谷物类食品摄入 0.31 μg/kg B.W.、0.18 μg/kg B.W.和 0.19 μg/kg B.W.的 DON[100]。

WHO/FAO 对人群 DON 暴露水平进行了统计。结果表明，中东地区 DON 暴露最高[2.4 μg/（kg B.W.·d）]，远东、欧洲和拉丁美洲人群 DON 暴露水平类似

[1.6μg/（kg B.W.·d）、1.4μg/（kg B.W.·d）、1.2 μg/（kg B.W.·d）]，而非洲 DON 暴露水平最低[0.78 μg/（kg B.W.·d）]。香港特别行政区政府食品安全中心的统计结果表明，中国内地人群 DON 暴露水平在 0.1488～0.8785 μg/（kg B.W.·d）之间，中国香港人群 DON 暴露水平在 0.0861～0.2824 μg/（kg B.W.·d）之间。人群 DON 暴露水平受到当季作物污染情况的直接影响。例如，巴基斯坦人在夏季[8.84 μg/（kg B.W.·d）]的 DON 暴露水平高于冬季[7.21 μg/（kg B.W.·d）]，这与该地区玉米和小麦上 DON 污染情况受外部环境影响在夏季更严重有关[101]。

四、限量标准

由于 DON 污染频发，危害广泛，这种真菌毒素已引发全球各界的广泛关注。为了保护消费者健康，国际组织和许多国家已经在食品安全方面对 DON 污染含量提出了限量标准。

1. 国际限量建议

根据 FAO 2015 年的一份文件，国际食品法典委员会对谷类食品中 DON 污染限量作出以下建议：小麦、玉米或大麦中 DON 含量不高于 2000 μg/kg；来自小麦、玉米或大麦的面粉、粗面粉或薄片中 DON 含量不高于 1000 μg/kg；婴幼儿谷类食品中 DON 含量不高于 200 μg/kg。该限量建议是自愿性质的，对国家食品立法没有约束力，但具有参考价值。

2. 我国限量标准

我国首次对 DON 颁布限量标准可追溯至 1996 年（GB 16329—1996）。该限量标准规定，小麦、面粉、玉米及玉米粉中的 DON 最大残留量不得超过 1000 μg/kg（1 ppm）。该限量经不断补充完善，2017 年的《食品安全国家标准 食品中真菌毒素限量》（GB 2761—2017）对受监管的食物品类予以完善，现行的国家标准对 67 种粮食和谷类制品中 DON 的最大残留量规范为不得超过 1000 μg/kg。DON 的监测评估表明，该限量下 DON 污染对绝大部分的成人（95%）是安全的，符合监管层面上真菌毒素在食品原料可食用部分和/或成品中的允许最大浓度的定义。

国家卫生健康委员会 2019 年公布的《食品安全国家标准 食品中真菌毒素限量》（征求意见稿）对 DON 进行了非常详细的限量规定，分为七个部分。第一部分是大麦、小麦、燕麦、青稞和玉米中的 DON 含量不高于 2000 μg/kg。第二部分是大麦米、小麦粉、麦片和玉米面（渣）中的 DON 含量不高于 1000 μg/kg。第三部分是小麦粉制品（生干面制品除外）中的 DON 含量不高于 750 μg/kg。第四部分是生干面制品中的 DON 含量不高于 1000 μg/kg。第五部分是以小麦粉为原料的带馅（料）面米制品中的 DON 含量不高于 750 μg/kg。第六部分是以小麦粉为原料的焙烤食品中的 DON 含量不高于 750 μg/kg。第七部分是婴幼儿谷类辅助食品中的 DON 含量不高于 200 μg/kg。该版本根据我国原粮中 DON 污染情况、DON 的污染特性、我国饮食习惯和不同人群（婴幼儿）对 DON 的抵抗性，对原有标准进行了细化与完善。尽管该征求意见稿尚未实施，但它充分体现了 DON 污染细化管理和关注特殊人群需求的基本理念与消费者需求。

3. 其他国家限量标准

现今全球近 40 个国家已针对小麦和其他谷物产品中的 DON 制定了监管限值或指南。用作人类食品的谷物和谷物制品对 DON 的限量水平范围为 100 ～2000 μg/kg，限量值上的差异主要取决于消费者年龄（婴幼儿更低）和谷物加工阶段；猪、家禽和牛日粮中 DON 限量的含量范围为 500～10.000 μg/kg[98]。对比各国 DON 阈值法规，其中比较有代表性的有加拿大卫生部 2020 年施行的食品中化学污染物的最高水平的标准。这个标准分为两个部分，第一部分规定了用于副食的小麦中 DON 的最高限量为 2000 μg/kg；第二部分规定了用于制作婴儿食品的小麦，DON 的最高限量为 1000 μg/kg[102]。

与加拿大类似，欧盟也基于原粮中 DON 污染情况与不同人群对 DON 的抵抗性，对 DON 限量做出了不同阈值规范（EC）No 1126/2007。标准明确表明了在未加工的硬粒小麦和燕麦中，DON 不得高于 1750 μg/kg；软质小麦中，DON 不得高于 1250 μg/kg；碾磨的中间产品中，DON 不得高于 500 μg/kg；干面食、用于生产人类食用的谷物，如谷物粉、麸皮和胚芽中，DON 不得高于 750 μg/kg；以及加工谷物婴儿食品和幼儿食品中，DON 不得高于 200 μg/kg。英国食品标准局（FSA）颁布的现行的食品安全法规沿用了 2006 年欧盟发布的标准，并且做了更细致和严格的要求。未加工的硬粒小麦、燕麦和玉米中的 DON 含量不高于 1750 μg/kg。除硬粒小麦、燕麦和玉米以外的未加工谷物中的 DON 含量不高于 1250 μg/kg。粒径≤500 μm 的粉碎玉米颗粒中的 DON 含量不高于 1250 μg /kg。粒径＞500 μm 的粉碎玉米颗粒中的 DON 含量不高于 750 μg/kg。谷类加工食品和婴幼儿食品中的呕吐毒素含量不高于 200 μg/kg。FSA 还对减少谷物中 DON 污染的良好农艺规范做出了建议，包括避免种植玉米作为前茬作物、尽量减少土壤表面的前茬农作物残体、选择抗病品种、考虑使用杀菌剂预防镰刀菌以及及时收获作物。

与我国现行法规类似，美国和日本对所有谷物及其制品中的 DON 含量采用统一最高容许量规范。美国食品药品监督管理局（FDA）规定供人食用的小麦产品中的 DON 含量不能高于 1000 μg/kg；动物饲料中 DON 含量不能高于 5000 μg/kg。在日本，由于很难对婴儿和儿童的小麦食品进行单独监管，所以就对所有小麦制品的 DON 含量进行了统一限量。2002 年，日本厚生劳动省制定了对小麦 DON 含量的临时标准限值 1100 μg/kg。2015 年厚生劳动省（CODEX STAN

193—1995）进一步加强对小麦中脱氧雪腐镰刀菌烯醇的最大限量的控制，将标准定为 1000 μg/kg。

各国/组织对人类食品中 DON 污染的限量标准见表 1-12。

表 1-12　各国/组织对人类食品中 DON 污染的限量标准

国家/组织	食品类别	限量标准/（μg/kg）
中国	玉米、玉米面（渣、片）	1000
	大麦、小麦、麦片、小麦粉	1000
日本	小麦食品	1000
美国	小麦产品	1000
加拿大	用于副食的未清洁的软小麦	2000
	用于制作婴儿食品的未清洁软小麦	1000
英国	未加工的硬粒小麦、燕麦和玉米	1750
	除硬粒小麦、燕麦和玉米以外的未加工谷物	1250
	粒径≤500 μm 的粉碎玉米颗粒	1250
	粒径＞500 μm 的粉碎玉米颗粒	750
	谷类加工食品和婴幼儿食品	200
欧盟	未加工的谷物和玉米	1750
	谷物制品	500
	供人类直接食用的小麦和面粉	750
	婴儿食品	200
国际食品法典委员会	供进一步加工的小麦、玉米和大麦	2000
	小麦、玉米或大麦制成的面粉、粗面粉或薄片	1000
	婴幼儿谷类食品	200

4. 监管缺陷与不足

2010 年 FAO/WHO 食品添加剂联合专家委员会第 72 次会议指出，D3G、3A-DON 和 15A-DON 是饮食中 DON 暴露的额外影响因素。3A-DON 和 15A-DON 在暂定最大耐受摄入量上与 DON 相当，但由于缺乏 D3G 的毒理学数据，未能对食品和饲料中遮蔽形式的 DON 限量给予建议。目前，国内外没有对 D3G 的最高容许量提出阈值。仅有欧盟一般食品法（EC） No 178/2002 出于对 D3G 等遮蔽形式的真菌毒素在加工过程中可能释放游离形态的毒素，使前期检测合格的原料产出不合格的产品而引发贸易争端角度的考虑，规定对呕吐毒素的法规适用于食品和饲料生产、加工和分销的所有阶段[87]。此外，D3G 作为一种隐蔽的霉菌毒素，传统方法不易检测到其准确含量。因此，将 D3G 纳入法规监管还需配套以相应的检测方法。

第五节　伏马毒素

一、主要来源

镰刀菌属是一类广泛分布且普遍存在于土壤及动植物有机体上的菌丝型真菌，属无性真菌类，有性时期为子囊菌门，包括约 70 个已知种和 300 多个推测种，其中许多推测种还没有正式的名称，且不同种间的形态差异很大。镰刀菌属包括许多对植物或人类致病的产毒菌种，如禾谷镰刀菌、轮枝镰刀菌等，但是由于对镰刀菌属分类的多次修订和概念的不同，产生毒素的菌种总数尚未被确定，许多镰刀菌的产毒能力目前还是未知的。

非产毒的镰刀菌属对人类和动植物没有明显的危害，反而有一些有益的作用。一部分镰刀菌属，如尖孢镰刀菌可以与植物形成共生关系，对农作物的生长和健康产生积极的影响。镰刀菌能够在植物根际区域定居，通过分泌赤霉素等植物激素，促进植物的生长和发育，增强植物的抗逆性，帮助植物应对环境压力。同时，植物也为镰刀菌提供了营养物质，两者间形成互利的关系。这种互动不仅提高了植物的生长潜力，也为农业生产提供了一种天然的增产策略。也有研究证明，非致病镰刀菌可以用于生物防治，抑制其他有害的真菌或细菌的生长，减少化学农药的使用，如利用棉花体内非致病镰刀菌对棉花黄萎病进行诱导防治，提高棉花的抗病性。

镰刀菌属作为植物病原体可以侵染多种农作物和经济作物，多种植物病害与镰刀菌有关，有些镰刀菌属也会引起人和动物的真菌病，且真菌毒素对人类和家畜物种具有毒理学风险，从而对农业和人类健康构成威胁。一方面，镰刀菌属会引起水稻、小麦、玉米、蚕豆、蔬菜等常见农作物的赤霉病、茎基腐病和穗腐病等，造成作物减产和质量下降，给农业生产带来巨大的损失。在 1991～1997 年期间，美国的大麦和小麦作物因受到赤霉病的影响，直接损失至少达到 13 亿美元，间接损失达到了 48 亿美元。在我国，赤霉病是长江中下游以及黄淮小麦主产区的常见病害，也对产量造成了重大损失。另一方面，镰刀菌属产生的多种真菌毒素会污染粮食、蔬菜和饲料，影响人和动物的健康。伏马毒素的稳定性较强，可以经过作物加工转移到农作物产品或动物饲料中，进而影响畜牧产品如肉类和乳制品的安全性，并通过食物链最终影响消费这些产品的人群，特别是在那些以受污染作物作为主食的地区。人和动物误食这些被污染的食品或动物饲料，会导致各种急性或慢性的中毒症状，包括恶心、呕吐、腹泻、发热、头痛等，造成神经系统、肝脏、生殖系统和免疫系统损伤，严重者会出现癌症和死亡的情况。

与天然色素和抗生素类似，真菌毒素是镰刀菌属在其自然生长过程中产生的次生代谢物。镰刀菌属产生的真菌毒素除伏马毒素（FB）外，主要还包括玉米赤霉烯酮、单端孢霉毒素、串珠镰刀菌素等。其中伏马毒素是仅次于单端孢霉毒素的最常与人类和牲畜中毒有关的真菌毒素，常见于以玉米为主的各种粮食作物中，其主要来源为串珠镰刀菌、轮枝镰刀菌和增殖镰刀菌。其中轮枝镰刀菌是一种无特异性、无专性的真菌病原体，能够感染包括玉米、水稻、小麦和高粱在内的多种粮食作物。而增殖镰刀菌的寄主范围和繁殖能力更为广泛，除了可以感染主要的粮食作物外，还能感染芦笋、洋葱、大蒜等蔬菜，以及香蕉、无花果、李子等水果。

伏马毒素的生物合成受到相关功能基因的调控，通常与镰刀菌属细胞的生长分化、孢子的形成和产孢量以及外部环境如 pH 值、碳氮比等因素密切相关，并受到相关功能基因的调控。一些影响菌丝体和孢子生长的基因敲除突变体也抑制了毒素的形成。例如轮枝镰刀菌生物合成伏马毒素的最佳 pH 值环境范围是 3～3.5，而 pH 值高于 3.5 的环境会抑制伏马毒素的生物合成。另外，外部环境的碳氮比对伏马毒素的生产调控也起着关键的作用。研究发现，糖类等碳源物质与伏马毒素的生物合成有一定的正相关性；而氨基酸、铵盐等氮源物质则与伏马毒素的生物合成有明显的负相关性。伏马毒素的生物合成会随着碳氮比的提高而增加，但这会导致镰刀菌属的生长速度减慢，在氮含量较低的环境下，伏马毒素家族的相关基因表达水平会显著提高，从而提高伏马毒素的产量。此外，直链/支链淀粉的含量被认为是影响轮枝镰刀菌伏马毒素合成的一个重要环境因素，高含量的支链淀粉有助于提高伏马毒素的产量。

二、结构特性

伏马毒素是一个包含至少 28 个成员的聚酮类真菌毒素家族，其结构类似于鞘脂，具有一个包含 18～20 个碳原子的直链线形骨架，其骨架结构两侧分布着各种官能团，分子量在 600～800 之间。伏马毒素呈白色针状结晶状，易溶于极性溶剂，无荧光和紫外吸收特性，遇酸水解，但产物仍然有毒性。伏马毒素具有耐高温、物理性质稳定等特征，100℃蒸煮 30 min 结构也未受影响。研究表明，伏马毒素的半衰期与环境温度呈负相关，在 150℃的高温条件下，其半衰期为 10 min，但在 75 ℃的条件下半衰期可达 8 h。

伏马毒素家族由 A、B、C 和 P 系列类似物组成。其中最常见和研究最深入

的伏马毒素是 FB_1、FB_2 和 FB_3（结构式见图 1-9），三者通常以大约 68∶20∶12 的比例同时出现。FB_1 是伏马毒素家族中最主要且毒性最强的，对动物和人类健康构成最大威胁。B 系列伏马毒素具有含 20 个碳原子的主链、端胺基团和数个羟基基团，以及不同位置的两个丙烷-1，2，3-三羧酸酯。A 系列和 P 系列伏马毒素由于端胺基团的改变或替换而不同，而 C 系列伏马毒素具有含 19 个碳原子的主链。伏马毒素家族主要化学结构见图 1-10。

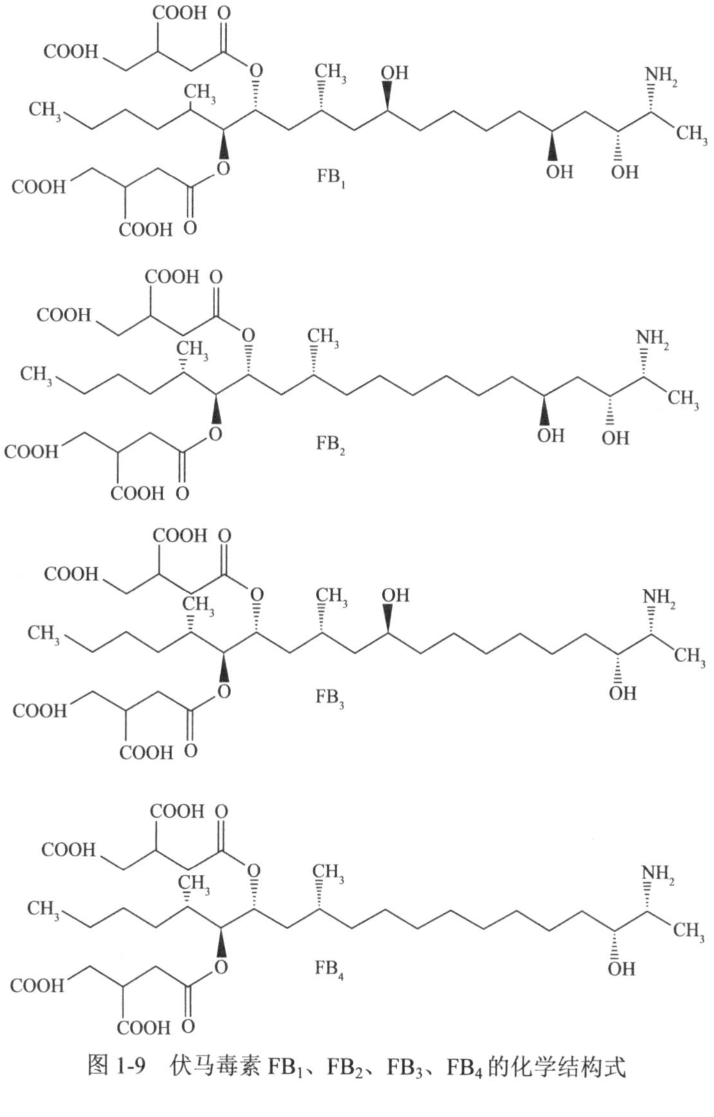

图 1-9　伏马毒素 FB_1、FB_2、FB_3、FB_4 的化学结构式

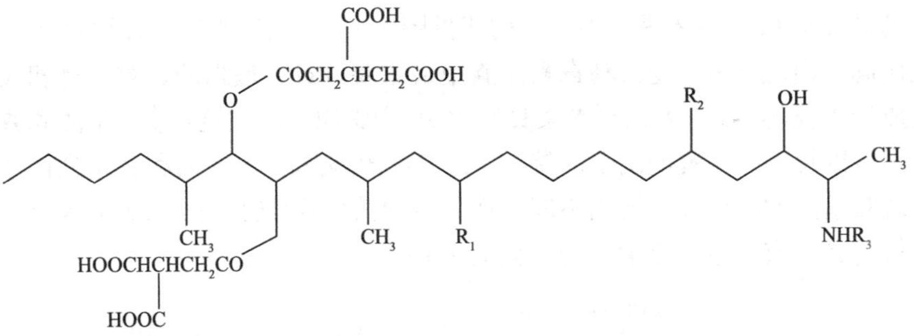

FA_1:R_1=OH R_2=OH R_3=CH_2CHO　FA_2:R_1=H R_2=OH R_3=CH_2CHO
FB_1:R_1=OH R_2=OH R_3=H　FB_2:R_1=H R_2=OH R_3=H
FB_3:R_1=OH R_2=H R_3=H　FB_4:R_1=H R_2=H R_3=H

图 1-10　伏马毒素家族主要化学结构式

伏马毒素的检测方法主要分为两类：一类是基于色谱技术的方法，如高效液相色谱（HPLC）、气相色谱（GC）、薄层色谱（TLC）等，这些方法具有灵敏度高、准确度高、重复性好等优点，但需要复杂的样品前处理和昂贵的仪器设备；另一类是基于生物技术的方法，如酶联免疫吸附分析（ELISA）、聚合酶链反应（PCR）、免疫层析法（IC）等，这些方法具有操作简便、快速、廉价等优点，但灵敏度和特异性较低，容易受到干扰物质的影响。

三、污染情况

伏马毒素是在 20 世纪 80 年代末南非特兰斯凯地区人类食管癌高发原因调查中被首次发现，并于 1988 年被首次报道。伏马毒素广泛存在于世界各地以玉米为代表的农作物及其衍生食品和饲料中。此外，伏马毒素 FB_1 也污染大米和其他谷物，如燕麦、黑麦、大麦、小麦等，如表 1-13 所示。伏马毒素的分布受到气候、土壤、作物品种、收获和储存条件等多种因素的影响，一般在温暖潮湿的地区更为普遍。研究表明湿热环境会导致伏马毒素 FB_1 含量增加，在 pH 为 5.5、温度为 28.97～32.14 ℃、湿度为 27.29%～32.14%的条件下，伏马毒素在玉米中表现出高度稳定性。因此，FB_1 对农作物的危害在温带热带地区国家报道较多。

表 1-13　伏马毒素 FB_1 对农产品、人类食品和动物饲料的污染情况

商品	国家或地区	阳性/总计	含量
	农产品		
玉米	南非（林波波省）	49/54	101～53863 μg/kg
玉米	阿尔及利亚	29/30	289～42143 μg/kg

续表

商品	国家或地区	阳性/总计	含量
		农产品	
大米	厄瓜多尔（瓜亚斯）	3/20	22.6～54.3 μg/kg
大米	厄瓜多尔（洛斯里奥斯）	7/23	17.9～1146.4 μg/kg
玉米粒	伊朗	56/82	155 μg/kg
谷物混合物	巴西	99/105	（137.8±257.4）μg/g（平均）
玉米样品（1993～1995年发霉）	匈牙利	51/69	0.05～75.1 mg/kg
玉米样品（1994年无霉）	匈牙利	7/23	0.06～5.1 mg/kg
玉米	西班牙	48/55	0.2～19.2 μg/g
大麦	西班牙	21/29	0.2～11.6 μg/g
小麦	西班牙	8/17	0.2～8.8 μg/g
大豆	西班牙	1/1	8.7 μg/g
燕麦	西班牙	29/100	62.3～217.4 μg/kg
玉米	中国	166/249	530～10315 μg/kg
谷物	中国（桓台）	28/30	nd～12.5 mg/kg
大米	中国（桓台）	8/9	nd～0.4 mg/kg
小麦粉	中国（桓台）	8/9	nd～0.4 mg/kg
玉米	中国（淮安）	43/43	0.2～5.9 mg/kg
大米	中国（淮安）	9/10	nd～0.3 mg/kg
小麦粉	中国（淮安）	5/7	nd～0.4 mg/kg
玉米	中国（扶绥）	29/34	nd～37.0 mg/kg
大米	中国（扶绥）	9/10	nd～0.5 mg/kg
		人类食品	
玉米糁	巴西	2/2	0.17～1.23 μg/g
玉米粉	巴西	9/9	0.56～4.93 μg/g
脱芽玉米	巴西	8/11	nd～4.52 μg/g
爆米花	巴西	4/9	nd～1.72 μg/g
预煮玉米粉	巴西	4/6	nd～1.79 μg/g
工业啤酒	巴西	56/114	201～1568 μg/L
燕麦片	巴西	25/32	33～1208 μg/kg
玉米淀粉	巴西	19/25	114.4～558.6 μg/kg

续表

商品	国家或地区	阳性/总计	含量
人类食品			
爆米花	巴西	32/39	102.0～1127.3 μg/kg
Polenta 玉米粥	巴西	2/2	149.0～214.2μg/kg
早餐谷物（以玉米为基础）	加拿大	30/34	nd～1980 μg/kg
早餐谷物 （以燕麦为基础）	加拿大	5/19	nd～57 μg/kg
早餐谷物（以大米为基础）	加拿大	2/29	nd～5 μg/kg
早餐谷物（以小麦为基础）	加拿大	5/29	nd～51 μg/kg
Broa 玉米面包	葡萄牙	24/80	nd～448 μg/kg
玉米粉	葡萄牙	41/41	50～1300 μg/kg
甜玉米	葡萄牙	36/41	50～400 μg/kg
爆米花	日本	49/57	67.5 μg/kg（平均） 354 μg/kg（最大）
玉米糁	日本	46/46	104 μg/kg（平均） 1380 μg/kg（最大）
玉米零食	日本	41/50	113 μg/kg（平均） 1670 μg/kg（最大）
动物饲料			
饲料样品（2008）	南非	19/24	（5021±844）μg/kg（平均）
饲料样品（2006）	保加利亚	24/25	（5564.1±584.4）μg/kg（平均）
饲料样品（2007）	保加利亚	23/25	（3254.5±480.6）μg/kg（平均）
复合原料	中国	284/300	20～6568 μg/kg
浓缩饲料	中国	60/60	23～6239 μg/kg
高级饲料	中国	60/60	341～6004 μg/kg
牛饲料（育种）	朝鲜	10/10	（365±6.23）～（13900±179）ng/g
牛饲料（哺乳期）	朝鲜	8/8	（411±149）～（2160±471）ng/g
牛饲料（育肥）	朝鲜	32/32	（430±173）～（13300±2070）ng/g
猪饲料（育种）	朝鲜	30/42	（363±142）～（14900±72.6）ng/g
猪饲料（育肥）	朝鲜	8/8	（1510±174）～（4600±120）1 ng/g
家禽饲料（育蛋鸡）	朝鲜	22/24	（73.2±15.4）～（12800±1460）ng/g
家禽饲料（肉鸡）	朝鲜	17/22	（1380±169）～（14600±187）ng/g

注：nd 表示未检出。

在美国中部的“玉米带”，伏马毒素是最常见的真菌毒素，虽然较高水平的伏马毒素污染通常出现在低纬度地区，但它们也出现在加拿大的部分地区；在欧洲，意大利、法国南部、西班牙和葡萄牙的伏马毒素污染水平较高，而在北欧不太常见；在南美洲，大多数伏马毒素污染数据来自巴西和阿根廷，研究人员在这两个国家的主要玉米种植区发现了大量的伏马毒素，哥伦比亚、厄瓜多尔、秘鲁、乌拉圭和委内瑞拉也发表了玉米中伏马毒素的报告；伏马毒素也是危地马拉等中美洲国家生产的玉米中的重要污染物。塞尔维亚 2004～2016 年间主要谷物及其制品中伏马毒素的污染率达 63.3%。亚洲国家如印度尼西亚、日本、韩国、菲律宾、泰国和越南等有多份关于伏马毒素污染的报告。但在这些国家，伏马毒素的污染率虽然通常较高，但平均污染水平相对较低，只有伊朗和尼泊尔例外，据报告这两个国家的伏马毒素污染水平较高。

在伊朗戈勒斯坦省的 66 个玉米和稻米样品中，FB_1 存在于 50%的玉米样品和 40.9% 的稻米样品中，平均含量分别为 223.64 μg/g 和 21.59 μg/g。在美国加利福尼亚州南部地区玉米食品样本伏马毒素污染情况的相关研究中，所有被抽检的食品样本均检出伏马毒素，伏马毒素的中位总水平为 231 ng/g，其中 FB_1 的中位水平为 84 ng/g。巴基斯坦研究者对 180 份大米样品中的 23 种真菌毒素进行检测，发现伏马毒素 FB_1 的污染率为 42%，仅次于黄曲霉毒素。

由于饲料由玉米和其他谷物组成，因此 FB_1 对动物饲料的污染应引起注意。在保加利亚养猪场/养鸡场，2006 年和 2007 年饲料样品中 FB_1 的平均含量分别为（5564.1±584.4）μg/kg 和（3254.5±480.6）μg/kg。在南非养猪场的饲料样品中，2007 年和 2008 年检测到的平均 FB_1 水平分别为（5289 ± 1034）μg/kg 和（5021 ± 844）μg/kg。在西班牙对猪饲料样品的调查中，FB_1 的最高含量也检测到 3959 μg/kg。Pietsch 对欧洲鱼饲料中的 FB_1 进行了风险评估，12 种饲料成分中 FB_1 的总和为 3576 μg/kg。韩国已有饲料原料和配合饲料中存在 FB_1 污染的报道，最高达到（14900±72.6）ng/g。

伏马毒素在我国种植的玉米中也很常见。根据嘉吉公司 2021 年的霉菌毒素报告，在全球范围内，81%的玉米样品中检测到了伏马毒素，平均含量为 2300 ppb（$ppb=10^{-9}$），最高含量达到了 110000 ppb。其中，中国是伏马毒素污染最严重的国家之一，95%的玉米样品中检测到了伏马毒素，平均含量为 3600 ppb，最高含量为 100000 ppb。我国长三角地区农产品中真菌毒素的混合污染情况研究报告如表 1-14 所示，其中玉米样本中的伏马毒素（FB_1、FB_2 和 FB_3）污染较为普遍，检出率分别达到 66%、65.3%和 59.3%，均值则分别达到了 422.36 μg/kg、84.05 μg/kg 和 40.46 μg/kg，而在小麦、稻谷、桃和番茄的样本中也均检出了伏马毒素。

表 1-14　不同农产品样品中真菌毒素的污染水平[103]

真菌毒素	小麦		玉米		稻谷		番茄		桃	
	检出率/%	均值/（μg/kg）	检出率/%	均值/（μg/kg）	检出率/%	均值/（μg/kg）	检出率/%	均值/（μg/kg）	检出率/%	均值/（μg/kg）
FB_1	55	22.91	66	422.36	83.3	19.93	13.3	4.49	19.3	1.95
FB_2	41.7	4.68	65.3	84.05	36.7	6	10	1.6	15.3	1.23
FB_3	29.2	5.12	59.3	40.46	30.7	2.64	8	1.11	11.3	0.77

四、限量标准

根据 JECFA 对伏马毒素的毒理学评估结果，伏马毒素 FB_1、FB_2、FB_3 的暂定每日最大耐受摄入量（PMTDI）被设定为 2 μg/kg B.W.。

伏马毒素 FB_1 对人类的影响主要取决于居住地区的饮食习惯。以玉米作为主食的地区的人群更易接触 FB_1。各种以玉米为主要原材料的食品也易被 FB_1 污染，如爆米花、玉米粉、玉米零食等。小麦制品虽然也容易受到 FB_1 的污染，但威胁相对较小。坦桑尼亚的三个偏远村庄，12～22 个月大的儿童主要以玉米为主食，研究人员对其尿液样本进行了检测，发现 96%的样本伏马毒素 FB_1 呈阳性。坦桑尼亚的另一项研究也证明，FB_1 对人类的影响与玉米摄入量有关，12 个月大婴儿的伏马毒素（FB_1+FB_2）暴露量为每天 4 μg/kg B.W.。该值高于 JECFA 设定的最大每日耐受摄入量。除此之外，还有许多国家的暴露水平也超过了 PMTDI，如阿尔及利亚、中国、墨西哥等，如表 1-15 所示。在荷兰，患有麸质诱发肠病（对含有小麦胶的食物不耐受）且经常接触玉米的人中，37%的人每天至少摄入 105 ng FB_1，97%的人每天至少摄入 103 ng FB_1。在巴西，由于玉米价格便宜，以玉米为主要原料的工业啤酒也受到 FB_1 污染。

表 1-15　不同国家和地区人群的 FB_1 暴露水平

国家和地区	暴露水平
韩国	0.087 ng/(kg B.W.·d)
中国（桓台）	92.4 μg/d
中国（淮安）	460 μg/d
中国（扶绥）	138.6 μg/d
中国（山东省）	0.02 μg/(kg B.W.·d)
阿尔及利亚	10.86 μg/(kg B.W.·d)

续表

国家和地区	暴露水平
巴西（高玉米摄入的农村地区）	1276 ng/(kg B.W.·d)
巴西（城市和部分农村地区）	392 ng/(kg B.W.·d)
伊朗（伊斯法罕）	0.012 μg/(kg B.W.·d)
伊朗（马赞达兰）	0.338 μg/(kg B.W.·d)
墨西哥	3.00 μg/(kg B.W.·d)
匈牙利	0.045～0.120 μg/(kg B.W.·d)

伏马毒素对动物和人类构成的健康威胁早已引起国际食品法典委员会、欧盟及其他国际组织与多个国家和地区的重视，并按照其具体形态和加工用途分类设立了伏马毒素限量标准，以控制以玉米为代表的农作物中伏马毒素污染造成的危害。

欧盟规定，未经加工的玉米（不含用于湿磨的玉米）的伏马毒素含量限制为4000 μg/kg；对于直接供人食用的玉米及其制品，这一限制降至1000 μg/kg；而对婴幼儿食用的玉米制品和婴儿食品的限制更严格，为200 μg/kg。在美国，对于脂肪含量小于2.25%的脱胚干磨玉米制品（按干基重计），伏马毒素（FB_1、FB_2和FB_3）的限制为2000 μg/kg；而对于脂肪含量大于或等于2.25%的脱胚干磨玉米制品、干磨玉米麸皮和用于生产粗玉米粉的玉米，限量提高至4000 μg/kg。

国际食品污染物法典委员会考虑到伏马毒素对全球食品安全和贸易的潜在威胁，经过多年研究和讨论，2015年由CAC正式设定玉米及其制品中伏马毒素的国际限量。根据国际食品法典标准，未处理玉米的伏马毒素限量为4000 μg/kg，玉米粉和玉米面的限量为2000 μg/kg，并提出了相应的采样计划规范。

我国的《食品安全国家标准 食品中真菌毒素限量》（GB 2761—2017）目前尚未包括伏马毒素的具体限量标准。而最新的征求意见稿建议将国内玉米原粮中的伏马毒素限量定为4000 μg/kg，玉米面（渣）的限量为2000 μg/kg，含玉米的谷物制品限量为1000 μg/kg，而婴幼儿谷类辅助食品中的伏马毒素限量则为200 μg/kg。

第六节　展青霉素

一、主要来源

展青霉素（PAT）又称棒曲霉素，是一种广泛存在于食品和农产品中的真菌毒素，主要由青霉属、拟青霉属、曲霉属、丝衣霉属以及扩展青霉属的某些种在特定条件下产生的次级代谢物[104]。这种毒素具有较强的稳定性，能在食品加工和储存过程中保持活性，由于其潜在的健康风险，已成为全球食品安全监管关注的焦点。在农产品中，尤其是在水果类食品中，展青霉素的存在频率较高。苹果和苹果制品，如果汁和果酱，是常见的被污染的食品。扩展青霉被认为是在这些食品中引起展青霉素污染的主要病原菌。它能在果实受损或破裂的部位迅速生长，使得受污染的食品中展青霉素的含量增加，从而对消费者健康构成潜在威胁。

展青霉素的产生条件受到环境因素的影响，包括温度、pH、气体成分、水分活度和基质的其他化学特性。一般来说，15～30℃是多数产生展青霉素真菌的理想温度区间。研究表明展青霉素的生长最适温度为25℃左右。在该温度下，真菌表现出最短滞后期和最显著的菌落生长，表明这个温度下菌落生长最活跃（图1-11）。

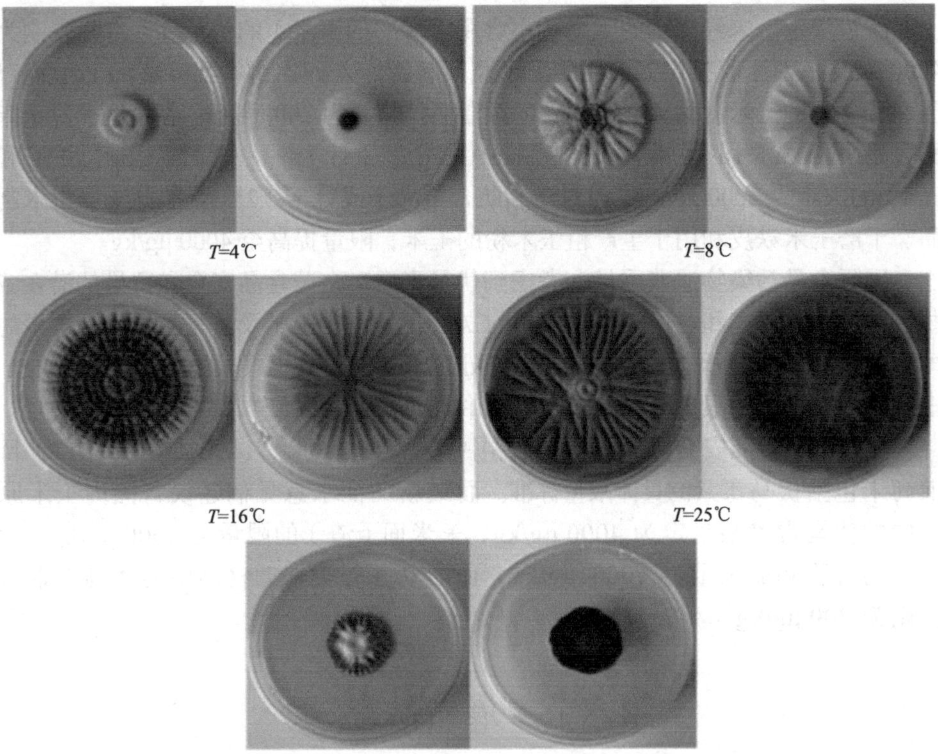

图1-11　扩展青霉菌株NRRL 35695在Czapek葡萄糖琼脂培养基上经14天不同温度下的菌落外观（表面与反面）

然而，研究显示最高的展青霉素浓度实际上在16℃时达到。在研究pH值对展青霉素产量的影响时发现，当培养基的pH值为2.5时，展青霉素的产量最低，而在pH值为4.0时达到最高水平。此外，展青霉素的产量随着pH值从4.0增加至7.0而逐渐减少。这一发现与之前的研究结果一致，即展青霉素产量随着pH值从2.5增加到3.5而增加。值得注意的是，不同研究得出的展青霉素最佳积累的pH值有所差异。在pH值介于4.0～7.0之间时，细胞的发育良好，但在pH值过于碱性（大于8.5）或过于酸性（小于2.5）时则不利于展青霉素的产生。关于水分活度的影响，扩展青霉在0.95和0.99的水分活度下均显示出最佳生长，但在0.99的水分活度下展青霉素的产量显著增加,而在0.95时仅检测到微量展青霉素。水分活度降至0.85，未检测到展青霉素的产生。这与早期两项研究的结论相符，即0.85是产生展青霉素的最低水分活度。随着全球气候变化不断影响农作物的生长环境参数，特别是温度和湿度，这些因素作为农业生物学中影响作物健康和产量的关键变量，预计将继续变化。全球气候模式预测显示，温度和降水模式的这些变化可能导致作物生长和储存条件的不利变动，尤其是在那些缺乏适应性管理措施的地区。在这种背景下，作为一种常见的真菌毒素，展青霉素的积累可能会因气候条件的变化而加剧。

展青霉素的合成与一系列特定的环境条件紧密相关，其生产周期涵盖多个关键发展阶段，每个阶段都受到独特的环境因素的影响和挑战。在农作物的生长阶段，尤其是在花期和果实成熟期，作物对环境胁迫异常敏感。温度和湿度是两个主要的环境因子，它们显著影响作物的抵抗力和微生物的生长。一般认为，温度保持在15～30℃之间，特别是接近25℃，为大多数产毒真菌，包括产展青霉素的真菌，提供了最适宜的生长条件。在这种温度范围内，真菌的代谢活动得以加速，相应地，毒素的合成和积累也随之增加。此外，湿度的升高，尤其是在连续降雨或灌溉，显著增加了真菌侵染和生长的风险，因为湿润的环境为真菌孢子的萌发和扩散创造了理想条件。作物的物理损伤，无论是由机械冲击、昆虫侵害还是其他生物胁迫造成的，都可能破坏其天然的防御屏障，从而让真菌更容易侵入内部组织。一旦真菌侵入，它们就能在作物内部组织中自由生长，产生展青霉素等次级代谢物。受损的植物组织可能还会释放出额外的营养物质，为真菌提供了丰富的营养来源，进而加速其生长及毒素的产生。因此，气候变化导致的温湿度变化，结合农作物生长期间的生物和非生物胁迫，共同构成了一个复杂的生态系统，使得展青霉素的积累因多种因素的相互作用而增加。

收获后的处理和储存阶段是展青霉素污染的另一个关键时期。在这个阶段，病原体也会通过采收时产生的伤口渗透到水果中，浸渍宿主组织，积累大量的展青霉素。这种情况在苹果和其他易腐水果中尤为常见。不当的温湿度管理是储存阶段展青霉素污染的主要原因。例如，未能适当控制仓库的湿度和温度条件可能导致存储的谷物和果实成为真菌生长和毒素积累的温床。采取防潮措施和适当的温度控制，可以显著降低这种风险。

在长期储存的过程中，保持低水分活度是防止展青霉素污染的关键。水分活度过高可能导致储藏的谷物或果实受到真菌的侵害，从而增加了展青霉素的产生量。此外，一些研究发现可以通过使用高浓度的 CO_2 减少苹果储存期间的展青霉素产量。因此，合理控制储存环境中的条件，定期对作物进行物理检查，及时采取干燥措施来处理受到真菌侵害的部分。同时，清洁和消毒储存设施是防止真菌传播的必要步骤之一。这些综合管理措施不仅有助于保障公共健康和食品安全，也有助于减少经济损失，提高农产品在国际市场上的竞争力。

二、结构特性

展青霉素，化学名称为 4-羟基-4*H*-呋喃[3,2-*c*]吡喃-2(6*H*)-酮，分子式 $C_7H_6O_4$，CAS 号 149-29-1，其生产过程是一个复杂的生化反应链，涉及多种酶的协同作用（图 1-12）。展青霉素的生物合成起始于 6-甲基水杨酸（6MSA）的形成，此过程依赖于一个多功能酶。该酶通过乙酰辅酶 A 和三个丙二酰辅酶 A 单元的缩合反应合成 6MSA。该酶具备乙酰基转移酶、丙二酰基转移酶、酮脂酰合酶、酮还原酶和脱水酶的多种活性，同时也充当酰基载体蛋白的功能。该酶由四条相同的 176 kDa 多肽链组成。通过放射性标记研究，Bu'Lock 和 Tanenbaum 使用 ^{14}C 和 ^{3}H 放射性同位素，以及 ^{13}C 和 ^{2}H 稳定同位素的研究表明，6MSA 经过一系列的化学修饰最终转化为展青霉素。在这一过程中，间甲酚和龙胆醇的形成结构上与 6MSA 相似。首先，6MSA 被 6MSA 脱羧酶修饰成间甲酚，然后通过氧化反应将间甲酚的酚羟基转化为醛基，形成戊二醛。随后的羟基化反应导致龙胆酸的形成。从龙胆醛到双环结构的转化，存在一些不确定性，这一转化可能通过单加氧酶或双加氧酶介导的环开反应来实现。已从 *P. griseofulvum* 分离出多种展青霉素缺失突变体，这些发现有助于识别四种关键的后芳香前体。这些化合物的发现支持了环氧化假设，但关于环氧化反应的具体底物（龙胆醛或龙胆醇）仍存在争议。展青霉素生物合成的关键步骤之一是间羟基苯甲醇的环羟基化，这一步骤需要 NADPH 和分子氧，并且可被一氧化碳可逆抑制，暗示细胞色素 P450 的参与。与展青霉素生物合成相关的部分或完全纯化的酶包括 6-甲基水杨酸合酶、6-甲基水杨酸脱羧酶、间羟基苯甲醇脱氢酶、异丙氧基脱氢酶。

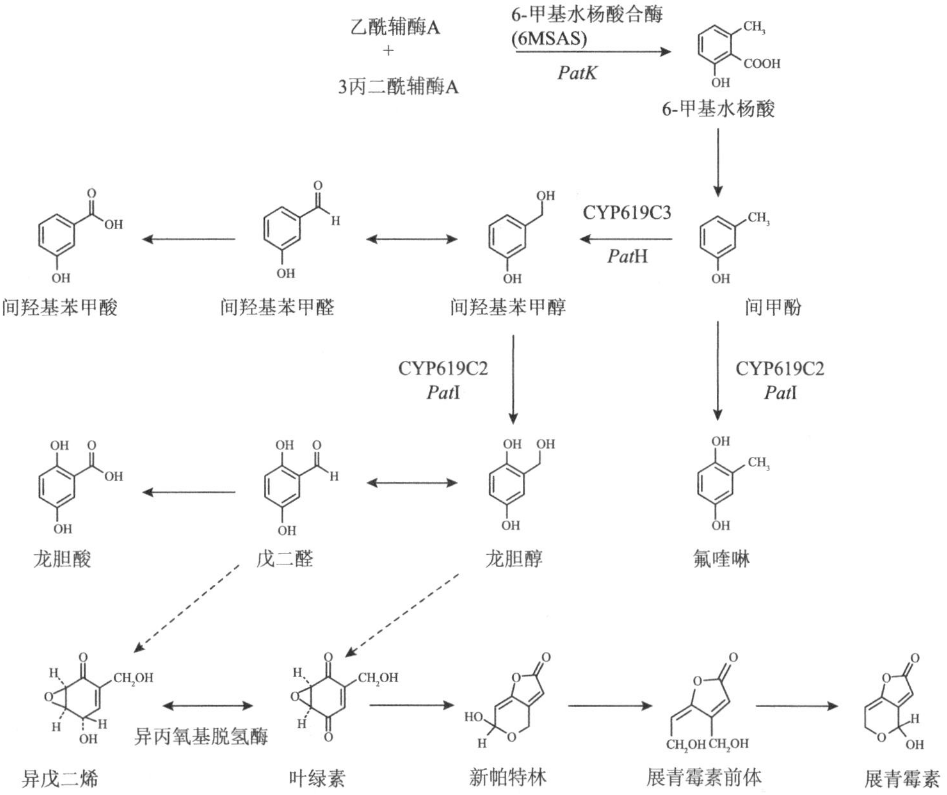

图 1-12　展青霉素生物合成

展青霉素是由 2 个环组成的复杂多环系统，包括一个六元的内酯环和一个五元的不饱和环。这些环通过共轭酮系统紧密相连，形成了其独特的二环结构。展青霉素的化学活性主要源自其内酯环和共轭酮系统，以及环氧基团，这些结构特征对其生物活性尤其是抑制真核细胞蛋白质合成的能力起着至关重要的作用。因此，展青霉素的摄入量如果过高，可能会对肝脏、肾脏和肠道组织的功能产生负面影响，特别是降低这些组织中的糖原浓度。肝糖原的减少可能导致葡萄糖耐受性下降，这一现象可能与胰岛素分泌不足有关。此外，研究还表明，葡萄糖-6-磷酸酶和果糖-1,6-二磷酸酶的活性增加，进一步证明了葡萄糖生成过程的激活。

遮蔽形式的毒素也称结合型毒素或掩蔽毒素，它们在食品中的存在通常是因为与其他食品成分形成了可逆结合物。这种结合可能在消化过程中解离，释放出自由形态的毒素，从而对消费者构成潜在的健康风险。在食品安全监测与分析中，这些结合物的直接检测常常具有挑战性，因此，准确地鉴定和量化评估遮蔽形式的毒素对保障食品安全至关重要。

尽管展青霉素是一种广泛应用的抗生素，其分子中的内酯环相对稳定，这种结构稳定性减少了展青霉素与食品中的大分子成分（如蛋白质或多糖）形成稳定结合物的可能性。这种分子稳定性是预测化合物在食品中行为的重要参数。因此，展青霉素更可能以游离状态而非结合形式存在。此外，展青霉素的分子尺寸较小，并表现出一定的极性，这两个特性通常与分子在水溶液中的行为密切相关。分子尺寸决定了其在复杂食品基质中的渗透能力，而极性影响其与其他分子的相互作用特性。这些属性使展青霉素在食品基质中不易与较大的分子形成复合物，而更倾向于保持游离状态。

值得注意的是，尽管分子中的游离羟基提供了一定的化学反应性，但展青霉素的分子结构中的反应位点有限，这限制了它在生物体内进行广泛的代谢反应的可能性。特别是，分子中缺乏可被酶特异性识别和转化的特定官能团，如某些特定的酯基或氨基，这进一步限制了其在生物体内转化为其他化学形态的潜力。展青霉素在水中的良好溶解性意味着，在食品加工和储存过程中，它不太可能转化为其他化学形态，而且还意味着它在生物体内的生物利用度较高，这可能导致其在食品中保持游离状态而非形成结合物。应当强调的是，现代分析技术的发展已大大提高了检测游离和结合状态毒素的灵敏度和特异性。尽管存在潜在的分析挑战，如毒素的结合形式可能导致检测遗漏，但对展青霉素的检测已经相当成熟，其在食品中的监测通常能够准确反映其原始状态。展青霉素在食品安全评估中的重要性不容忽视，其分析结果为食品安全管理提供了关键数据，确保了消费者健康不受这类残留物质的影响。随着检测技术的进步和对食品微生物学及食品化学的深入理解，我们对展青霉素与食品成分相互作用的认识可能会进一步提升。未来的研究可能会揭示更多关于展青霉素在食品中行为的细节，为食品安全评估提供更加精准的科学依据。

此外，除了公认的结构外，展青霉素还具有新的结构变体（图 1-13）。在发酵过程中，展青霉素分子中的内酯环尤其容易发生水解，这一变化导致展青霉素转化为反式阿克拉二醇和顺式阿克拉二醇。在酒精饮料的特定发酵环境下，某些酶类和特定的 pH 条件可能促进了这种转化。根据 Tannous 的研究，这两种水解产物的细胞毒性显著低于未反应的展青霉素，因此这种转化被认为减少了展青霉素的潜在风险，提高了相关产品的安全性。展青霉素在物理和化学性质上的稳定性表现在它可以在 120℃的高温下保持稳定，并且在弱酸性条件下不易分解，这一特性表明展青霉素的稳定性优异。它在水和一些极性有机溶剂（如甲醇和乙酸乙酯）中，具有良好的溶解性。在纯化状态下，展青霉素呈现为白色针状结晶，熔点为 151～153℃，并且只有在接近 260℃的温度下才开始分解。

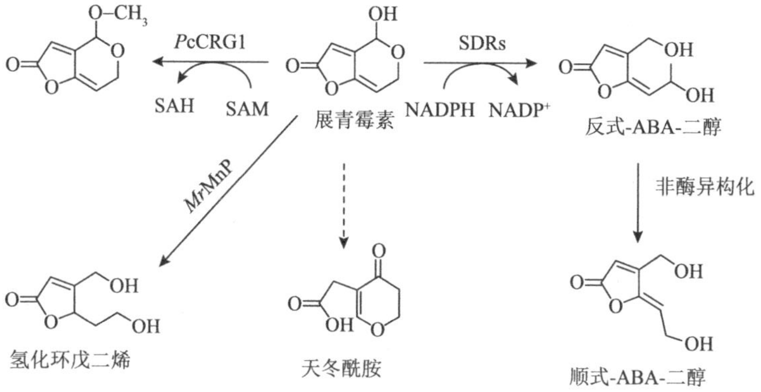

图 1-13　展青霉素的结构变体

三、污染情况

扩展青霉（*P. expansum*）是主要产生展青霉素的病原真菌，主要导致水果和蔬菜腐败和展青霉素污染。其寄主包括苹果、梨、杏、桃、葡萄、樱桃、草莓、香蕉、李子、桑葚、油桃和猕猴桃。然而，大多数由扩展青霉引起的腐败和展青霉素污染的情况发生在水果及其衍生产品中。Rychlik 利用气相色谱/质谱仪（GC/HRMS）进行稳定同位素稀释测定，量化水果产品中的展青霉素浓度（表 1-16）。

表 1-16　利用气相色谱/质谱仪进行稳定同位素稀释测定，对水果产品中的展青霉素浓度进行量化

产品	样本数/个	展青霉素浓度/（μg/L）
苹果汁，商业产品	10	5～26.0
自制苹果汁	2	11.4～23.9
苹果汁，特制	1	＜0.02
苹果-酸果汁，商业产品	1	0.7
葡萄汁，商业产品	2	4.9～5.2
酸樱桃汁，商业产品	1	0.2
黑加仑汁，商业产品	1	0.1
橙汁，商业产品	1	0.1
李子果肉，商品	1	0.8
苹果浆，商业产品	1	＜0.02
覆盆子糖浆，商品	1	＜0.02

注：在压榨苹果之前去掉果核。

1. 展青霉素污染作物情况

展青霉素的污染状况在全球范围内仍然令人关注，这种情况不仅在发展中国家普遍存在，甚至在如意大利这样的发达国家也广泛发现。Zaied 对突尼斯人口主要消费的 85 个苹果产品样本进行了展青霉素（PAT）含量分析。他使用高效液相色谱法发现，35%的样本存在 PAT 污染，总样品中的污染水平在 0～167 μg/L 之间，平均水平为 20 μg/L，中位数为 13μg/L。其中，28%的婴儿食品样本超出了欧盟建议的容许限值。Randall 的研究也显示了类似的关注点，他使用配备 UV 检测器的等度高效液相色谱法分析了 113 个水果样本，发现 80 个样品中检出了展青霉素污染。其中红球葡萄的 PAT 平均水平最高，为（921.1±22.4）μg/kg，大约 33.8%的样品 PAT 含量超过了欧盟的允许规定。此外，Piemontese 在意大利进行的研究中，从 100 个常规样品中发现 26%的样品含有展青霉素，且在有机食品中的浓度显著更高。在中国东北部（苹果及其产品的主要生产区），对 35 种苹果产品的分析显示，20%的产品超出了现行监管限量（50 μg/kg），其中浓缩苹果汁中展青霉素含量最高，为 94.7 μg/kg。从全球范围内的研究和分析结果来看，展青霉素污染在许多国家的苹果及其衍生产品中普遍存在。这种情况不仅见于发展中国家，在一些发达国家，如意大利也较为常见。污染水平的波动表明有必要加强对苹果和苹果制品的监控和管理，以确保公众健康和食品安全。

2. 展青霉素污染作物衍生品情况

展青霉素污染不仅限于直接消费的水果产品，它也普遍存在于水果衍生产品。Zouaoui 等的研究表明，在来自突尼斯的 214 个苹果衍生产品样本中，有 50%被检测出展青霉素污染，含量范围为 2～889 μg/kg。这与发达国家的情况形成鲜明对比，后者在控制展青霉素污染方面表现得相对更好。例如，一项在日本东北地区进行的调查中，188 个市售果汁样品中只有 9 个样品检测到展青霉素，使用高效液相色谱法进行的测试，其检测限定为 4 μg/L。包括日本在内的许多国家目前采用的最高限量为 50 μg/L。

另外，Arbizu 在西班牙市场对 100 个水果衍生品样本的分析中发现，没有任何一个产品的展青霉素水平超过 50 μg/L，检出的最高水平为 17.4 μg/L。此外，Guo 的研究总结了连续四个加工季节（2006～2010 年）中浓缩苹果汁的展青霉素污染情况。在 1987 个样本中，只有 4 个样本的展青霉素含量超过 50 μg/kg，并且超过 90%的样本含量低于 30 μg/kg，这符合欧盟、中国及国际食品法典委员会当前的最高标准。

这些数据表明，全球范围内水果衍生产品中的展青霉素污染普遍存在，但在不同国家和地区之间的污染程度表现出显著的差异。尽管在某些地区，如突尼斯，展青霉素污染比例相对较高，但在一些发达国家如日本和西班牙，对此类污染的控制显得更为有效。这可能反映出不同地区在食品安全监管标准和加工技术上的差异。

3. 展青霉素人体暴露情况

展青霉素对人体健康的潜在影响构成了一个重要的公共卫生问题。人体主要通过摄取被污染的食品和饮料接触到展青霉素，其中苹果及其衍生产品是最常见的暴露来源。研究表明，不同地区和人群的暴露风险存在显著差异。在发展中国家，由于食品安全监管体系的不完善和保鲜技术的落后，人们接触到被污染食品的概率相对较高。特别是在中国东北部等苹果主要生产地区，由于缺乏充分的监控，当地居民可能面临较高的食品安全风险。例如，在中国陕西地区的一项调查中，成年人的展青霉素人体暴露水平为 0.0281 μg/(kg B.W.·d)，儿童为 0.0675 μg/(kg B.W.·d)，婴儿为 0.11 μg/(kg B.W.·d)。相比之下，在发达国家，得益于更严格的食品安全标准和先进的加工技术，人体暴露于展青霉素的风险相对较低。这些地区严格的监管和现代化的食品处理方法大大降低了展青霉素的人体暴露水平，从而减轻了公共健康的潜在威胁。

四、限量标准

如今，人们越来越意识到展青霉素作为少数霉菌毒素的危害。欧洲国家作为食品安全标准的先行者，设定了严格的展青霉素最高残留限量，明确规定了不同类型食品中允许的最高含量。欧盟规定，果汁及其衍生产品中的展青霉素最高耐受量为 50 μg/kg，固态苹果产品为 25 μg/kg，婴幼儿果汁和食品为 10 μg/L。食品和饲料快速预警系统（RASFF）由欧盟创建，旨在控制可能影响食品安全的风险。每年，RASFF 都会发布有关警报和污染物类型的报告。在最新的可用参考报告中，霉菌毒素被三个国家列为对食品的十大危害类别之一。事实上，共报告了 542 条严重风险警告。只有建立可靠的方法来确定霉菌毒素的存在和数量，才能发出所有这些食品警告。这些标准不仅体现了对公共健康的关注，也指导了食品工业在生产和加工过程中的质量控制。例如，欧盟对果汁及其衍生产品、固态苹果产品以及婴幼儿食品中展青霉素含量的限制，反映了对不同消费群体风险敏感性的考虑，特别是对儿童群体的保护。美国 FDA 将展青霉素限制在 50 μg/L。在全球范围内，对于食品中的残留毒素，包括展青霉素的限量标准，中国也制定了相应的法规来保障公共健康安全。中国的标准要求对不同类型的食品中展青霉素的含量进行严格控制，以确保消费者的食品安全。在中国，水果汁、果肉饮料、酒精饮料、苹果酒等发酵饮料的最大残留限量是 50 μg/kg。供人类直接食用的苹果固体类制品（不包括婴幼儿食用）的最大残留限量为 25 μg/kg。供婴幼儿食用的苹果汁和固体苹果产品以及谷物类加工食品之外的婴儿食品最大残留限量均为 10 μg/kg。

此外，JECFA 在 1995 年规定展青霉素的人体每日最大可耐受摄入量为 0.4 μg/kg，为各国食品安全监管提供了科学依据。JECFA 的评估体现了对人体健康影响的系统研究和国际科学共识。尽管有这些监管措施，展青霉素在全球范围内的污染仍然是一个突出问题，特别是在发展中国家。例如，突尼斯、巴基斯坦等国的污染情况较为严重，这可能与当地农业生产、储存、运输及保鲜技术落后，以及食品安全监管体系不完善有关。在这些地区，展青霉素的污染不仅对公共健康构成威胁，也对当地的农业发展和国际贸易产生了负面影响（表 1-17）。

表 1-17　各国展青霉素限量标准

国家/地区	展青霉素限量标准	更新年份	官方来源
欧盟	果汁及其衍生产品：50 μg/kg 固态苹果产品：25 μg/kg 婴幼儿果汁和食品：10μg/L	2006	欧洲食品安全局（EFSA）
美国	50 μg/kg	2005	美国食品药品监督管理局（FDA）
中国	果汁及其衍生产品：50 μg/kg 供除婴幼儿食用的苹果固体：25 μg/kg 供婴幼儿食用的果汁-苹果固体以及婴儿食品：10 μg/kg	2006	中国国家食品药品监督管理总局
加拿大	苹果汁；未发酵的苹果酒：50 ppb 适用于消费的产品	2018	加拿大卫生部

虽然全球许多国家和地区已经制定了严格的食品安全标准和监管措施，但在展青霉素的监管方面仍存在一些关键缺陷和不足。特别是在中国这样的主要水果生产和出口大国，展青霉素污染问题的严重性突显出当前监管体系的局限性。这不仅导致了国内资源的浪费，还限制了我国农产品在国际市场上的竞争力，造成了不容忽视的经济损失。因此，加强对食品中展青霉素含量的控制显得尤为迫切。这不仅包括提高检测和监管能力，还涉及农产品生产、加工和储存全链条的质量提升。

深入研究展青霉素的毒理学特性、污染途径和风险评估模型，对于制定有效的食品安全策略和风险管理措施至关重要。此外，公众教育和提高消费者对食品安全的意识也是防控展青霉素污染的关键环节。通过政府、科研机构、食品工业和消费者共同努力，构建一个多元化的食品安全管理体系，可以有效降低展青霉素污染对人类健康和经济的影响。

第七节　其他毒素

一、单端孢霉烯族毒素

单端孢霉烯族毒素（TS）是一类主要由镰刀菌属真菌产生的次级代谢产物。这些毒素在自然界中相对常见，特别是在温暖潮湿的环境中易于繁殖。TS 可通过污染的谷物进入动物体内，对动物和人类健康产生严重威胁。TS 的存在已引起了广泛的关注和研究。

1. 主要来源

TS 是一类由镰刀菌属中的多种菌株（如禾谷镰刀菌、黄色镰刀菌、拟枝孢镰刀菌、梨孢镰刀菌和茄病镰刀菌）产生的有毒次级代谢产物，在自然界中广泛存在。TS 的污染问题在谷物、玉米、稻谷、小麦等农作物中尤为突出，这不仅会导致农作物品质下降和产量减少，还会引发显著的经济损失。特别在中国中部和东部地区，玉米中 TS 的污染主要由脱氧雪腐镰刀菌烯醇引起。TS 的生成受到多种环境因素的影响，包括气候条件、谷物本身的特性以及水分含量等。在潮湿且温暖的环境中，谷物更容易受到 TS 的污染。研究表明，高水分含量的谷物在 0～32℃的范围内都能产生 TS，其中在 15℃时产量达到峰值。

2. 结构特性

单端孢霉烯族毒素拥有特有的倍半萜构造。这一毒素家族的成员共享一个关键的环氧基团，其位于 C12～C13，它是发挥毒性作用的核心。迄今为止，已识别出 200 多种 TS 化合物，根据其取代基的位置和结构的不同，分为 A 型、B 型、C 型和 D 型，其中 A 型和 B 型最为普遍。常见的几类 TS 结构式见图 1-14。

A 型 TS 以 C8 位置的非酮官能团和 C4～C15 之间无大环结构为特点，包括 T-2 毒素、HT-2 毒素、蛇形毒素和新茄病镰刀菌烯醇等。T-2 毒素因其剧毒而受到广泛关注，它可引起氧化压力，诱发细胞死亡，对肝脏、肾脏、睾丸等器官造成伤害，影响免疫系统，并具有神经和血液毒性。HT-2 毒素作为 T-2 的主要代谢产物，虽毒性稍逊于 T-2，但对生物体的影响仍然显著。

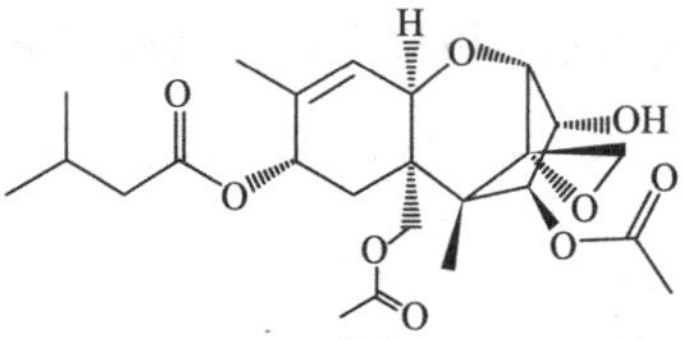

T-2毒素

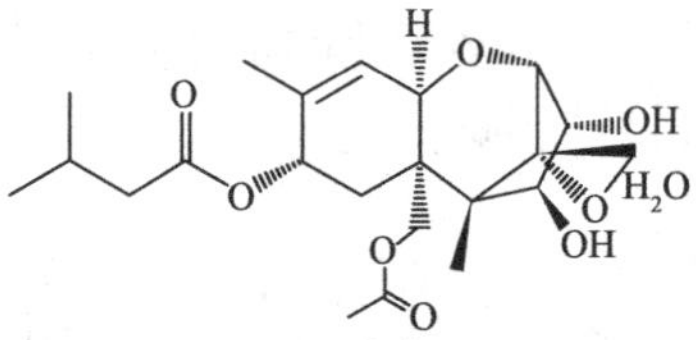

HT-2毒素

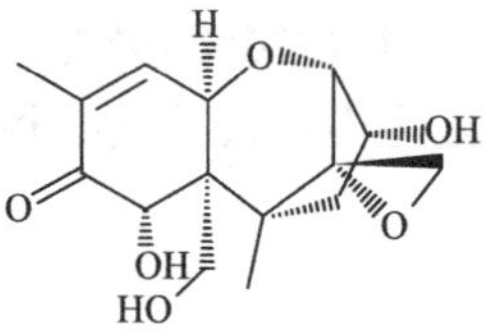

脱氧雪腐镰刀菌烯醇(DON)

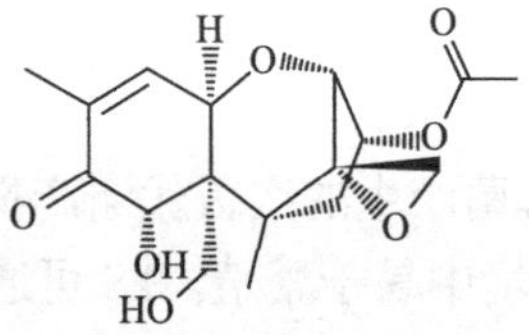

3-乙酰脱氧雪腐镰刀菌烯醇
(3-ADON)

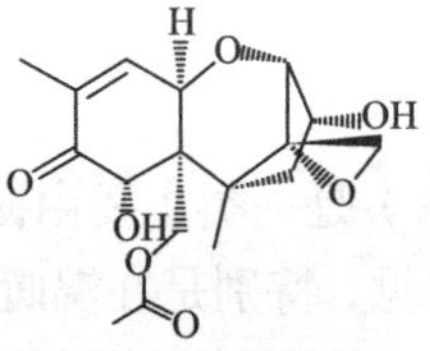

15-乙酰脱氧雪腐镰刀菌烯醇
(15-ADON)

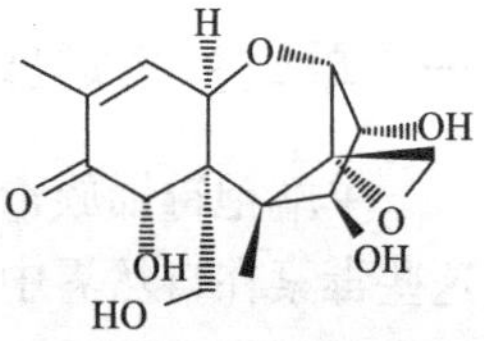

雪腐镰刀菌烯醇(NIV)

图 1-14 常见的几类 TS 结构式

B 型 TS 在 C8 位置含有一个羰基，包括脱氧雪腐镰刀菌烯醇及其乙酰化衍生物如 3-ADON 和 15-ADON。DON 通称呕吐毒素，可引起呕吐、腹泻和食欲不振等急性中毒症状，诱发氧化压力，损害肠道健康，并影响大脑功能。其衍生物 3-ADON 和 15-ADON 与 DON 有类似的毒性效应，但毒力各异。NIV 显示出胃肠道、免疫系统和遗传毒性，中毒表现多样，包括镇静、眼睑下垂、步态不稳、腹泻以及肺部和消化系统充血等症状。

虽然 TS 对生物体有明显的毒性，但也有研究显示它们可能对癌细胞有抑制作用，这一点需要进一步的研究来验证。

3. 污染情况

1）小麦污染情况

中国的小麦生产主要集中在五个区域：黄淮海、长江中下游、西南、东北和西北。研究主要聚焦于黄淮海和长江中下游两个区域，相关的研究成果详见表 1-18。

表 1-18 小麦及其制品中 TS 的污染状况

产区	调查年份	地区	样本量	食物类别	检测方法	检出率/%	超标率/%	浓度/（μg/kg）	
								均数	范围
T-2 毒素									
黄淮海产区	2017～2010	河北	240	小麦	HPLC-MS/MS	0	—	—	—
	2013	山东	58	小麦粉	HPLC-MS/MS	0	—	—	—
	2013	北京	23	小麦粉	HPLC-MS/MS	0	—	—	—

续表

产区	调查年份	地区	样本量	食物类别	检测方法	检出率/%	超标率/%	浓度/（μg/kg）	
								均数	范围
T-2 毒素									
长江中下游产区	2019	江苏	30	小麦	UPLC-MS/MS	3.3	—	0.25	—
	2019	浙江	30	小麦	UPLC-MS/MS	0	—	—	—
	2019	上海	30	小麦	UPLC-MS/MS	0	—	—	—
西南产区	2010	四川阿坝	52	面粉	HPLC-MS/MS	0	—	—	—
东北产区	2014～2015	黑龙江	392	面粉	ELISA	—	—	＜0.01	—
	2013	吉林	23	小麦粉	HPLC-MS/MS	0	—	—	—
HT-2 毒素									
黄淮海产区	2017～2010	河北	240	小麦	HPLC-MS/MS	0	—	—	—
	2013	山东	58	小麦粉	HPLC-MS/MS	0	—	—	—
	2013	北京	23	小麦粉	HPLC-MS/MS	0	—	—	—
西南产区	2010	四川阿坝	52	面粉	HPLC-MS/MS	7.7	—	—	—
东北产区	2013	吉林	25	小麦粉	HPLC-MS/MS	4	—	—	ND～36.6
DON									
—	—	吉林、山东、甘肃、浙江、湖南、云南	91	饼干	LC-MS/MS	91.2	0	173	ND～825
			67	面条		80.6	—	342.7	ND～1198.7
黄淮海产区	2017	河北	114	小麦	UPLC-MS/MS	100	0	45.8	12.2～230
	2017	河南	328	小麦	UPLC-MS/MS	100	0.61	60.33	12.4～1342.5
	2016	山东	359	小麦粉	UPLC-MS/MS	97.2	—	84.3	ND～825.9
	2018	安徽	69	小麦	HPLC-MS/MS	97.1	—	2728.8	5.9～37742.4
	2013	北京	23	小麦粉	HPLC-MS/MS	65.2	47.8	4457.7	356.3～14875
长江中下游产区	2018	江苏	104	小麦	HPLC-MS/MS	84.6	—	1407	2.5～8759.5
	2011～2012	上海	38	小麦	LC-MS/MS	100	—	106.5	0.5～604.0
	2018	湖北	86	小麦	HPLC-MS/MS	100	—	6314.9	69～59278
	—	湖北 4 市	26	小麦粉	HPLC-MS/MS	69.2	—	—	ND～2133.2
			24	挂面		83.3	—	—	ND～2156.4

续表

产区	调查年份	地区	样本量	食物类别	检测方法	检出率/%	超标率/%	浓度/（μg/kg）	
								均数	范围
DON									
西南产区	2019	四川	103	小麦	HPLC-MS/MS	78.6	—	522.0	ND～7450
	2018～2019	云南	81	面条	UPLC-MS/MS	98.8	0	—	15.2～664.0
东北产区	2013	吉林	25	小麦粉	HPLC-MS/MS	68	44.0	2304.4	197.5～6312.5
	2014～2018	黑龙江	90	小麦	LC-MS/MS	100	0	133	—
			55	小麦粉			0	380	—
西北产区	2017	新疆	59	小麦	UPLC-MS/MS	100	11.86	455.4	14.5~6436.1
3-ADON									
黄淮海产区	—	河北	348	小麦粉	LC-MS/MS	3.16	—	2.1	ND～2.6
	—	河南安阳	182	面制品	UPLC-MS/MS	15	—	0.8	ND～3.59
	2016	山东	359	小麦粉	UPLC-MS/MS	11.1	—	0.1	ND～3.6
	2011～2020	山东烟台	265	小麦及制品	HPLC-MS/MS	0	—	—	—
	2013	北京	23	小麦粉	HPLC-MS/MS	21.7	—	11.4	10.9～12.3
长江中下游产区	2018	江苏	104	小麦	HPLC-MS/MS	70.2	—	75.6	34.8～364.2
	2011～2012	上海	38	小麦	LC-MS/MS	100	—	10.3	0.7～35.2
	2018	湖北	86	小麦	HPLC-MS/MS	90.7	—	103.5	35.4～667
西南产区	2019	四川	103	小麦	HPLC-MS/MS	2.9	—	44.8	ND～60.3
东北产区	2013	吉林	25	小麦粉	HPLC-MS/MS	92	—	31.3	10.6～177.5
15-ADON									
黄淮海产区	—	河北	348	小麦粉	LC-MS/MS	34.2	—	1.85	ND～6.0
	—	河南安阳	182	面制品	UPLC-MS/MS	11.7	—	0.77	ND～5.36
	2016	山东	359	小麦粉	UPLC-MS/MS	14.2	—	0.53	ND～11.1
	2011～2020	山东烟台	265	小麦及制品	HPLC-MS/MS	0.38	—	3.24	ND～5.23
	2013	北京	23	小麦粉	HPLC-MS/MS	56.5	—	14.0	13.4～16.5

续表

产区	调查年份	地区	样本量	食物类别	检测方法	检出率/%	超标率/%	浓度/（μg/kg）	
								均数	范围
15-ADON									
长江中下游产区	2018	江苏	104	小麦	HPLC-MS/MS	22.1	—	37.2	27.1～59.8
	2011～2012	上海	38	小麦	LC-MS/MS	100	—	1.4	0.5～6.2
	2018	湖北	86	小麦	HPLC-MS/MS	70.9	—	48.5	27.2～151.9
西南产区	2019	四川	103	小麦	HPLC-MS/MS	17.5	—	47.9	ND～223.1
东北产区	2013	吉林	25	小麦粉	HPLC-MS/MS	88		14.8	13.4～17.1
NIV									
黄淮海产区	—	河北	348	小麦粉	LC-MS/MS	16.4	—	3.2	ND～19.1
	2016	山东	359	小麦粉	UPLC-MS/MS	40.4	—	1.43	ND～23.9
	2011～2020	山东烟台	265	小麦及制品	HPLC-MS/MS	0	—	—	—
	2013	北京	23	小麦粉	HPLC-MS/MS	13.0	—	14.9	8.5～20.3
长江中下游产区	2018	江苏	104	小麦	HPLC-MS/MS	50.0	—	153.1	36.3～982.5
	2011～2012	上海	38	小麦	LC-MS/MS	100	—	10.3	0.7～35.2
	2018	湖北	86	小麦	HPLC-MS/MS	90.7	—	398.5	48.5～3043.6
西南产区	2019	四川	103	小麦	HPLC-MS/MS	96.1	—	746.1	ND～12213.2
东北产区	2013	吉林	25	小麦粉	HPLC-MS/MS	24.0	—	17.8	2.5～45.0

注：ND 表示未检出；“—”表示数据缺失。

（1）T-2 毒素和 HT-2 毒素的污染现状。

关于 T-2 毒素和 HT-2 毒素的研究表明，大部分小麦种植区域的 T-2 毒素水平较低，而西北产区尚未有此类污染的报告。

在黄淮海产区，HT-2 毒素并未被检出。然而，在西南产区，特别是四川阿坝，HT-2 毒素的检出率达到了 7.7%，而东北产区的吉林省则为 4%。长江中下游和西北产区，目前还没有 HT-2 毒素污染的报道。

（2）DON 及其衍生物和 NIV 的污染现状。

对于 DON 及其衍生物以及 NIV 的情况，研究发现市面上销售的饼干和面条中 DON 含量超标的现象普遍存在。在六个省份的调查中，DON 的检出率较高，尤其是陕西省，检出率高达 50.3%。黄淮海、长江中下游和东北产区的 DON 污染水平较为严重，部分样本的平均 DON 浓度甚至超过了 1000 μg/kg。与此相比，西南和西北产区的 DON 水平相对较低，但仍有样本超出安全标准。在长江中下游和东北产区，DON 衍生物的检出率通常超过 50%。而黄淮海和西南地区的检出率则相对较低。从污染程度来看，长江中下游和西南产区的情况较为严重，黄淮海和东北产区则相对较轻。对于 NIV，长江中下游和西南产区的检出率较高，超过了 50%，而黄淮海和东北产区的检出率较低。在这两个产区，所有样本中的 NIV 浓度均值都低于 20 μg/kg。西北产区关于这一问题的研究报告还未见报道。

2）玉米及其制品污染情况

中国的五个玉米生产重点区域是黄淮、北方、南方、西南和西北。研究主要关注黄淮海、北部和南部这三个区域，相关的研究成果详见表 1-19。

表 1-19　玉米及其制品中 TS 的污染状况

产区	调查年份	地区	样本量	食物类别	检测方法	检出率/%	超标率/%	浓度/（μg/kg）	
								均数	范围
T-2 毒素									
黄淮海产区	2016	河北	111	玉米及制品	HPLC-MS/MS	0	—	—	—
	2016	山东	90	玉米	UPLC-MS/MS	6.7	—	0.06	ND～1.3
北方产区	2014～2015	黑龙江	120	玉米	ELISA	—	—	0.01	—
	2016	陕西	120	玉米及制品	UPLC-MS/MS	5	—	0.35	ND～18
南方产区	2019	安徽	30	玉米	UPLC-MS/MS	3.33	—	0.24	—
	2019	江苏	30	玉米	UPLC-MS/MS	0	—	—	—
	2019	浙江	30	玉米	UPLC-MS/MS	0	—	—	—
	2019	上海	30	玉米	UPLC-MS/MS	0	—	—	—
HT-2 毒素									
黄淮海产区	2016	河北	111	玉米及制品	HPLC-MS/MS	0	—	—	—
	2016	山东	90	玉米	UPLC-MS/MS	0	—	—	—
北方产区	2016	陕西	120	玉米及制品	UPLC-MS/MS	17.5	—	0.39	ND～5.96
DON									
北方产区	2016～2017	河南	15	玉米	HPLC	86.8	—	322.7	ND～800.5
	2016	山东	90	玉米及制品	UPLC-MS/MS	96.7	—	63.1	1.70～564.6
	2011～2020	山东烟台	110	玉米及制品	HPLC-MS/MS	33.6	—	44.7	ND～396
	2017	吉林	180	玉米	UPLC-MS/MS	100	2.8	224.2	13.8～4300.7

续表

产区	调查年份	地区	样本量	食物类别	检测方法	检出率/%	超标率/%	浓度/（μg/kg）	
								均数	范围
DON									
北方产区	2017	辽宁	94	玉米	UPLC-MS/MS	100	4.3	211	14.5～4258.1
	2017	内蒙古	127	玉米	UPLC-MS/MS	100	0	61.4	14.5～747.2
	2017	黑龙江	186	玉米	UPLC-MS/MS	99.5	4.8	197.1	ND～2460.3
南方产区	2016～2017	安徽	10	玉米	HPLC	100	—	426.2	110.4～621.3
	2016～2017	江苏	10	玉米	HPLC	100	—	678.6	209.4～1247.2
	2011～2012	上海	50	玉米	LC-MS/MS	100	—	116	0.5～584
	2015～2017	台湾	197	玉米粉	ELISA	88.8	—	854.6	—
西南产区	2019	四川	86	玉米	HPLC-MS/MS	44.2	—	48.9	ND～154.2
3-ADON									
黄淮海产区	2016	山东	90	玉米	UPLC-MS/MS	0	—	—	—
	2011～2020	山东烟台	110	玉米及制品	HPLC-MS/MS	0	—	—	—
北方产区	2016	陕西	120	玉米及制品	UPLC-MS/MS	16.7	—	8.9	ND～276
南方产区	2011～2012	上海	50	玉米	LC-MS/MS	100	—	2.0	0.7～8.4
西南产区	2019	四川	86	玉米	HPLC-MS/MS	0	—	—	—
15-ADON									
黄淮海产区	2016	山东	90	玉米	UPLC-MS/MS	0	—	—	—
	2011～2020	山东烟台	110	玉米及制品	HPLC-MS/MS	10.9	—	4.8	ND～50.1
北方产区	2016	陕西	120	玉米及制品	UPLC-MS/MS	74.2	—	11.4	ND～80.4
南方产区	2011～2012	上海	50	玉米	LC-MS/MS	100	—	23.9	0.5～242
西南产区	2019	四川	86	玉米	HPLC-MS/MS	9.3	—	20.2	ND～27.2
NIV									
黄淮海产区	2016	山东	90	玉米	UPLC-MS/MS	0	—	—	—
北方产区	2016	陕西	120	玉米及制品	UPLC-MS/MS	27.5	—	4.5	ND～106
西南产区	2019	四川	86	玉米	HPLC-MS/MS	37.2	—	181	ND～363.3

注：ND 表示未检出；“—”表示数据缺失。

（1）T-2 毒素和 HT-2 毒素的污染现状。

在黄淮、北方和南方产区，T-2 毒素的检出率及其浓度普遍偏低，而西南和西北产区尚未有此类报道。河北和山东（黄淮产区）未发现 HT-2 毒素。北方产区对 120 个玉米及其加工产品样本的分析显示，HT-2 毒素的检出率为 17.5%。南方、西南和西北地区的相关数据目前无报道。

（2）DON 及其衍生物和 NIV 的污染现状。

DON 及其衍生物和 NIV 的污染状况显示，在北方和南方产区，除了山东烟台（黄淮产区）的 DON 检出率为 33.6%，其他地区的检出率普遍超过 85%。西南产区的检出率相对较低。就污染水平而言，北方和南方产区的 DON 含量较高，而西南产区则相对较低。北方和南方产区的 DON 平均浓度没有超过 1000 μg/kg，但部分样本的 DON 浓度超出了标准。四川（西南产区）的 DON 平均浓度为 48.9 μg/kg，没有超标样本。

在 DON 衍生物的检出率方面，北方和南方产区较高，特别是上海（南方产区），3-ADON 和 15-ADON 的检出率均为 100.0%。相比之下，黄淮和西南产区的检出率较低。各产区的 DON 衍生物浓度普遍较低，其中陕西的 3-ADON 平均浓度最高，上海的 15-ADON 平均浓度最高。西北产区的数据尚未公布。

NIV 的检出率在各产区普遍不高，但西南产区的检出率最高；黄淮产区的山东未检出 NIV。就污染水平而言，北方产区的陕西 NIV 平均浓度为 4.5 μg/kg，最高值为 106 μg/kg；西南产区的四川 NIV 平均浓度为 181 μg/kg，最高值为 363.3 μg/kg，表明西南产区的污染水平高于北方产区。南方和西北产区的数据目前不明。

3）稻谷及其制品污染情况

在中国，稻谷及其加工产品中 TS 污染的研究较为稀缺。国内主要的水稻生产区域包括东北平原、长江流域以及东南沿海地区。目前的研究重点是长江流域，而对于其他生产区的相关研究报道还很有限，相关的研究成果详见表 1-20。

表 1-20　稻谷中 TS 的污染状况

产区	调查年份	地区	样本量	食物类别	检测方法	检出率/%	超标率/%	浓度/（μg/kg）	
								均数	范围
T-2 毒素									
长江流域	2019	安徽	30	稻谷	UPLC-MS/MS	0	—	—	—
	2019	江苏	30	稻谷	UPLC-MS/MS	0	—	—	—
	2019	浙江	30	稻谷	UPLC-MS/MS	10	—	3.9	—
	2019	上海	30	稻谷	UPLC-MS/MS	0	—	—	—
	2010	四川（阿坝）	46	大米	HPLC-MS/MS	28.3	—	—	—
HT-2 毒素									
长江流域	2010	四川	46	大米	HPLC-MS/MS	0	—	—	—

续表

产区	调查年份	地区	样本量	食物类别	检测方法	检出率/%	超标率/%	浓度/（μg/kg）	
								均数	范围
DON									
—	—	吉林 山东 甘肃 浙江	183	米粉	LC-MS/MS	40.4	0	12	ND～235.9
长江流域	2015	安徽	92	米粥	HPLC-MS/MS	25	—	9.5	ND～95.1
				米饭		32.4	—	9.8	ND～43.6
	—	湖北 4 市	26	大米	HPLC-MS/MS	3.8	—	—	ND～120.3
	2019	四川	122	大米	HPLC-MS/MS	2.5	—	29.3	ND～35.2
	2019	云南	36	大米	UPLC-MS/MS	27.8	0	—	15.2～664
3-ADON									
长江流域	2019	四川	122	大米	UPLC-MS/MS	0	—	—	—
15-ADON									
长江流域	2019	四川	122	大米	UPLC-MS/MS	0	—	—	—
NIV									
长江流域	2019	四川	122	大米	UPLC-MS/MS	59.1	—	238.2	ND～2661.2

注：ND 表示未检出；“—”表示数据缺失。

（1）T-2 毒素和 HT-2 毒素的污染现状。

有调查研究指出，安徽、江苏和上海地区稻谷中未发现 T-2 毒素，检出率为 0%，而浙江地区的检出率达到 10%。四川阿坝的稻谷中 T-2 毒素检出率高达 28.3%，但 HT-2 毒素未被检出。

（2）DON 及其衍生物和 NIV 的污染现状。

在我国四省的 183 份米粉样本中，DON 的检出率为 40.4%。长江流域的安徽、湖北、四川和云南等地的 DON 检出率介于 2.5%～32.4%之间。四川省的 122 份大米样本中，3-ADON 和 15-ADON 未被检出，而 NIV 的检出率高达 59.1%。

总体来看，我国谷物及其制品中 TS 的存在较普遍，且部分地区和食品中 TS 含量超出标准。南方地区的小麦及其制品中 TS 污染较为严重，需要加强监管和防控措施。与此相比，北方地区居民接触 DON 的风险更高，健康威胁也更大。建议北方居民多样化饮食，以 DON 含量较低的稻米和玉米替代部分小麦食品，以减少 DON 暴露。

4. 限量标准

作为全球主要的粮食生产国，中国在2020年的谷物产量达到了约6.0045亿t。小麦、玉米和稻谷是主要的粮食作物，但它们经常受到单端孢霉烯族毒素的污染威胁。因此，国际上已经建立了一系列针对谷物及其制品中TS含量的限制标准。不同国家和地区对TS的限制标准各不相同。例如，苏联设定了严格的限制，将面粉和大米中T-2毒素的最高容许浓度定为100 μg/kg。欧盟根据谷物的种类和加工程度，为T-2和HT-2毒素设定了不同的限量值，未加工的小麦、玉米和稻谷的限量值分别设为100 μg/kg、200 μg/kg和100 μg/kg，而直接供人消费的谷物制品的限量值则在25～100 μg/kg之间。

中国在GB 2761—2017《食品安全国家标准 食品中真菌毒素限量》中规定，谷物及其制品中脱氧雪腐镰刀菌烯醇的最高限量为1000 μg/kg。而欧盟早在2006年就通过了No 1881/2006条例，对谷物中的DON限量进行规定，未加工谷物中小麦、玉米和稻谷的DON限量分别为1750 μg/kg、1750 μg/kg和1250 μg/kg，直接供人食用的谷物制品中DON的限量普遍设定为750 μg/kg。这些标准的建立，反映了对食品安全的关注，并为保护消费者健康提供了科学依据。

二、橘霉素

1. 主要来源

橘霉素是一种次级代谢产物，最初由科学家Hetherington和Raistrick于1931年在研究中发现，后从橘青霉的培养基滤液中成功分离出。橘霉素主要由青霉属、曲霉属和红曲霉属产生，在微生物代谢过程中扮演着重要角色。这些霉菌在自然环境和工业应用中普遍存在，因此橘霉素的研究对食品安全和生物工程领域具有重要意义。橘霉素主要存在于植物来源的食品中，如谷物和谷类产品、大米、水果、果汁、黑橄榄、坚果（杏仁、花生、榛子、开心果）、葵花籽、香料（姜黄、香菜、茴香、黑胡椒、豆蔻和小茴香等）（表1-21）和以红曲霉菌发酵的大米为基础的食品补充剂中（表1-22）。

表1-21　食品中橘霉素来源的青霉菌属

属	亚属	种	食品
青霉菌	曲霉属	橘青霉	谷物、坚果、水果
	青霉菌属	扩展青霉	水果、谷物
	青霉菌属	疣状青霉	谷物

表 1-22　食品中橘霉素来源的红曲霉属

属	亚属	种	食品
红曲霉属	紫色红曲霉	橘青霉	发酵红米食品
	红色红曲霉	扩展青霉	大豆、高粱、大米、燕麦

2. 结构特性

橘霉素化学名称为 4,6-二氢-8-羟基-3,4,5-三甲基-6-氧-3-*H*-2-苯吡-7-羧酸，在乙醇、乙醚和酮类溶剂中具有良好的溶解性，而在水中的溶解度则较低。橘霉素在干燥环境下的化学稳定性较高，但在潮湿的环境中则容易分解。此外，橘霉素存在离子态和非离子态两种不同的形态（图 1-15）。在甲醇溶液中，橘霉素展示出两个主要的紫外线吸收峰，分别位于波长 250 nm 和 333nm。无论是在酸性或碱性溶液中，还是在加热的条件下，橘霉素都较易分解，但能与金属离子形成稳定的螯合物。这一特性使得其在化学研究和应用中需要特别注意其保存和处理条件。2017 年世界卫生组织国际癌症研究机构公布的致癌物清单中橘霉素被列为 3 类致癌物。

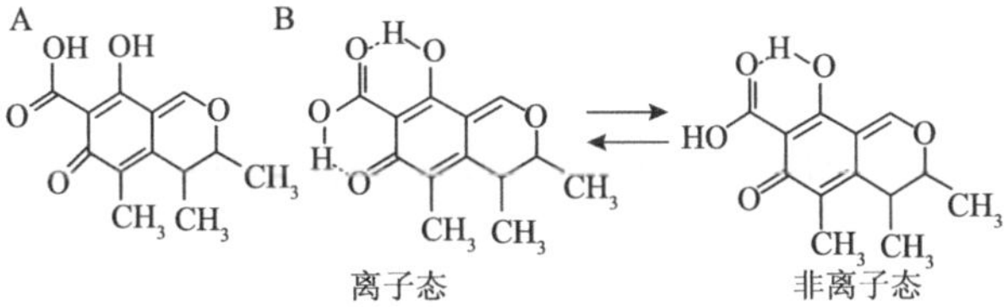

图 1-15　橘霉素结构式

在红曲霉细胞中，葡聚糖合成酶和磷酸淀粉合成酶合成葡聚糖的基本结构。接着，果糖-1,6-双磷酸酶催化果糖磷酸酯生成果糖-1-磷酸酯，再由磷酸果糖激酶催化生成果糖-1,6-双磷酸，进一步合成淀粉。在特定的环境刺激下（如缺氧、化学物质等），红曲霉会进行次级代谢，生成色素、蛋白质、生物碱、纤维素等化合物，其中也包括橘霉素。在红曲霉细胞中，次级代谢产生的核苷酸和糖类结合，乙酰辅霉 A 和丙二酰辅霉 A 是合成橘霉素的前体，通过甲基化、缩合、还原和脱水等步骤最终生成橘霉素。因此，红曲霉合成橘霉素的途径是：葡聚糖合成酶和磷酸淀粉合成酶合成葡聚糖→果糖-1,6-双磷酸酶生成果糖-1-磷酸酯→核苷酸和糖结合生成核苷酸-五碳糖→经过一系列酶促反应生成橘霉素（图 1-16）。

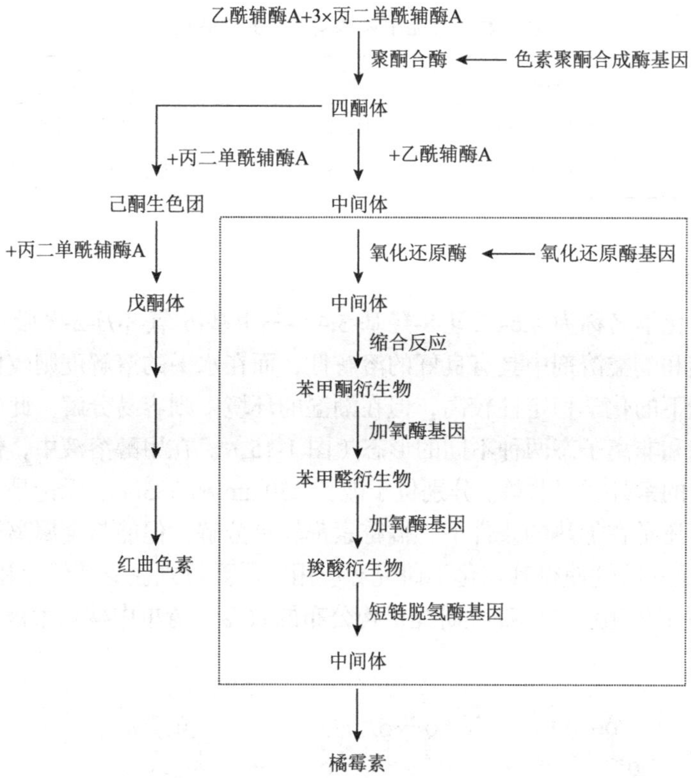

图 1-16　红曲霉中橘霉素合成途径[5]

3. 污染情况

橘霉素作为天然污染物存在于食品和饲料中，尤其是在谷物存储过程中。这种污染物主要存在于储存不当的玉米、小麦、大米、大麦以及各种坚果和正在腐烂的水果中。由于其普遍存在性，橘霉素的检测和控制成为保障食品安全和减少经济损失的关键。2022 年，针对玉米及其副产品、谷物、油籽（大豆、油菜籽、棉籽等）以及青贮料等覆盖全球 48 个国家和地区的约 13.5 万份原料样品进行分析，发现大约 92%的样品至少被一种霉菌毒素污染（表 1-23）。

表 1-23　橘霉素污染情况

产品	毒素含量	地区
发酵玉米	548 g/kg	加纳
玉米	12 μg/kg	印度

续表

产品	毒素含量	地区
红曲米	0.47～11.82 μg/胶囊	美国
	0.2～140 mg/kg	中国
青贮饲料	2.4～64.2 μg/kg	德国
水果	280～400 μg/kg（联合辐照处理的葡萄，无花果，梨等无辐照处理的水果）	埃及
	0.06～0.1 μg/kg	中国
苹果	320～920 μg/kg	葡萄牙
谷物	全黑麦:1.1 μg/kg，小麦面粉:0.5 μg/kg，麦麸:1.9～2.0 μg/kg，可可壳:2.4 μg/kg，红曲米 2.9 μg/kg	德国
小麦	65 μg/kg（水分活度 0.810），460 μg/kg （水分活度 0.825），25000 μg/kg（水分活度 0.885）	阿根廷
大麦	38 g/kg（19%含水量），无（15%含水量）	加拿大
奶酪	600 mg/kg	法国

4. 限量标准

橘霉素对人体健康存在潜在危害，多个国家和地区已经制定了严格的检测和限制标准。针对食品和药品中橘霉素的含量，各国制定了不同的规范以确保消费者安全（表 1-24）。例如，日本针对含有红曲色素的产品，规定 500 U/g 的红曲产品中橘霉素的最大允许含量为 0.2 mg/kg。韩国则更为严格，要求红曲产品中的橘霉素含量不超过 0.05 mg/kg。欧盟设定了红曲相关产品中橘霉素的最高含量为 2.0 mg/kg。在澳大利亚和新西兰，相应的限值也被设定为 0.2 mg/kg。这些标准的设立是为了降低橘霉素对健康的风险，保障公众健康安全。

2008 年，我国颁布国家标准 GB 5009.222—2008，该标准明确规定了红曲产品中橘霉素的含量限制：液态红曲产品中橘霉素的含量不得超过 50 μg/kg，而固态红曲产品中的限制为 1 mg/kg。随着检测技术的进步及国际上对橘霉素限量要求的更新，2016 年我国对这一标准进行必要的修订，发布更新版 GB 5009.222—2016。新标准不仅更新了红曲产品中橘霉素的检测限制，还扩展到了其他产品，如辣椒粉、玉米和大米。在这些产品中，新规定的定量限是 25 μg/kg，检出限是 8 μg/kg。对于红曲产品，新标准设定了更严格的橘霉素含量限制，定量限调整为 80 μg/kg，检出限为 25 μg/kg。这一改动使得标准更加严格和精细，更好地保护消费者健康，同时也促进了国内产品质量的提升和国际贸易的顺畅。

表 1-24 各国橘霉素的限量标准

国家及地区	橘霉素限量标准
中国	玉米、大米产品中橘霉素定量限 25 μg/kg，检出限 8 μg/kg 红曲相关产品定量限 80 μg/kg，检出限 25 μg/kg
日本	500 U/g 的红曲产品中橘霉素的含量应低于 0.2 mg/kg
韩国	红曲相关产品中橘霉素含量限定为 0.05 mg/kg 以下
欧盟	红曲菌发酵大米食品补充剂中橘霉素含量不超过 2.0 mg/kg
澳大利亚	食品原料中橘霉素含量不超过 0.2 mg/kg

三、麦角生物碱

1. 主要来源

麦角生物碱（EA）是一种由麦角菌属引起的生物碱毒素，该毒素在黑麦、大麦、小麦、裸麦、燕麦及多种禾本科植物被侵害时产生。在黑麦开花期，麦角菌的线状单细胞子囊孢子通过风力传播，这些孢子从雌蕊的柱头侵入到子房内，破坏其内部组织，并最终突破子房壁，形成成对的短小分生孢子梗。此外，菌丝体还会分泌一种带有甜味的黏性物质，吸引昆虫将孢子传播到其他健康的花穗，加速了麦角病的传播。当植物接近成熟时，受影响的子房停止产生分生孢子，菌丝体在子房内缩小并逐渐硬化，形成黑色坚硬的菌丝组织体，使子房转变为含有生物碱的菌核。这一过程说明了麦角菌如何在寄主植物上完成其生命周期，产生毒素，并通过环境因素与生物相互作用来扩散其影响。

2. 结构特性

所有麦角生物碱的主要结构都是四核环-麦角灵（图 1-17），不同之处在于 C8 位的取代基团以及 C8 与 C9 或 C9 与 C10 之间是否存在双键。麦角生物碱为白色结晶，具有碱的所有化学性质，与酸反应生成盐，对热不稳定，见光易分解。在紫外灯下发蓝色荧光且随光照时间的延长其荧光强度减弱，与二甲氨基甲醛反应生产蓝色溶液。麦角胺是一种肽型生物碱，易溶于氯仿、吡啶、冰醋酸，可溶于乙酸乙酯，稍溶于苯。麦角胺不稳定，对光和空气都敏感，遇酸易异构化。

麦角生物碱的生物合成起始于乙酰辅酶 A 通过合成途径生成甲戊二羟酸（MVA）。MVA 转变为焦磷酸二甲烯丙酯，此后在二甲烯丙基色氨酸合酶（DMATS）的作用下与 L-色氨酸环合形成二甲烯丙基色氨酸（DMAT）。DMAT 经过甲基转移酶催化的 *N*-甲基化反应后，进行脱羧和环合生成裸麦角碱。裸麦角碱经一系列氧化和环合反应，形成田麦角碱，在酶的催化下转化为野麦角碱，最终通过氧化反应生成雀稗草酸。雀稗草酸自发异构化形成 D-麦角酸，完成麦角生物碱生物合成。

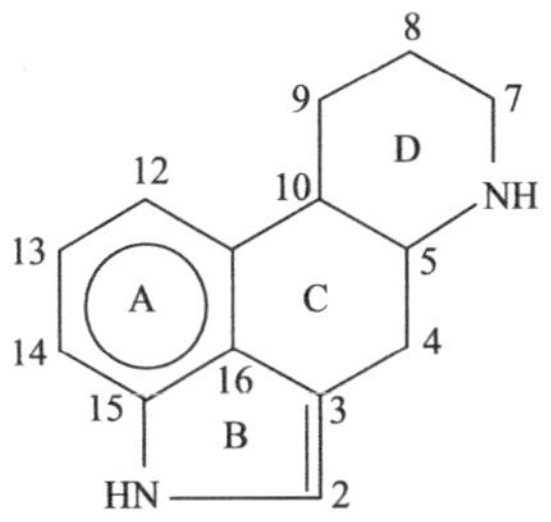

图 1-17　四核环-麦角灵结构图

3. 污染情况

麦角生物碱的污染问题普遍存在于全球的潮湿温热带区域，涵盖了多个国家和地区，包括中国、日本、美国、德国、俄罗斯、非洲各国、挪威、墨西哥、澳大利亚、瑞士、加拿大、丹麦、印度等[18]。该污染物主要影响包括黑麦、小麦、大麦、燕麦和高粱在内的多种谷物作物及牧草，同时也会污染食品加工产品如面包、饼干和其他麦制小吃。此外，动物产品如奶和蛋也发现有麦角生物碱的残留。麦角生物碱在谷物中的污染程度受到多种因素的影响，其中包括产毒的菌株种类、环境温度和湿度、通风条件以及日照情况等。这些环境因素共同作用，影响麦角生物碱在农作物和食品中的分布与浓度，进而影响食品安全与公共健康。因此，监测和管理麦角生物碱污染至关重要，以保障食品供应链的安全性。

4. 限量标准

麦角毒素广泛存在于各种农作物和食品原料中，即使在非致害水平下也对人体健康构成潜在威胁。因此，及时监测并制定相关限量标准已成为各国关注的重点。但由于麦角生物碱种类繁多，各生物碱的含量差异较大，尚未对其建立统一的限量标准。例如，德国和瑞士规定谷物及消费品中的总麦角生物碱限量分别为400～500 μg/kg 和 100 μg/kg。我国则规定粮食作物中麦角生物碱的检测限量为0.01%。这种多样化的限量标准反映了不同国家在应对麦角毒素污染问题上的具体策略和措施，强调了国际合作和信息共享的重要性。不同国家或组织规定的麦角生物碱及相关污染物限量标准见表 1-25、表 1-26、表 1-27。

表 1-25　国际食品法典委员会规定麦角生物碱限量

项目（麦角生物碱）	最高限量/%
小麦	0.05
硬质小麦	0.5
燕麦	0.05

表 1-26　中国 GB 2715—2016《食品安全国家标准 粮食》规定某些谷物中麦角生物碱的最高限量

项目（麦角生物碱）	最高限量
大米、玉米、豆类	不得检出
小麦、燕麦、大麦、米大麦	≤0.01%

表 1-27　欧盟规定麦角生物碱相关污染物限量

污染物	食品	最高限量
麦角菌核	未加工的谷物（玉米、黑麦和大米除外）	0.2 g/kg
	未加工的黑麦	0.5 g/kg（到 2024 年 6 月 30 日） 0.2g/kg(从 2024 年 7 月 1 日开始)
麦角生物碱	大麦、小麦、斯佩尔特小麦和燕麦的碾磨产品（灰分低于 900 mg/100g）	100 μg/kg 50 μg/kg(从 2024 年 7 月 1 日开始)
	大麦、小麦、斯佩尔特小麦和燕麦的碾磨产品（灰分等于或高于 900 mg/100g） 大麦、小麦、斯佩尔特小麦和燕麦谷物投放市场供最终消费者使用	150 μg/kg
	黑麦制粉产品	500 μg/kg（到 2024 年 6 月 30 日）
	黑麦为投放市场供最终消费者使用	250 μg/kg （从 2024 年 7 月 1 日开始）
	小麦麸质	400 μg/kg
	婴幼儿加工谷类食品	20 μg/kg

四、杂色曲霉素

1. 主要来源

杂色曲霉素又名柄曲毒素，化学式为 $C_{18}H_{12}O_6$。2017 年 10 月 27 日，世界卫生组织国际癌症研究机构发布了致癌物清单的初步整理，其中杂色曲霉素被列入 2B 类致癌物清单。杂色曲霉素是一种由黄曲霉菌属真菌合成的有毒化合物，其主要来源涵盖了以下多种食物和饲料原料：①谷物类食物。谷物是杂色曲霉素最常见的来源之一。特别是贮存温度高、湿度大、保存时间长的谷物容易受到黄曲霉菌的侵染。玉米是最容易被污染的谷物之一，包括玉米籽粒、玉米片、玉米淀粉等制品都可能受到污染。此外，大米、小麦、糯米等也存在杂色曲霉素的污染风险。②豆类食物。豆类食物如花生、大豆以及一些豆制品，如豆浆、豆腐等，也是杂色曲霉素的常见来源。黄曲霉菌在湿度达到一定程度的情况下容易在豆类食物中生长，因此，在种植、收获、贮存和加工过程中需要采取适当的措施进行防控。③坚果和干果。杂色曲霉素还常常污染坚果和干果。核桃、杏仁、腰果、开心果和葡萄干等都可能受到黄曲霉菌的污染。这些食品在贮存和加工过程中（如湿度和温度不当）容易为黄曲霉菌提供生长的环境。④调味品和香料。辣椒粉、黑胡椒粉、肉桂粉等调味品和香料也有可能含有杂色曲霉素。这些食物中的杂色曲霉素来源于原材料本身的污染，或者在加工和贮存过程中被黄曲霉菌污染。⑤动物性食品。杂色曲霉素可以通过动物的饮食链进入人类体内。例如，家禽和畜牧动物食用到被黄曲霉菌污染的饲料时，其产生的杂色曲霉素会积聚在动物的肉类产品中，进而被人摄入。因此，肉类、家禽和奶制品中存在杂色曲霉素的风险。⑥水产品。尽管水产品中的杂色曲霉素含量相对较低，但鱼类和贝类也有可能受到黄曲霉菌污染。这通常与水质及水产养殖环境中的黄曲霉菌污染有关。

需要注意的是，食物和饲料中的杂色曲霉素含量受到很多因素的影响，如种植区域的气候条件、储存方式、处理和加工方法等。为了降低杂色曲霉素引起的风险，政府监管部门、农民和食品生产企业应加强监测和控制杂色曲霉素的产生和传播，并执行规范的种植、贮存和加工措施，以确保食品的安全性。同时，消费者在购买食品时应选择新鲜和可靠的来源，避免购买包装破损或过期的食品，并注意适当地储存和烹饪食物，以减少杂色曲霉素的暴露风险。

2. 结构特性

杂色曲霉素结构式如图 1-18 所示。

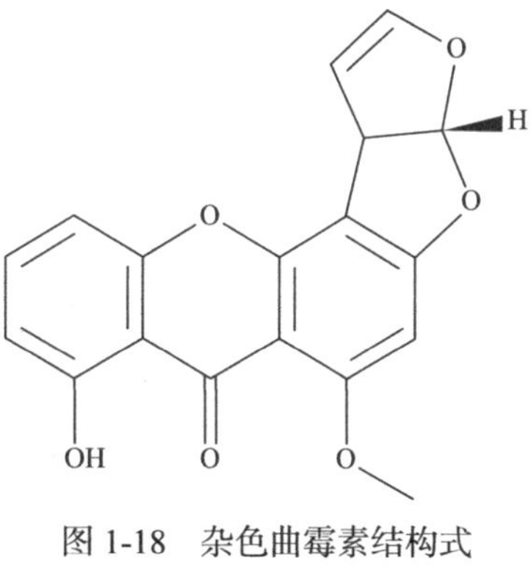

图 1-18　杂色曲霉素结构式

杂色曲霉素主要结构特性如下。

（1）结构类型：杂色曲霉素分为四个主要的亚型，分别为 B_1、B_2、G_1 和 G_2。这些亚型的结构非常相似，仅在其芳香环的位置和改变上存在差异。其中，B_1 型杂色曲霉素是最常见和最具毒性的亚型。

（2）化学组成：杂色曲霉素由多个环状结构组成。它包括属于聚酮类化合物，核心结构为氧杂萘邻酮（xanthone）（苯并吡喃酮的衍生物），与香豆素类似。包含一个双呋喃环系统（bisfuran），其中一个呋喃环为二氢呋喃（未完全饱和），另一个为单呋喃环。

（3）芳香核：杂色曲霉素的基本结构是一个具有两个芳香环的大分子。其中三个环通过双键连接，形成一个非常稳定的螺旋状结构。这种结构为杂色曲霉素的毒性和稳定性提供了基础。

（4）双呋喃环系统：这两个呋喃环通过单键直接连接到氧杂蒽酮骨架上。这个亚甲基桥在结构上连接了杂色曲霉素的不同部分，起到了保持分子稳定性和内在结构一致性的作用。

（5）不饱和脂肪酸侧链：杂色曲霉素分子的一个端点附着一个不饱和脂肪酸侧链，该侧链是通过一个酯键与其余结构连接在一起。这个侧链在分子中起到了重要的生物活性及毒性的作用。

（6）酮和亚醇功能团：杂色曲霉素分子中还存在着一个酮（C═O）功能团和一个酚羟基（—OH）功能团。这些功能团赋予了杂色曲霉素一些特殊的化学性质，如它可以参与氧化还原反应，或者产生分子内的互相作用。

（7）光学活性：杂色曲霉素的某些结构可以存在立体异构体，因此它具有光学活性。这意味着杂色曲霉素的立体异构体可能具有不同的生物活性和毒性。

这些特殊的结构特性赋予杂色曲霉素高度稳定性、强毒性和生物活性。了解杂色曲霉素的结构特性对于研究其合成、检测以及食品安全具有重要的意义。在控制杂色曲霉素污染和预防食品中的杂色曲霉素暴露方面，这些结构特性也提供了基础和指导。

3. 污染情况

杂色曲霉素被广泛认为是食品和饲料中最重要的真菌毒素之一，对人类和动物的健康构成严重威胁。杂色曲霉素的污染问题在全球范围内普遍存在，但在热带和亚热带地区尤其突出。这些地区的高温和高湿度条件对黄曲霉菌的生长和繁殖更为有利，因此杂色曲霉素的污染程度更高。杂色曲霉素主要存在于谷物、豆类、坚果和干果等食物中。玉米是最常见的受杂色曲霉素污染谷物之一，尤其是在湿度高、炎热以及保存时间较长的情况下。其他常见的易受污染谷物包括稻米、小麦和大麦等。豆类如花生和大豆也容易受到杂色曲霉素的污染。此外，坚果和干果如核桃、杏仁、腰果和葡萄干等也有可能含有杂色曲霉素。杂色曲霉素的产生和积累受多种因素的影响。环境条件是一个重要的因素，包括温度、湿度和气候等。高温和高湿度会促进黄曲霉菌的生长和杂色曲霉素的产生。此外，不适宜的储存和加工条件也可能导致杂色曲霉素的污染。杂色曲霉素对人类和动物健康造成严重威胁。长期食用受污染食品会引发各种慢性疾病，其中最明显的是肝脏损害。杂色曲霉素被确认为人类肝癌的主要致癌物之一，也与其他癌症如结直肠癌、胃癌和食管癌等相关。此外，摄入杂色曲霉素还可能导致免疫抑制、神经毒性和生殖毒性等健康问题。

我国各种食品中杂色曲霉素的污染情况存在差异。针对谷物样品进行的调查发现，小麦和玉米中未发现杂色曲霉素污染。对于 236 份燕麦样品的检测结果显示，只有一份检测到微量杂色曲霉素，含量为 0.1 μg/kg。与此相比，稻谷中杂色曲霉素的检出率较高，达到 16%，平均含量为 0.91 μg/kg。在谷物加工品中，饼干中杂色曲霉素的检出率最高，达到 68%，含量范围在 0.04～3.99 μg/kg 之间；其次为小麦粉和燕麦粉，检出率分别为 56%和 50%，含量范围分别为 0.03～0.31 μg/kg 和 0.04～1.78 μg/kg。面包、大米和玉米粉（糁）中的杂色曲霉素检出率相近，分别为 32%、24%和 19%，含量范围分别为 0.03～0.52 μg/kg、0.03～2.76 μg/kg 和 0.03～0.8 μg/kg。在坚果样品中，花生中有 10%的样品检测出杂色曲霉素，其中一份含量高达 9.33 μg/kg，而核桃中未检测到。调查显示，啤酒样品中未检测到杂色曲霉素。总体而言，食品中的杂色曲霉素污染率为 12.9%，平均含量为 0.39 μg/kg。尽管我国食品中的杂色曲霉素污染相对较低，但饼干中高检出率的情况仍值得关注。这可能是因为饼干的成分较为复杂，包括植物油、调味料和食品添加剂等，不同原料可能存在真菌毒素污染。

为了减少杂色曲霉素的污染风险，各国和地区都采取了一系列的防控措施。这些措施包括：合理管理种植过程，包括选择抗病种子、合理使用农药和肥料；控制收获后的温湿度，并进行适当的贮存和加工；加强监测和检测，确保食品和饲料符合安全标准。许多国家和地区建立了严格的杂色曲霉素监测体系，对食品和饲料进行定期的检测和报告。这些监测措施有助于了解杂色曲霉素污染的地理分布和程度，为制定有效的防控策略提供依据。尽管各国和地区在监测和控制杂色曲霉素方面取得了一些成就（限量标准见下文），但是仍然需要继续努力以最大限度地保护公众健康。在每个环节中，从农田到餐桌，都需要加强食品安全管理和控制措施，以确保人们食用的食物是安全的。同时，提高公众意识，加强教育与宣传，也是降低杂色曲霉素污染的关键。

4. 限量标准

国际组织和各国相关法规制定的杂色曲霉素限量标准如下。

（1）国际食品法典委员会（CAC）：国际食品法典委员会是 FAO 和 WHO 共同设立的国际标准制定机构。该委员会在食品安全和贸易方面具有权威性。对于杂色曲霉素，CAC 制定了以下限量标准：杂色曲霉素 B_1 在食品中的最大限量值为 4 μg/kg（或 ppb）。

（2）欧盟标准：欧盟也对杂色曲霉素设定了限量标准，该限量标准适用于其成员国。根据欧盟法规（EC）No 1881/2006 以及后续修订，以下是针对杂色曲霉素的限量标准：杂色曲霉素 B_1 在小麦、谷物、豆类和坚果等产品中的最大限量值：2 μg/kg（或 ppb）；杂色曲霉素 B_1 在干果、水果的果干和调味品等产品中的最大限量值：0.1 μg/kg（或 ppb）。

（3）美国食品药品监督管理局（FDA）：美国 FDA 对杂色曲霉素也设定了限量标准，其适用于美国境内的食品和饲料。消费者及食品安全法案中规定了以下限量标准：杂色曲霉素 B_1 在食品和饲料中的最大限量值：20～300 ppb（具体数值取决于食品类型）。

需要注意的是，各国的限量标准可能存在差异，也有一些国家和地区制定了更严格的限量标准，为了保护公众健康，使食品中的杂色曲霉素含量尽可能低。在实际情况中，食品企业应努力确保杂色曲霉素的含量尽可能接近或低于限量标准。食品企业还应遵循良好的农田管理、储存和加工实践，监测原材料和成品食品，确保食品质量和食品安全。

参 考 文 献

[1] 潘振朝. 花生及花生油中黄曲霉毒素 B_1 检测方法优化及危害分析[D].广州：华南农业大学, 2016.

[2] 罗自生, 秦雨, 徐艳群, 等. 黄曲霉毒素的生物合成、代谢和毒性研究进展[J]. 食品科学, 2015, 36(3): 250-257.

[3] Gizachew D, Chang C H, Szonyi B, et al. Aflatoxin B1 (AFB1) production by *Aspergillus flavus* and *Aspergillus parasiticus* on ground Nyjer seeds: The effect of water activity and temperature[J]. International Journal of Food Microbiology, 2019, 296: 8-13.

[4] Yabe K, Nakajima H. Enzyme reactions and genes in aflatoxin biosynthesis[J]. Applied Microbiology and Biotechnology, 2004, 64(6): 745-755.

[5] Cotty P J, Jaime-Garcia R. Influences of climate on aflatoxin producing fungi and aflatoxin contamination[J]. International Journal of Food Microbiology, 2007, 119(1-2): 109-115.

[6] Mishra H N, Das C. A review on biological control and metabolism of aflatoxin[J]. Critical Reviews in Food Science and Nutrition, 2003, 43(3): 245-264.

[7] Bonnett M, Taylor E R. The structure of the aflatoxin B1-DNA adduct at N7 of guanine. Theoretical intercalation and covalent adduct models[J]. Journal of Biomolecular Structure and Dynamics, 1989, 7(1): 127-149.

[8] Scholl P F, McCoy L, Kensler T W, et al. Quantitative analysis and chronic dosimetry of the aflatoxin B1 plasma albumin adduct Lys-AFB1 in rats by isotope dilution mass spectrometry[J]. Chemical Research in Toxicology, 2006, 19(1): 44-49.

[9] Wang H B, Mo Z M, Yuan G W, et al. Degradation of aflatoxin B1 in peanut oil by ultraviolet-LED cold-light irradiation and structure elucidation of the degradation products[J]. Journal of Oleo Science, 2023, 72(4): 473-480.

[10] Martínez J, Hernández-Rodríguez M, Méndez-Albores A, et al. Computational studies of aflatoxin B1 (AFB1): A review[J]. Toxins, 2023, 15(2): 135.

[11] 刘建高, 厉学武, 彭哲, 等. 2021 年我国饲料原料中常见霉菌毒素污染情况调查[J]. 中国家禽, 2023, 45(10): 70-75.

[12] Wu W, Xia S, Zhao M, et al. Colorimetric liquid crystal-based assay for the ultrasensitive detection of AFB1 assisted with rolling circle amplification[J]. Analytica Chimica Acta, 2022, 1220: 340065.

[13] 上海飞测生物科技有限公司. 真菌毒素的危害、限量标准及快速定量检测方法[J]. 食品安全导刊, 2017 (22): 32-35.

[14] Schrenk D, Bignami M, Bodin L, et al. Risk assessment of aflatoxins in food[J]. EFSA Journal, 2020, 18(3): e06040.

[15] Perrone G, Haidukowski M, Stea G, et al. Population structure and Aflatoxin production by *Aspergillus* Sect. *Flavi* from maize in Nigeria and Ghana[J]. Food Microbiology, 2014, 41: 52-59.

[16] Rushing B R, Selim M I. Structure and oxidation of pyrrole adducts formed between aflatoxin B_{2a} and biological amines[J]. Chemical Research in Toxicology, 2017, 30(6): 1275-1285.

[17] Jallow A, Xie H, Tang X, et al. Worldwide aflatoxin contamination of agricultural products and foods: From occurrence to control[J].Comprehensive Reviews in Food Science and Food Safety, 2021, 20(3): 2332-2381.

[18] Ringot D, Chango A, Schneider Y J, et al. Toxicokinetics and toxicodynamics of ochratoxin A, an update[J]. Chemico-Biological Interactions, 2006, 159(1): 18-46.

[19] Bhatnagar D, Yu J J, Ehrlich K C. Toxins of filamentous fungi[J]. Chemical Immunology, 2002, 81: 167-206.

[20] Chu F S, Wilson B J. Studies on ochratoxins[J]. Critical Reviews in Toxicology, 2008, 2(4): 499-524.

[21] Manderville R A, Pfohl-Leszkowicz A. Chapter 4 genotoxicity of chlorophenols and ochratoxin A[M]//Fishbein J C. Advances in Molecular Toxicology. Amsterdam: Elsevier, 2006, 1: 85-138.

[22] Hussein H S, Brasel J M. Toxicity, metabolism, and impact of mycotoxins on humans and animals[J]. Toxicology, 2001, 167(2): 101-134.

[23] Hussein H. Toxicity, metabolism, and impact of mycotoxins on humans and animals[J]. Toxicology, 2001, 167(2): 101-134.

[24] Rodríguez A, Capela D, Medina Á, et al. Relationship between ecophysiological factors, growth and ochratoxin A contamination of dry-cured sausage based matrices[J]. International Journal of Food Microbiology, 2015, 194: 71-77.

[25] Leong S L, Hocking A D, Scott E S. Effect of temperature and water activity on growth and ochratoxin A production by Australian *Aspergillus carbonarius* and *A. niger* isolates on a simulated grape juice medium[J]. International Journal of Food Microbiology, 2006, 110(3):

209-216.

[26] 张太，毛丹，王少敏，等. 赭曲霉毒素 A 的研究进展[J]. 分析科学学报，2021，37(5): 699-705.

[27] Pohland A E, Schuller P L, Steyn P S, et al. Physicochemical data for some selected mycotoxins[J]. Pure and Applied Chemistry, 1982, 54(11): 2219-2284.

[28] Kuiper-Goodman T, Scott P M. Risk assessment of the mycotoxin ochratoxin A[J]. Biomedical and Environmental Sciences, 1989, 2(3): 179-248.

[29] Bhat R, Rai R V, Karim A A. Mycotoxins in food and feed: Present status and future concerns[J]. Comprehensive Reviews in Food Science and Food Safety, 2009, 9(1): 57-81.

[30] Carballo D, Fernández-Franzón M, Ferrer E, et al. Dietary exposure to mycotoxins through alcoholic and non-alcoholic beverages in Valencia, Spain[J]. Toxins(Basel), 2021, 13(7): 438.

[31] Khoshnamvand Z, Nazari F, Mehrasebi M R, et al. Occurrence and safety evaluation of ochratoxin A in cereal-based baby foods collected from Iranian retail market[J]. Journal of Food Science, 2019, 84(3): 695-700.

[32] Lešić T, Vulić A, Vahčić N, et al. The occurrence of five unregulated mycotoxins most important for traditional dry-cured meat products[J]. Toxins(Basel), 2022, 14(7): 476.

[33] Pietruszka K, Piątkowska M, Jedziniak P. Occurrence of ochratoxin A in animal tissues and feeds in Poland in 2014–2016[J]. Journal of Veterinary Research, 2017, 61(4): 483-487.

[34] Pires P N, Vargas E A, Gomes M B, et al. Aflatoxins and ochratoxin A: Occurrence and contamination levels in cocoa beans from Brazil[J]. Food Additives & Contaminants: Part A: Chemistry, Analysis, Control, Exposure & Risk Assessment. Foreword, 2019, 36(5): 815-824.

[35] UL Hassan S W, Sadef Y, Hussain S, et al. Unusual pattern of aflatoxins and ochratoxin in commercially grown maize varieties of Pakistan[J]. Toxicon, 2020, 182: 66-71.

[36] Wang Y, Nie J, Yan Z, et al. Occurrence and co-occurrence of mycotoxins in nuts and dried fruits from China[J]. Food control, 2018, 88: 181-189.

[37] Zhu Y, Wang S, Xu X, et al. Exposure assessment and risk-based limit levels evaluation of ochratoxin A in *Astragali Radix* in China[J]. Ecotoxicology and Environmental Safety, 2022, 237: 113517.

[38] Žurga P, Vahčić N, Pasković I, et al. Occurrence of ochratoxin A and biogenic amines in Croatian commercial red wines[J]. Foods, 2019, 8(8): 348.

[39] 张自强. 我国饲料中黄曲霉毒素 B1, T-2 毒素和赭曲霉毒素 A 分布规律的研究[D]. 雅安: 四川农业大学, 2009.

[40] 柳其芳, 刘桂华, 刘红河. ELISA 法测定混合饲料多种霉菌毒素污染的研究[J]. 中国热带医学, 2009, 9(6): 1030-1031, 1038.

[41] Scudamore K A, Hetmanski M T, Chan H K, et al. Occurrence of mycotoxins in raw ingredients used for animal feeding stuffs in the United Kingdom in 1992[J]. Food Additives & Contaminants, 1997, 14(2): 157-173.

[42] Leung M C K, Díaz-Llano G, Smith T K, et al. Mycotoxins in pet food: a review on worldwide prevalence and preventative strategies[J]. Journal of Agricultural and Food Chemistry, 2006, 54(26): 9623-9635.

[43] Zhang L, Dou X W, Zhang C, et al. A review of current methods for analysis of mycotoxins in herbal medicines[J]. Toxins, 2018, 10(2).

[44] 张新中, 丁辉, 彭涛, 等. 真菌毒素检测与限量标准的现状与问题分析[J]. 食品安全质量检测学报, 2019, 10(18): 6149-6156.

[45] Duarte S C, Lino C M, Pena A. Mycotoxin food and feed regulation and the specific case of ochratoxin A: A review of the worldwide status[J]. Food Additives & Contaminants: Part A, 2010, 27(10): 1440-1450.

[46] Urry W H, Wehrmeister H L, Hodge E B, et al. The structure of zearalenone[J]. Tetrahedron Letters, 1966, 7(27): 3109-3114.

[47] Bennett J W, Klich M. Mycotoxins[J]. Clinical Microbiology Reviews, 2003, 16(3): 497-516.

[48] Zinedine A, Soriano J M, Moltó J C, et al. Review on the toxicity, occurrence, metabolism, detoxification, regulations and intake of zearalenone: An oestrogenic mycotoxin[J]. Food and Chemical Toxicology, 2007, 45(1): 1-18.

[49] Golge O, Kabak B. Occurrence of deoxynivalenol and zearalenone in cereals and cereal products from Turkey[J]. Food Control, 2020, 110: 106982.

[50] Jiménez M, Máñez M, Hernández E. Influence of water activity and temperature on the production of zearalenone in corn by three *Fusarium* species[J]. International Journal of Food Microbiology, 1996, 29(2): 417-421.

[51] Yazar S, Omurtag G Z. Fumonisins, trichothecenes and zearalenone in Cereals[J]. International Journal of Molecular Sciences, 2008, 9(11): 2062-2090.

[52] Mally A, Solfrizzo M, Degen G H. Biomonitoring of the mycotoxin zearalenone: Current state-of-the art and application to human exposure assessment[J]. Archives of Toxicology, 2016, 90(6): 1281-1292.

[53] Kovalsky Paris M P, Schweiger W, Hametner C, et al. Zearalenone-16-*O*-glucoside: A new masked mycotoxin[J]. Journal of Agricultural and Food Chemistry, 2014, 62(5): 1181-1189.

[54] Iqbal S Z, Nisar S, Asi M R, et al. Natural incidence of aflatoxins, ochratoxin A and zearalenone in chicken meat and eggs[J]. Food Control, 2014, 43: 98-103.

[55] Chang H, Kim W, Park J H, et al. The occurrence of zearalenone in South Korean feedstuffs between 2009 and 2016[J]. Toxins(Basel), 2017, 9(7): 223.

[56] Piacentini K C, Rocha L O, Savi G D, et al. Occurrence of deoxynivalenol and zearalenone in brewing barley grains from Brazil[J]. Mycotoxin Research, 2018, 34(3): 173-178.

[57] Pleadin J, Frece J, Lešić T, et al. Deoxynivalenol and zearalenone in unprocessed cereals and soybean from different cultivation regions in Croatia[J]. Food Additives & Contaminants: Part B, 2017, 10(4): 268-274.

[58] Habschied K, Šarkanj B, Klapec T, et al. Distribution of zearalenone in malted barley fractions dependent on *Fusarium graminearum* growing conditions[J]. Food Chemistry, 2011, 129(2): 329-332.

[59] Martins M L, Martins H M. Influence of water activity, temperature and incubation time on the simultaneous production of deoxynivalenol and zearalenone in corn (*Zea mays*) by *Fusarium graminearum*[J]. Food Chemistry, 2002, 79(3): 315-318.

[60] Richard J L. Some major mycotoxins and their mycotoxicoses—An overview[J]. International Journal of Food Microbiology, 2007, 119(1-2): 3-10.

[61] Li R, Wang X, Zhou T, et al. Occurrence of four mycotoxins in cereal and oil products in Yangtze Delta region of China and their food safety risks[J]. Food Control, 2014, 35(1): 117-122.

[62] 郭萍, 薛生辉, 谢恺, 等. 福建省市售食品玉米赤霉烯酮污染状况与暴露评估[J]. 海峡预防医学杂志, 2020, 26(4): 80-82.

[63] Meucci V, Soldani G, Razzuoli E, et al. Mycoestrogen pollution of Italian infant food[J]. The Journal of pediatrics, 2011, 159(2): 278-283. e1.

[64] Bullerman L B, Bianchini A. Stability of mycotoxins during food processing[J]. International Journal of Food Microbiology, 2007, 119(1-2): 140-146.

[65] Joint FAolwrto Expert Committee on Food Additives & World Health Organization. Evaluation of Certain Food Contaminants: Sixty-fourth Report of the Joint FAO/WHO Expert Committee on Food Additives[R]. World Health Organization, 2006.

[66] Ropejko K, Twarużek M. Zearalenone and its metabolites-general overview, occurrence, and toxicity[J]. Toxins (Basel), 2021,13(1):35.

[67] Rai A, Das M, Tripathi A. Occurrence and toxicity of a fusarium mycotoxin, zearalenone[J]. Critical Reviews in Food Science And Nutrition, 2020, 60(16): 2710-2729.

[68] Li Y, Zhang B, Huang K, et al. Mitochondrial proteomic analysis reveals the molecular mechanisms underlying reproductive toxicity of zearalenone in MLTC-1 cells[J]. Toxicology, 2014, 324: 55-67.

[69] Kamle M, Mahato D K, Gupta A, et al. Deoxynivalenol: An overview on occurrence, chemistry, biosynthesis, health effects and its detection, management, and control strategies in food and feed[J]. Microbiology Research, 2022, 13(2): 292-314.

[70] 陶继庭. 亚洲镰孢菌(*Fusarium asiaticum*)三个特有基因生物学功能及其潜在药靶发掘[D]. 南京: 南京农业大学, 2017.

[71] Alexander N J, Proctor R H, McCormick S P. Genes, gene clusters, and biosynthesis of trichothecenes and fumonisins in *Fusarium*[J]. Toxin Reviews, 2009, 28(2-3): 198-215.

[72] Proctor R H, McCormick S P, Kim H S, et al. Evolution of structural diversity of trichothecenes, a family of toxins produced by plant pathogenic and entomopathogenic fungi[J]. PLoS Pathogens, 2018, 14(4): e1006946.

[73] Yang M, Zhang H, Kong X, et al. Host and cropping system shape the *Fusarium* population: 3ADON-producers are ubiquitous in wheat whereas NIV-producers are more prevalent in rice[J]. Toxins, 2018, 10(3): 115.

[74] Kotowicz N K, Frac M, Lipiec J. The importance of *Fusarium* fungi in wheat cultivation—pathogenicity and mycotoxins production: A review[J].Journal of Animal and Plant Sciences, 2014, 21(2): 3326-3243.

[75] Vary Z, Mullins E, McElwain J C, et al. The severity of wheat diseases increases when plants and pathogens are acclimatized to elevated carbon dioxide[J]. Global Change Biology, 2015, 21(7): 2661-2669.

[76] Ladi P, Jinap S, Nik I, et al. Effect of temperature, water activity and carbon dioxide on fungal growth and mycotoxin production of acclimatised isolates of *Fusarium verticillioides* and *F. graminearum*[J]. Toxins, 2020, 12(8): 478.
[77] Tayal M, Somavat P, Rodriguez I, et al. Polyphenol-rich purple corn pericarp extract adversely impacts herbivore growth and development[J]. Insects, 2020, 11(2): 98.
[78] Johnson E, Dowd P. Plant anthocyanin insect feeding deterrents[J]. Phytochemical Society of North America Meeting and Newsletter, 2003.
[79] Johnson E T, Berhow M A, Dowd P F. Colored and white sectors from star-patterned petunia flowers display differential resistance to corn earworm and cabbage looper larvae[J]. Journal of Chemical Ecology, 2008, 34(6): 757-765.
[80] Türker L, Gümüş S. A theoretical study on vomitoxin and its tautomers[J]. Journal of Hazardous Materials, 2009, 163(1): 285-294.
[81] Eriksen G S. *Fusarium* Toxins in Cereals: A Risk Assessment[M]. Copenhagen: Nordic Council of Ministers, 1998.
[82] Nagy C M, Fejer S N, Berek L, et al. Hydrogen bondings in deoxynivalenol (DON) conformations—a density functional study[J]. Journal of Molecular Structure: THEOCHEM, 2005, 726(1-3): 55-59.
[83] Brauer E K, Balcerzak M, Rocheleau H, et al. Genome editing of a deoxynivalenol-induced transcription factor confers resistance to *Fusarium graminearum* in wheat[J]. Molecular Plant-Microbe Interactions, 2020, 33(3): 553-560.
[84] Alexander N J, McCormick S P, Waalwijk C, et al. The genetic basis for 3-ADON and 15-ADON trichothecene chemotypes in *Fusarium*[J]. Fungal Genetics and Biology, 2011, 48(5): 485-495.
[85] Puri K D, Yan C, Leng Y, et al. RNA-Seq revealed differences in transcriptomes between 3ADON and 15ADON populations of *Fusarium graminearum in vitro* and *in planta*[J]. PLoS One, 2016, 11(10): e0163803.
[86] Puri K D, Zhong S. The 3ADON population of *Fusarium graminearum* found in North Dakota is more aggressive and produces a higher level of DON than the prevalent 15ADON population in spring wheat[J]. Phytopathology, 2010, 100(10): 1007-1014.
[87] Berthiller F, Crews C, Dall' Asta C, et al. Masked mycotoxins: A review[J]. Molecular Nutrition & Food Research, 2013, 57(1): 165-186.
[88] Pinton P, Tsybulskyy D, Lucioli J, et al. Toxicity of deoxynivalenol and its acetylated derivatives on the intestine: Differential effects on morphology, barrier function, tight junction proteins, and mitogen-activated protein kinases[J]. Toxicological Sciences, 2012, 130(1): 180-190.
[89] Zachariasova M, Cajka T, Godula M, et al. The benefits of orbitrap high resolution mass spectrometry for free and masked mycotoxins in malt and beers[R]. Fourth International Symposium on Recent Advances in Food Analysis, 2009.
[90] Tian Y, Tan Y, Liu N, et al. Detoxification of deoxynivalenol via glycosylation represents novel insights on antagonistic activities of *Trichoderma* when confronted with *Fusarium*

graminearum[J]. Toxins, 2016, 8(11): 335.

[91] Pleadin J, Vahčić N, Perši N, et al. *Fusarium mycotoxin*' occurrence in cereals harvested from Croatian fields[J]. Food Control, 2013, 32(1): 49-54.

[92] Tima H, Brückner A, Mohácsi-Farkas C, et al. *Fusarium mycotoxins* in cereals harvested from Hungarian fields[J]. Food Additives & Contaminants: Part B, 2016, 9(2): 127-131.

[93] Luo S, Du H, Kebede H, et al. Contamination status of major mycotoxins in agricultural product and food stuff in Europe[J]. Food Control, 2021, 127: 108120.

[94] Bryła M, Pierzgalski A, Zapaśnik A, et al. Recent research on *Fusarium mycotoxins* in maize—A review[J]. Foods, 2022, 11(21): 3465.

[95] Brera C, Peduto A, Debegnach F, et al. Study of the influence of the milling process on the distribution of deoxynivalenol content from the caryopsis to cooked pasta[J]. Food Control, 2013, 32(1): 309-312.

[96] González-Osnaya L, Cortés C , Soriano J M, et al. Occurrence of deoxynivalenol and T-2 toxin in bread and pasta commercialised in Spain[J]. Food Chemistry, 2011, 124(1): 156-161.

[97] Bockhorn I, Bockhorn A, Pohler S. Deoxynivalenol (DON) in raw and cooked pasta[J]. Mycotoxin Research, 2001, 17: 67-70.

[98] Brera C, Bertazzoni V, Debegnach F, et al. Exposure assessment for Italian population groups to deoxynivalenol deriving from pasta consumption[J]. Toxins, 2013, 5(12): 2293-2309.

[99] Sobrova P, Adam V, Vasatkova A, et al. Deoxynivalenol and its toxicity[J]. Interdisciplinary Toxicology, 2010, 3(3): 94-99.

[100] Chen Y, Zhang R, Tong E, et al. Occurrence and exposure assessment of deoxynivalenol and its acetylated derivatives from grains and grain products in Zhejiang province, China (2017–2020)[J]. Toxins, 2022, 14(9): 586.

[101] Iqbal S Z, Usman S, Razis A F A, et al. Assessment of deoxynivalenol in wheat, corn and its products and estimation of dietary intake[J]. International Journal of Environmental Research and Public Health, 2020, 17(15): 5602.

[102] Canada. Health Canada's maximum levels for chemical contaminants in foods[S]. 2020.

[103] Kostić A Ž, Milinčić D D, Petrović T S, et al. Mycotoxins and mycotoxin producing fungi in pollen:Review[J]. Toxins(Basel), 2019,11(2): 64.

[104] Puel O, Galtier P, Oswald I P. Biosynthesis and toxicological effects of patulin[J]. Toxins(Basel), 2010, 2(4): 613-631.

第二章

真菌毒素的毒性机制与风险评估

本章提要：为加深对真菌毒素的认识，本章进一步阐述了各真菌毒素的毒性特征（如急性/亚急性毒性、亚慢性/慢性毒性及致癌性等）和各真菌毒素的毒性机制，并对各毒素的风险评估进行总结，为后续真菌毒素相关疾病发生发展、毒性干预、机制研究及应用等进行了铺垫。

第一节 黄曲霉毒素

一、毒性特征

从 1962 年黄曲霉毒素被分离出来，人们便开始对这种物质的毒性进行研究。黄曲霉毒素极毒，比人们熟知的剧毒药氰化钾毒性要强 10 倍，且比自然界中的其他有毒生物的毒汁还要毒，毒性是农业生产中常用的剧毒农药 1605 和 1059 的 28～33 倍。黄曲霉毒素的毒性强，我们应该深入了解其毒性机理和传播途径，采取有效的防控措施，以维护人类和动物的健康。

1. 黄曲霉毒素与人类的健康

1993 年，世界卫生组织国际癌症研究机构将黄曲霉毒素 B_1 列为 1 类致癌物。黄曲霉毒素主要通过食品被人类摄入，这些食品不仅仅包括植物，还可以通过家禽和农业等养殖过程进入食品供应链，从而被人体摄入。许多报告指出，黄曲霉毒素对人体的毒性极强，摄入过量，会对人体健康带来威胁[1, 2]。肝脏作为人体的重要解毒器官，黄曲霉毒素对它的损伤尤为明显，摄入黄曲霉毒素会导致肝实质坏死，还会发生胆管上皮增生、肝脂肪浸润及肝出血等病变，引发严重的健康问题。除了对肝脏的直接损伤外，黄曲霉毒素还能破坏人体或动物的免疫系统。黄曲霉毒素中毒的症状主要表现为呕吐、厌食、发热、黄疸、腹水等肝炎症状。若持续微量摄入黄曲霉毒素，可能导致生长发育障碍，还可能诱导畸形、癌症等严重疾病的发生，给人们的生命健康带来威胁[3]。目前，黄曲霉毒素经美国食品药品监督管理局（FDA）证实为不可避免的污染物。

在众多的黄曲霉毒素中，B_1、M_1 和 G_1 这几种是最常见的，它们的毒性按大小依次减弱。这些毒素不仅具有极强的急性毒性，还能引发明显的慢性毒性效应，是我国目前已知毒性最强的霉菌毒素，位居已知霉菌毒性之首。黄曲霉毒素 B_1 是一种极具危害性的毒素，对人类健康构成严重威胁。然而，黄曲霉毒素 B_1 的危害并不局限于其毒性。由于烹饪过程中无法降解，人们很可能通过食物摄入这种毒素，从而导致生理损伤。大量摄入黄曲霉毒素 B_1 时，人体会出现急性中毒现象，表现为肝脏的急性肝炎、肝细胞脂肪变性以及肝脏出血性坏死等[4]。多次小剂量摄入则会引发肝脏的慢性中毒，对于儿童则会导致生长障碍。黄曲霉毒素 B_1 还是目前所知致癌性最强的化学物质。它会在体内经过生物转化形成活性中间体，从而具有致癌性。黄曲霉毒素 B_1 的致癌性具有三个特点：致癌范围广、致癌强度大、可诱发多种癌症。其中，肝癌是其主要诱发癌症，黄曲霉毒素引发肝癌的比例占全球肝癌发病的 28.2%[5]。此外，它还可诱发其他部位的肿瘤。黄曲霉毒素 B_1 还可能对胎儿分化造成影响，导致胎儿畸形，还能通过多种方式对淋巴组织发挥作用，从而影响机体免疫系统，引发免疫抑制。

2. 黄曲霉毒素与动物的健康

黄曲霉毒素具有急性毒性、慢性毒性和致癌性，还会对动物造成严重的健康损伤，给畜牧业带来巨大的经济损失。

美国农业经济学家所做的一项统计数据显示，畜产在食用黄曲霉毒素污染的饲料后，经过在动物体内的代谢会造成各种疾病，使动物死亡或产量下降。黄曲霉毒素污染为美国畜牧业带来的经济损失每年高达 10%。黄曲霉毒素对动物的伤害主要集中在肝脏，受损程度因动物的种类、年龄、性别和营养状态而异，会导致动物肝功能减退[6]，降低动物的免疫力，使其更容易受到微生物的感染并且造成消化系统功能紊乱、生育能力降低以及贫血等疾病[5]。长期食用含有低浓度黄曲霉毒素的饲料不会对动物本身造成影响，但会导致胚胎内中毒。奶牛在摄入黄曲霉毒素后，不仅使产奶量下降，且黄曲霉毒素在奶牛体内代谢后，牛奶中出现的黄曲霉毒素 M_1 和 M_2 在进一步加工中并不能除去，饮用这种含有黄曲霉毒素的牛奶将进一步危害人类健康。

二、毒性分子机制

1. 黄曲霉毒素的代谢过程

AFB_1 暴露是通过饮食摄入、皮肤接触和吸入受污染的粉尘发生的。摄入的

AFB_1 中超过 80%通过被动运输被十二指肠和空肠吸收，然后积聚在肝脏、肾脏和脾脏中，AFB_1 毒性的主要器官是肝脏[7]。已在肝脏、胃肠道、神经系统、免疫细胞和生殖器官中观察到 AFB_1 的毒性作用[8]。

AFB_1 在肝脏中通过 P450 酶代谢成致癌物 AFB-8,9-环氧化物（AFBO），其中包括内-8,9-环氧化物（*endo*-AFBO）和外-8,9-环氧化物（*exo*-AFBO）异构体。CYP1A2 和 CYP3A4 酶在人肝脏中 AFB_1 的激活中起关键作用。CYP1A2 将 AFB_1 氧化成内、外-AFBO 和 AFM_1，而 CYP3A4 催化 AFB_1 氧化成外-AFBO 和 AFQ1；CYP2A13、CYP2A3 和 CYP321A1 将 AFB_1 分解为 AFP_1[9]。

在研究人和动物的肝脏匀浆的上清液组分对 AFB_1 的代谢中发现，AFQ_1 是人、猴和大鼠肝脏产生的主要代谢物；AFP_1 是人、猴和小鼠肝脏产生的主要代谢物；鸭肝匀浆将 AFB_1 代谢为 AFL；AFM_1 和 AFB_1 -二氢二醇是牛肝细胞中的主要代谢物，AFM_1 最初被分离并被鉴定为牛奶中的 AFB_1 代谢物。

2. 遗传毒性

形成的代谢物 AFBO 会插入 DNA 并在烷基化反应中共价结合鸟嘌呤残基的 N^7 原子，形成立体特异性黄曲霉毒素-DNA 加合物，反式 8,9-二氢-8-（N^7-鸟苷基）-9-羟基-AFB_1（AFB_1-N^7-gua），由于其带正电荷，AFB_1-N^7 -gua 加合物高度不稳定，会释放留下一个嘌呤 DNA 分子（AP），还可以在微碱性条件下开环以形成两种稳定的异构体顺式和反式 AFB_1-甲酰胺嘧啶（AFB_1-FAPy）加合物，也分别称为次要和主要 AFB_1-FAPy 加合物[10]。这三种 AFBO 诱导的 DNA 损伤（AP、AFB_1-N^7-gua 和 AFB_1-FAPy）被认为是 AFB_1 遗传毒性和致癌作用的主要前体[11]。其中。AFB_1-FAPy 损伤基本上通过核苷酸切除修复（NER）机制进行修复，该机制取决于 DNA 螺旋扭曲的程度以识别受损位点，位点越扭曲，就越容易被修复蛋白识别，由于 AFB_1-FAPy 诱导的螺旋扭曲损伤较少，阻碍了 DNA 修复，因此具有持续的 DNA 损伤，致突变性最强[12]。

虽然黄曲霉毒素的致突变性主要归因于上述黄曲霉毒素-N^7-gua DNA 加合物的形成，但它也是由 AFB_1 代谢产生的氧化应激（OS）引起的。OS 直接作用于 DNA 诱导氧化 DNA 损伤（ODD），或间接通过膜磷脂脂质过氧化（LPO）形成副产物。CYP450 酶在肝脏中对 AFB_1 的加工诱导 OS，释放过量的活性氧（ROS），这些活性氧可以攻击 DNA 的氮碱基和脱氧核糖部分，并产生 100 多种不同的 DNA 加合物，其中已知和研究最好的是 7,8-二氢-8-氧代-2′-脱氧鸟苷（8-羟基脱氧鸟苷，8-氧代-dG，8-OH-dG），其来源于 OS 产生的羟基自由基氧化 DNA 鸟嘌呤残基，通常用作氧化性 DNA 损伤的生物标志物。

3. 致癌性

在对黄曲霉毒素的基因毒性的研究中发现，AFBO 与鸟嘌呤上的 N^7 共价结合，在DNA双螺旋中形成AFB_1-N^7-鸟嘌呤加合物，驱动致癌作用的点突变，引起G→T转位。与*endo*-AFBO相比，*exo*-AFBO对鸟嘌呤残基的亲和力明显更高，因此被认为是主要的致癌代谢物。AFBO的两种异构体都通过谷胱甘肽-S-转移酶的谷胱甘肽（GSH）偶联解毒。但由于其高度不稳定的性质，AFBO可以自发水解，通过与不同的蛋白质结合，引起组织损伤、炎症和细胞过度增殖，最终促进致癌[13]（图2-1）。

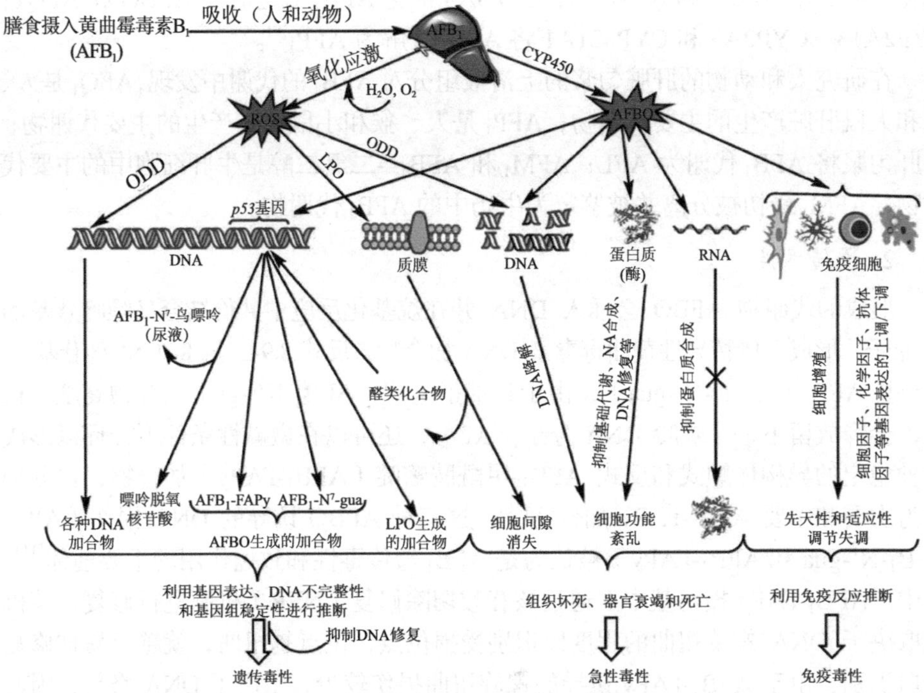

图2-1　黄曲霉毒素B_1的主要毒性机制

人类肝细胞中最常见的AFB_1诱导的突变之一是*p53*基因密码子249中的G→T转位。*p53*基因是一种在人类癌症中经常发生突变的肿瘤抑制因子，这些突变通过抑制细胞凋亡和增加增殖率来促进肿瘤发展[14]。AFBO还可以通过结合和破坏DNA修复酶间接诱导突变。此外，P450酶的AFB_1代谢也产生活性氧，如羟基自由基，过氧化氢和其他破坏细胞膜和大分子的自由基[2]。

三、风险评估

FAO和WHO下属的食品添加剂联合专家委员会（以下简称委员会）在其第三十一届会议上首次对黄曲霉毒素进行了评估，在这届会议上，委员会认为黄曲霉毒素是一种潜在的致癌物质，并且提出要将饮食中接触黄曲霉毒素的量减少到最低，尽可能减少接触，从而减少潜在的致癌风险[15]。在第四十六届会议上，委员会在考虑了致癌性以及相关的潜在风险后，建议后续进行详细的评估。1999 年，在第四十九届会议上，委员会进行了详细的评估。委员会注意到黄曲霉毒素 B_1 是黄曲霉毒素中最有可能的致癌物，现有的大多数毒理学数据都与黄曲霉毒素 B_1 有关[15]。黄曲霉毒素 M_1 的致癌效力大约比黄曲霉毒素 B_1 低一个数量级。这次评估在考虑乙型肝炎表面抗原（HBsAg）状况的情况下，提供接触 AFB_1 导致人类肝癌的效力估计，分析了当黄曲霉毒素对玉米和花生污染达到假定最大水平 10 μg/kg 和 20 μg/kg 的影响，并且得出结论，当最大污染水平从 20 μg/kg 降低 10 μg/kg 时，不太可能导致人群癌症风险的可检测差异。在对肝癌高发地区和食品中黄曲霉毒素污染水平高的地区进行流行病学研究后发现，黄曲霉毒素在乙型肝炎表面抗原阳性（$HBsAg^+$）者中的致癌效力为 0.3，明显高于乙型肝炎表面抗原阴性（$HBsAg^-$）者，其致癌效力为 0.01[16]。委员会由此得出结论，减少黄曲霉毒素摄入量将有利于人群健康，尤其对于 $HBsAg^+$个体和黄曲霉毒素平均摄入量高的人群来说更有效果。在对黄曲霉毒素的致癌性进行评估后，在 2002 年第五十六届会议上，委员会又对黄曲霉毒素的代谢物黄曲霉毒素 M_1 在牛奶中不同限量水平下的影响进行评估，评估结果表明，将黄曲霉毒素 M_1 的限量从 0.5 μg/kg 降到 0.05 μg/kg，所带来的健康效益没有很大区别。在 2007 年的第六十八届会议上，评估了不同水平污染各类坚果的影响，4 μg/kg 和 20 μg/kg 限量下杏仁、巴西坚果、榛子中黄曲霉毒素暴露量变化较小。联合国粮食及农业组织/世界卫生组织在 2017 年的报告中指出，使用体重转换系数 0.75 将大鼠对黄曲霉毒素的风险值外推到人类的单位风险，其风险为 4.6ng/（kg·10^5 人· a）（95%置信区间：1.3）。

2007 年，欧洲食品安全局食物链污染物小组（CONTAM 小组）评估了 AFT 的平均膳食暴露量，该评估包括杏仁、榛子、开心果、其他坚果、玉米、油籽、干果和香料的暴露。成人的暴露量为每天 0.35～1.93 ng/kg B.W.（最小值～最大值），儿童的暴露量为每天 0.56～1.91 ng/kgB.W.（最小值～最大值），自 2007 年以来，欧盟层面没有对 AFT 的总膳食暴露进行更新评估[17]。2009 年，CONTAM 小组发布了一份声明，说明除杏仁、榛子和开心果以外的坚果的黄曲霉毒素总量对公众健康产生影响的量从 4 μg/kg 增加到 10 μg/kg。2012 年，欧洲食品安全局发表了一份技术报告《无花果干的黄曲霉毒素总含量从 4 μg/kg 增加到 10 μg/kg 对膳食暴露的影响》。2018 年，CONTAM 小组发表了一份关于将花生及其加工产品中黄曲霉毒素总量的最高水平从 4 μg/kg 提高到 10 μg/kg 对公众健康的影响，旨在供人类直接食用或用作食品成分的声明。

对于单次暴露的急性毒性，1971 年 Wogan 等在大鼠中测得 AFB_1 和 AFG_1 的 LD_{50} 值分别为 1.16 mg/kg B.W.和 1.5～2.0 mg/kg B.W.，而 AFB_2 和 AFG_2 在大鼠中

单次剂量高达 200 mg/kg B.W.时未显示出任何致死性。2007 年，CONTAM 小组得出结论，AFB_1 在实验动物中会引起急性肝毒性，但无法对其他黄曲霉毒素得出结论。从 2011 年 Dhanasekaran 等以及 2018 年 Eaton 等的研究中得出结论，在啮齿动物中，AFB_1 的 LD_{50} 值在 1～18 mg/kg B.W.之间，对于其他物种，其 LD_{50} 值小于 1mg/kg B.W.。

目前，已有许多研究涵盖了 AFB_1 的亚急性和短期毒性，Rotimi 等在 2017 年的研究中发现，口服 AFB_1 会诱导肝损伤以及脂质和脂蛋白代谢基因失调，Jha 等在 2014 年的研究中，将小鼠按照 0mg/（kg B.W.· d）、0.75mg/（kg B.W.· d）、1.5 mg/（kg B.W.· d）的剂量每天服用 AFB_1 30 天，发现导致了小鼠的体重减轻和肾脏相对质量增加，且多项肾脏指标出现异常，组织病理学发现肾小球和肾小管结构严重紊乱，表明产生了肾毒性[18]。肠道微生物群对肠道的健康发育至关重要。在人类和动物中，肠道微生物种群的变化与多种健康问题有关，如肥胖和炎症性肠病。在 2017 年 Yong 等以及 2018 年 He 等对肠道菌群的研究中发现，长时间暴露于 AFB_1 会改变受试动物的肠道微生物群落，普遍降低了群落的多样性，这可能会进一步导致许多由肠道菌群诱发的疾病[19]。AFB_1 的遗传毒性一直是备受关注的，国际癌症研究机构在 1987 年、1993 年、2002 年，欧洲食品安全局在 2007 年，FAO/WHO 在 1999 年、2018 年都对 AFB_1 的遗传毒性进行了充分证实。

第二节　赭曲霉毒素

一、毒性特征

目前大量研究表明 OTA 对人和动物具有多种毒理学效应，主要表现在其致癌性、对肾脏和肝脏的损害、免疫抑制作用，包括致畸性、致癌性、致突变性、神经毒性、肝毒性等。

1. 急性毒性

OTA 急性中毒的表现主要包括恶心、呕吐、腹痛、腹泻以及肾脏、神经系统和免疫系统的损伤[20]。OTA 通过不同给药途径对不同实验动物的半数致死剂量（LD_{50}）见表 2-1。由表可知，哺乳动物中狗对 OTA 最为敏感。WHO 以大鼠的经口 LD_{50} 值的大小来衡量急性毒性的大小，LD_{50} 在 1～50 mg/（kg B.W.·d）则该物质为高毒物质。

表 2-1　不同动物的赭曲霉毒素半数致死剂量[mg/（kg B.W.·d）][21]

受试动物	经口	灌胃	腹腔注射	静脉注射
小鼠	46～58	46～58.3	22～40.1	25.7～33.8
大鼠	22（雄）；20（雌）	20～20.3	12.6	12.7
新生大鼠	3.9	3.9	—	—
狗	0.2	0.2	—	—
鸡	3.3（一日龄，雄） 10.67（十日龄）	3.3	—	—
猪	1	1.0	—	—

2. 致癌、致畸与致突变性

OTA 对啮齿类动物来说是强致癌物质，经口喂给小鼠和大鼠 OTA 可以引发肾癌和疑似肝癌，但是经过世界卫生组织国际癌症研究机构（IARC）评估，上述研究结果不能断定 OTA 的致癌性，所以世界卫生组织国际癌症研究机构把 OTA 列为 2B 类致癌物[22]，即疑似致癌物，这主要是因为其对细胞基因组的影响，包括突变、染色体畸变等，最终导致细胞癌变。IARC 于 2017 年对致癌物质进行了系统性的初步梳理，并随后发布了致癌物清单，经过严格的评估后，OTA 依旧被归类为具有潜在致癌风险的 2B 类致癌物。

OTA 是一种强效致畸物。它可以穿过胎盘，积聚在胎儿组织中，造成各种形态异常。OTA 可引起大鼠、小鼠、仓鼠、兔、鸡及其他一些家禽的胚胎畸形。其中，对于小鼠来说，OTA 是神经管缺陷（NTD）的致畸因子。OTA 致畸的机制可能包括其对母体的间接影响或对发育中的胎儿的直接影响。因此，畸形的严重程度取决于给药途径和妊娠期。

与自然条件下的突变相似，OTA 引起的点突变是通过诱导 DNA 的氧化应激反应而发生的。OTA 的致突变作用与遗传毒性有关系，如 OTA 能够诱导人源性肝癌细胞（HepG2）突变，进而产生遗传毒性。

3. 肾脏毒性

OTA 可以导致全部哺乳动物肾毒性，1989 年，美国国家毒理学计划发表声明，认为 OTA 是真菌毒素中最强的肾致癌物，会导致巴尔干肾病。巴尔干肾病又称巴尔干地方性肾病，是地方性肾小管间质肾病的一种，主要发生在巴尔干半岛、克罗地亚等地。

肾脏是 OTA 的主要靶器官。OTA 通过胃肠道被动吸收，在肾脏主动吸收，肾脏由于血流量高，相对于其他器官有更多 OTA 传递。游离的 OTA 从近端小管排出，又从近端小管直部、髓袢升支和收集管重吸收回体内。这种方式导致 OTA 在肾脏中积累，并且集中于近端小管细胞和收集管细胞，使这两部分成为肾脏的靶点。OTA 诱发的肾毒性会导致肾脏结构改变。近端小管上皮细胞和肾小球会出现萎缩、肿胀，间质纤维化，细胞压缩，基底膜变厚。

食物中的 OTA 通常是痕量，但由于其较长的半衰期，OTA 对人类以及动物能产生较大的毒性危害。OTA 在人类血液中的半衰期最长，为 853.2 h，其次为短尾猿（510 h）、长尾猴（456～504 h）、猪（72～150 h）、大鼠（55～127 h）、牛（77 h）、小鼠（24～48 h）、兔（8.2 h）、鹌鹑（6.7～12 h）、鸡（4.1 h），以及鱼（0.7～8.3 h）。在人体内如此冗长的半衰期意味着 OTA 最可能对人类有毒害。

OTA 的肾毒性致毒模型的主要基础是 OTA 导致有丝分裂受阻，从而引发基因不稳定和细胞增殖（图 2-2）。肾小管上皮细胞对 OTA 的特殊敏感性是由于其细胞膜上的转运蛋白能选择性吸收 OTA。随着 OTA 转运进细胞后，OTA 影响组蛋白乙酰转移酶的活性，而组蛋白乙酰转移酶在 DNA 复制、DNA 损伤修复、基因转录和有丝分裂中有重要作用。组蛋白乙酰转移酶的活力降低会引起有丝分裂紊乱，并导致细胞死亡或有丝分裂失败或形成不稳定的多倍体。肾小管萎缩导致细胞不能正常死亡并且复制以补偿细胞损失。细胞的长久存活以及繁殖，加上有丝分裂的紊乱导致了基因不稳定，最后引发癌症[23]。

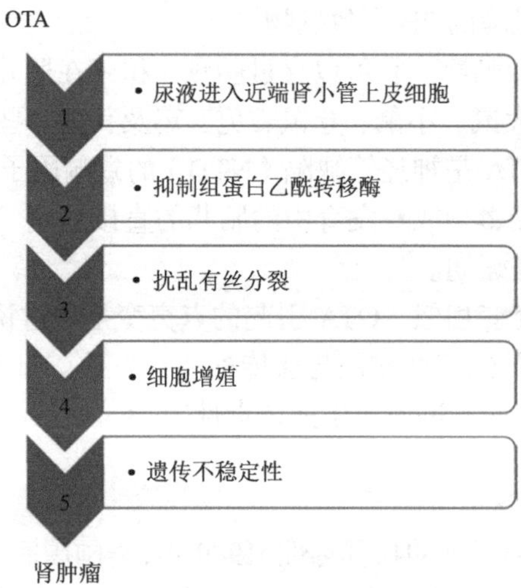
OTA
1
• 尿液进入近端肾小管上皮细胞
2
• 抑制组蛋白乙酰转移酶
3
• 扰乱有丝分裂
4
• 细胞增殖
5
• 遗传不稳定性
肾肿瘤

图 2-2　OTA 肾毒性模型图[24]

4. 神经毒性

OTA 对神经有负面作用，涉及大脑的六部分区域：小脑、海马体、尾状核、延髓、脑桥、黑质、大脑皮层，并且OTA对神经细胞具有高度毒性，且能够随时到达神经组织（大脑、视网膜），如OTA能严重影响神经角质细胞的神经保护能力。OTA对大鼠和小鼠的负面作用有所差异，OTA对大鼠胚胎中脑细胞具有细胞毒性，并抑制其细胞分化，并且这种毒性作用不能被外源谷胱甘肽所阻止。对于小鼠，OTA能够氧化其大脑细胞中的DNA，从而降低小鼠大脑纹状体多巴胺水平[25]。

另外，OTA可能是凋亡过程占主导的神经变性疾病如阿尔茨海默病和帕金森病发病机制的一个诱因，OTA浓度提高，对原代神经元和神经细胞的毒性也增加，导致细胞凋亡和线粒体膜电位丧失，进而导致阿尔茨海默病以及帕金森病。

5. 免疫毒性

在一定条件下，OTA具有高度免疫抑制作用。在OTA的影响下，重要的免疫器官，如胸腺、脾、淋巴结体积会减小；抗体反应受抑制；免疫细胞的数量、功能会改变，如OTA导致外周淋巴T细胞和淋巴B细胞的增殖被抑制；免疫因子发生改变，如OTA能够阻止白细胞介素2及其受体的产生[26]。此外，OTA能够削弱巨噬细胞对伤害性刺激的反应灵敏度，进一步影响其在免疫系统中的重要功能，还能直接对人血单核细胞进行攻击，促进炎症反应的发生，干扰其正常生理功能。

6. 肝毒性

肝脏是OTA另一靶器官。对OTA的摄入会增加肝脏质量，并且增加的幅度与剂量相关。当OTA进入机体后，作为肝脏功能标识的一系列指标会升高，如碱性磷酸酶、谷丙转氨酶、谷草转氨酶、谷氨酰转移酶；而白蛋白会降低。从病理切片上来看，OTA造成的肝脏损伤并不明显，因此肝脏的组织病变不是OTA对肝脏的主要影响。

OTA对肝脏的致毒机制与肾脏的十分不同，其主要与氧化应激有关。OTA经由食物摄入体内时，其通过血液在肾脏和肝脏中积累，导致活性氧爆发，超氧化物歧化酶、过氧化氢酶以及过氧化物酶等抗氧化酶的活性在肝脏和肾脏中降低。

7. 遗传毒性

在细胞中，OTA通过产生活性氧簇，诱导氧化应激和DNA的氧化损伤。在体内，OTA通过氧化生物活化直接与DNA反应形成共价的DNA加合物。因此OTA的遗传毒性主要表现为其对DNA的致突变作用，从而对细胞的正常功能和基因组稳定性产生负面影响，进而可能导致癌症的发生。OTA引起的DNA突变有可能通过细胞分裂传递给后代细胞。这意味着赭曲霉毒素不仅对个体自身的健康构成威胁，还有可能通过遗传机制传递给子代，增加后代发生癌变的风险。

二、毒性分子机制

目前关于 OTA 毒性提出的主要机制有：抑制蛋白质合成和线粒体呼吸、引起氧化应激损伤和 DNA 损伤、引起周期阻滞、诱导细胞凋亡、干扰细胞信号等。

1. 抑制蛋白质、DNA 和 RNA 合成

OTA 是苯丙氨酸（Phe）的结构类似物，因此可能参与涉及苯丙氨酸的所有代谢途径。OTA 能够与 Phe 竞争 Phe-tRNA 合酶的位点，阻断氨基酰化反应和肽链的延长，进而在转录后抑制蛋白质的合成，因此也影响 RNA 和 DNA 的合成。作为苯丙氨酸羟化酶的反应底物，OTA 能结合 Phe 结合位点，抑制苯丙氨酸羟化酶的活性，进而影响羟基化反应。Phe 羟基化转变为酪氨酸（Tyr）的过程是不可逆反应，是氨基酸分解代谢中的关键调节步骤[27]。

在许多生物中，OTA 不仅影响蛋白质合成，也影响 DNA 和 RNA 合成。主要的生物化学机制为 OTA 抑制苯丙氨酸-tRNA 合酶和苯丙氨酸羟化酶。

2. 线粒体呼吸链的抑制

线粒体电子传递链（mtETC）位于线粒体内膜，mtETC 的电子转移有两个途径：①从泛醌到氧化酶，氧发生还原反应生成水；②电子通过细胞色素途径，包括两个位点，从泛醌下游质子泵到细胞色素 C 氧化酶（COX）或交替氧化酶（AOX）。AOX 内膜蛋白，不被内膜质子梯度抑制，当细胞色素 C 途径受损时 AOX 催化电子流从泛醌到氧气，开辟复合体Ⅲ到Ⅳ的旁路，形成氰化物不敏感的电子转移途径。

OTA 能够抑制呼吸链，改变线粒体形态，其主要体现在 ATP 的衰竭。OTA 能够影响线粒体内膜上特定载体蛋白的功能，导致线粒体内磷酸盐转运受阻；另外，OTA 还会对琥珀酸盐相关电子活动进行抑制，进一步影响了线粒体内电子传递链的运作，从而影响了线粒体正常的能量代谢过程。因此，OTA 能够诱导线粒体功能紊乱，产生毒性。

3. 氧化应激损伤

氧化应激是指由于氧化物质的过度产生或抗氧化物质清除能力的减弱，细胞内氧化还原平衡被破坏，进而引起一系列有害效应的过程。主要参与氧化应激的酶包括超氧化物歧化酶（SOD）、谷胱甘肽过氧化物酶（GSH-Px）、谷胱甘肽还原酶（GR）、过氧化氢酶（CAT）等，热激活蛋白也是重要的抗氧化机制成员，这些抗氧化酶能够防御过氧化造成的损害。ROS 可诱导细胞损伤和死亡，与致癌作用、肾脏疾病、神经退行性疾病、糖尿病和衰老等疾病都有密切关联。ROS 还可以作为第二信使激活一些基因，放大初级的氧化应激反应，进一步诱导细胞凋亡或细胞程序性死亡。

OTA 引发细胞内生成大量过氧化物、抗氧化酶活力下降、细胞 DNA 损伤，进而导致细胞凋亡。OTA 诱导的氧化应激与许多细胞毒性存在紧密联系，细胞增殖增加是驱动因素。例如 OTA 的遗传毒性，OTA 在不产生细胞毒性的低浓度下就能够诱导氧化的 DNA 损伤，氧化的 DNA 损伤能够引发细胞转化，关联细胞增殖响应，从而引起细胞死亡。OTA 经由食物摄入体内时，其通过血液在肾脏和肝脏中积累，并导致 ROS 爆发，引起肝、肾毒性。OTA 的致癌性也与自由基介导的细胞氧化损伤有关。

4. DNA 损伤

在细胞生物学和肿瘤学的研究中，多种真菌毒素具有致癌潜力，而这些毒素能够诱导细胞 DNA 发生氧化应激损伤，ROS 在致癌性毒素通过氧化应激形成肿瘤的过程中起到了关键的作用。OTA 中的氯原子是其具有遗传毒性的根本原因，含氯化合物通过生物激活形成苯醌类化合物诱导氧化胁迫，引起 DNA 损伤。

在 DNA 链上，鸟嘌呤碱基在 C8 位遭受羟自由基及单线态氧的侵袭后，会经历羟化过程，形成 8-羟基脱氧鸟苷，这一物质被视为 DNA 氧化损伤的关键指标或生物标志物。OTA 能够触发 ROS 释放，加剧细胞氧化压力的同时，进一步促使 8-羟基脱氧鸟苷累积从而导致 DNA 损伤。

5. 周期阻滞和细胞凋亡

细胞周期过程包括细胞的生长、DNA 复制和分裂。细胞周期主要分为两个主要阶段：有丝分裂期和间期，间期是细胞周期的最长阶段，它又可分为三个子阶段：G1 期（第一生长期）、S 期（DNA 合成期）和 G2 期（第二生长期）。细胞周期调控紊乱在细胞损伤乃至癌变过程中发挥着至关重要的作用。

OTA 能够对细胞周期产生影响，并且 OTA 阻滞的细胞周期具体阶段因细胞种类而异。例如 OTA 能够对人胃上皮细胞（GES-1）的 G2 阶段产生影响，并且 OTA 能够激活 GES-1 中的 caspase-3 蛋白酶，诱导胃上皮细胞凋亡。OTA 阻滞人外周血单核细胞周期阶段则在 G1 期。

OTA 能够诱导多种细胞凋亡，如人肾近端小管上皮细胞、犬肾收集管细胞 MDCK-C7、大鼠肾脏近端小管细胞等。其中，肾脏中的细胞凋亡会导致多囊肾病、肾小球硬化、间质纤维化。

6. 对细胞信号转导的影响

每一个细胞中都包含很多个信号通路，细胞信号以及调控的变化都会导致细胞表型或功能的变化，最终改变整个机体稳态。有时细胞存活和细胞完整性尚未改变，但细胞的功能和一些特殊反应已经改变。OTA 能够通过调节一系列代谢通路中的关键蛋白和调节因子的表达水平来发挥毒性，从而影响到细胞内的信号转导过程，OTA 通过影响这些信号转导过程，可能会改变细胞的正常生理功能，进而引发毒性。OTA 会引起许多涉及致癌作用的细胞信号途径发生改变，如改变钙依赖的信号途径；活化细胞丝裂原激活蛋白激酶（MAPK）信号途径；线粒体依赖的细胞凋亡信号途径等。

细胞质的 Ca^{2+}是细胞中代谢、转运、基因表达等过程的调控者。OTA 能刺激细胞内质网的 Ca^{2+}-ATP 酶活性，增加钙储存。另外 OTA 还能增加血管紧张素Ⅱ和表皮生长因子在钙稳态上的作用，导致细胞钙稳态扰乱，改变细胞增殖。

MAPK 信号途径在细胞增殖、细胞存活、抗细胞凋亡活性和肾脏癌症发生中起重要作用。MAPK 是丝氨酸/苏氨酸蛋白激酶，转换胞外刺激为各种胞内响应，是涉及磷酸化激活细胞膜到细胞核信号转导级联反应的关键组分。MAPKs 同时存在于细胞生长和细胞死亡中，而这些途径的精密调控在决定细胞命运中发挥着举足轻重的作用。OTA 对 MAPK 途径的激活会造成一些有害影响，包括 MAPK 调控基因过量表达、细胞增殖失控以及细胞意外死亡[28]。

三、风险评估

在评估人类暴露于 OTA 的风险时，需充分考虑其在食品加工过程中的降解，因此最好直接测量入口食品中的 OTA 含量。据估计，一般消费者的估计摄入量在每周 15～20 ng/kg B.W.之间，而高消费量消费者的估计摄入量在每周 40～60 ng/kg B.W.之间。这些估计摄入量对成年人来说是保守的，婴儿和儿童以及某些高消费者可能有更高的接触。

OTA 的毒性更多体现在肾毒性，并有致畸、致癌和免疫毒性，被国际癌症机构认定为 2B 类致癌物。基于 OTA 对人体和动物健康的不良影响及其污染情况，各国和国际组织制定了限量标准，以确保食品中 OTA 的含量在安全水平以下。这些标准通常基于毒性学研究和流行病学数据，以确保公众暴露于 OTA 的水平在安全范围内。

在 JECFA 召开的第 44 次会议上，根据新的毒理学数据和流行病学及肾毒性的研究成果，对 OTA 的每周可耐受摄入量进行了调整，由 112 ng/kg B.W.下调至 100 ng/kg B.W.。迄今为止，全球范围内有 11 个国家针对食品和饲料制定了严格的 OTA 限量标准。国际食品法典委员会规定谷物及其制品中 OTA 含量不超过 5.0 μg/kg。欧盟委员会对谷物中 OTA 的限量与 CAC 相同，但规定谷物制品中 OTA 含量不超过 3.0 μg/kg。此外，我国 GB 2715—2016 规定谷类和豆类中的 OTA 限量不得超过 5.0 g/kg。

根据 WHO 和 FAO 的建议，对于 OTA 的每日允许摄入量（DAI）是 0.1 μg/kg B.W.。这意味着对于一个成年人，每日摄入 OTA 的安全上限取决于其体重。例如，一个体重为 70 千克的成年人，其每日 OTA 的安全上限为 7 μg。欧洲食品安全局及大多数国家包括我国，对 OTA 的每日摄入量标准与 WHO 和 FAO 的建议相一致，通常是 0.1 μg/kg B.W.。目前，美国食品药品监督管理局并未直接设定 OTA 的每日摄入量标准，而是通过制定各种食品中 OTA 的最大容许量来监管。只是规定了在特定食品中 OTA 的最高允许浓度，例如，对于花生和花生制品，FDA 规定 OTA 的限量为 20 ppb。对于其他食品，如堇菜、玉米和小麦等，限量标准也有所不同。

第三节　玉米赤霉烯酮

经研究 ZEA 显示出了显著的遗传毒性潜力，并可引起氧化性 DNA 损伤、导致 DNA 断裂、细胞周期阻滞、微核形成和染色体畸变。此外，它具有肾毒性和肝毒性作用，并促进肝癌的发展。

一、毒性特征

1. 毒代动力学

动物研究表明，ZEA 经口暴露后会迅速通过胃肠道吸收[29]。例如，猪、兔子和人类吸收 ZEA 的速度很快；然而，由于胆汁酸分泌量大，它们的吸收率很难研究（被小肠吸收后，部分 ZEA 会通过胆汁酸的排泄返回小肠进行二次吸收）[30]。猪在口服摄入量为 10 mg/kg B.W.时可吸收 80%～85%的 ZEA，而啮齿动物和家禽的吸收率与猪相比下降[31, 32]。多项研究发现，ZEA 广泛分布于动物组织中，并缓慢清除[33]。肝脏是 ZEA 沉积的主要器官[29]。此外，ZEA 分布于器官或组织，包括肾脏、肠道、脂肪组织和生殖器官（子宫、睾丸和卵巢）[34]。

参与 ZEA 生物转化的主要器官是肝脏和肠道。雌激素的靶器官，如卵巢，也可以转化 ZEA，称为类固醇代谢。该反应由卵巢内类固醇氢化酶、3*α*-或 3*β*-羟基类固醇脱氢酶（HSD）催化。在肝脏中，ZEA 的主要代谢途径包括两个步骤：第一步是还原反应，其中 ZEA 还原为两种不对应的立体异构体 *α*-或 *β*-玉米赤霉烯醇（ZEL），然后，通过 C-6′酮基的还原，ZEA 还原为 *α* 或 *β*-右环-四十四醇。因此，它至少产生四种 ZEA 代谢物：*α*-ZEL、*β*-ZEL、*α*-ZEL 或 *β*-ZEL。这些代谢产物是 ZEA 在Ⅰ期代谢过程中的还原代谢产物。在不同的动物物种中发现第一阶段代谢的显著差异。一项针对不同动物肝脏微粒体的研究表明，*α*-ZEL/*β*-ZEL 因物种而异。例如，*α*-ZEL/*β*-ZEL 对猪和人类来说都很高。然而，*β*-ZEL 主要存在于家禽和反刍动物中。

在Ⅰ期代谢之后，ZEA 及其代谢物在Ⅱ期代谢中与葡萄糖醛酸结合。在该步骤中，毒素及其代谢物与尿苷二磷酸葡萄糖醛酸转移酶结合。因此，它形成修饰或掩蔽的代谢物，如与葡萄糖、硫酸盐或葡糖苷酸偶联的衍生物（图 2-3）[35]。

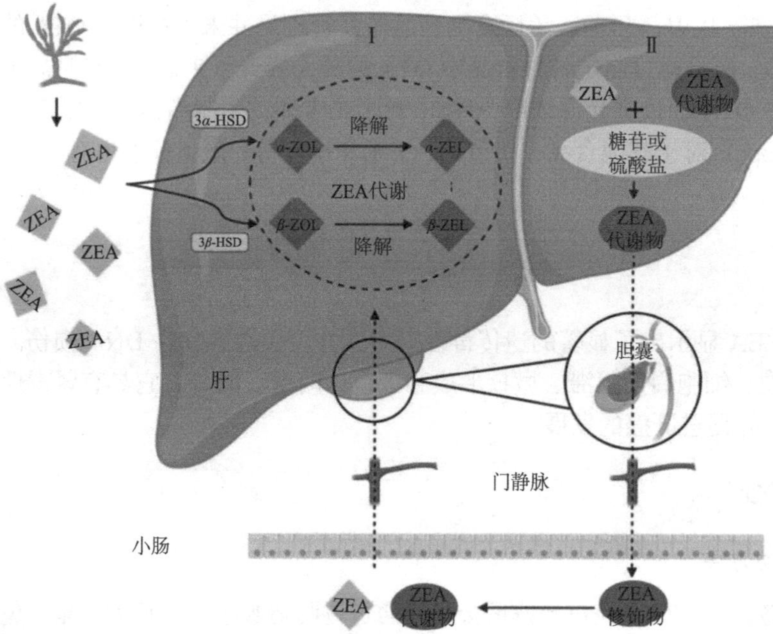

图 2-3　ZEA 毒代动力学[35]

部分 ZEA 及其代谢物，以及Ⅱ期代谢产生的大多数结合化合物，通过尿液或粪便排泄。例如，年轻雌性大鼠口服 1 mg/kg B.W.或 10 mg/kg B.W. ZEA 后，约 55%的毒素通过粪便排泄，另有 15%～20%通过尿液排泄。同样，兔子主要通过尿液排泄毒素，白雉在给予 ZEA 后 72 h 排泄尿液中的大部分毒素[36]。分析从中国 0～84 岁健康志愿者中收集的 301 份尿液样本，分别确定总 ZEA 生物标志物和游离 ZEA 生物标志物。酶解后，71.4%的样品中检测到 ZEA、ZOL、α-ZEL 和 β-ZEL，含量为 0.02～3.7 ng/mL。青少年的暴露率高于儿童、成人和老年人[37]。

胆汁排泄和肠肝循环（EHC）是大多数哺乳动物的主要 ZEA 排泄和重吸收过程[38]。ZEA-葡糖苷酸衍生物大量收集在胆汁中，被肠黏膜细胞重吸收和代谢。同样，毒素进入门静脉血液、肝脏和体循环，在那里可能形成具有高雌激素活性的 ZOL。重吸收过程影响代谢和内分泌平衡，增加 ZEA 的保留时间，延长毒性作用的持续时间，并延迟其消除时间。研究表明，猪胆汁中的 ZEA 在静脉注射 ZEA 后 2～6 h 达到峰值[31]。此外，由于 ZEA 的广泛葡萄糖醛酸化及其代谢物减少，它对 EHC 高度敏感，这对终末消除半衰期有重要影响。这种影响是显而易见的，消除半衰期缩短了 2.63～86.6h[39,40]。

2. 摄入剂量、时长与毒性关系

1）急性/亚急性毒性症状

虽然 ZEA 引起的急性毒性较低，但有报告证实了 ZEA 引起全身毒性。急性真菌中毒的损害包括肾脏和肝脏，中枢神经系统同期结构改变。激素作用下，有流产、出血、呕吐、腹泻等多种临床症状。亚急性中毒常使雄性动物雌性化，表现如乳腺发育明显、睾丸发育不良等特征；雌性动物（如母猪）出现明显产仔数下降、死胎、不孕、不育、仔猪孱弱，母牛与猪的症状相似；禽类的产蛋率下降、输卵管和泄殖腔等也会发生病变。各种动物对 ZEA 敏感性顺序为:猪＞禽＞反刍动物。

经小鼠、大鼠和豚鼠口服后，ZEA 的急性毒性相对较低（口服 LD_{50} 值高于 2000～20000 mg/kg B.W.），腹腔注射毒性更大。针对肝损伤生化参数（血清转氨酶和胆红素水平升高）的研究证实了啮齿动物对短期暴露于 ZEA 的高耐受性[41]。表 2-2 为 ZEA 对不同动物模型的急性毒性（LD_{50}）。

表 2-2　ZEA 对不同动物模型的急性毒性

物种	性别	给药途径	LD_{50}/（mg/kg B.W.）
小鼠	M/F	灌胃	＞2000
小鼠	F	灌胃	＞20000
小鼠	F	腹腔注射	＞500
大鼠	M/F	灌胃	＞4000
大鼠	M/F	灌胃	＞10000
大鼠	M/F	腹腔注射	5500
豚鼠	F	灌胃	＞5000
豚鼠	F	腹腔注射	2500

2）慢性/亚慢性毒性症状

在对大鼠的慢性毒性研究中，持续 13 天给予暴露水平高达 18 mg/kg B.W.的饮食是耐受的[42]。在长期啮齿动物研究中观察到的最突出的影响是雌激素相关的子宫纤维化，以及乳腺管的囊性改变。在出生后第 1～3 天或第 1～5 天腹膜内注射 10～30 μg ZEA 到幼年小鼠中导致阴道开放延迟，持续发情和不育，并伴有阴道上皮增厚[43]。在大鼠的 2 代和致畸性联合研究中，ZEA 减少了 F1 代每窝活产幼崽的数量，而每天 1 mg/kg B.W.和 10 mg/kg B.W.的剂量减少了 F2 代每窝活产幼崽的数量。在施用更高剂量 ZEA[＞10mg/（kg·d）]后，F1 和 F2 代的生育率均显著降低。有研究表明，母体暴露于 ZEA 导致 F1 代青春期加速开始、阴道角化和缺乏黄体。从这些啮齿动物研究中得出的无效应水平为 0.1 mg/kg B.W.，这与猪繁殖性能明显较低的无效应水平形成鲜明对比。Fischer 344/N 大鼠分别饲喂含有 0 mg/kg、25 mg/kg 或 50 mg/kg ZEA 的日粮[0 mg/(kg B.W.· d)、1 mg/(kg B.W.· d)或 2 mg/(kg B.W.·d)]103 周。大鼠平均体重增加低于对照组，平均体重下降（高剂量组暴露 44 周后雄性下降 19%，雌性下降 11%）与剂量有关。两组间生存率无显著差异。以下非肿瘤性病变被观察到：前列腺炎症，睾丸萎缩，雄性乳腺囊肿或囊管扩张，雄性肝细胞质空泡化发生率增加，两种剂量下雌雄慢性进行性肾病发生率增加。低剂量和高剂量雄性以及低剂量雌性的视网膜病变和白内障发生率均有所增加。研究中未发现与治疗相关的肿瘤发病率增加[44]。

具体毒性症状与特征如下。

（1）生殖毒性。

ZEA 最常见的毒性作用与生殖障碍有关，猪受影响最大[45]。猪主要被用作研究模型，因为它们具有与人类相似的消化和免疫系统[46]。ZEA 与 β-雌二醇相似，因此可激活雌激素受体[47]。此外，ZEA 与雌激素受体结合，导致激素失衡，并可能导致生殖疾病[48]。研究表明，ZEA 可诱导卵巢颗粒细胞凋亡，卵巢颗粒细胞凋亡对卵泡发育和排卵至关重要[49]。ZEA 除了引起动物的生殖障碍外，还与人类高雌激素综合征有关[50]。此外，在 ZEA 处理的小鼠中观察到生殖器官的组织学改变，睾丸细胞内连接减少[51]。此外，妊娠期和哺乳期暴露于 ZEA 可对后代产生可逆或不可逆的影响[52]。由于具有强大的雌激素活性，ZEN 被认为主要影响女性的生殖功能[53]。研究表明，暴露于雌激素霉菌毒素会导致青春期提前[54]。它还会随着发情周期而中断，并在受精、着床和胚胎发育过程中导致生殖并发症[50]。此外，Massart 等[56]的一项研究表明，妇女在食用受污染的食物后，母乳被 ZEA 污染。研究表明，日粮中 1.0 ppm 浓度的 ZEA 可能会对猪产生高雌激素作用，ZEA 浓度的进一步增加可能会引起受孕并发症，导致流产和其他多种疾病[56]。此外，Mauro 等[57]测量了 48 例超重或肥胖女性的血清 ZEA 代谢物，以研究其与食物摄入的相关性。结果显示，几乎所有受访女性均有 ZEA 水平，但其浓度随肉类摄入量和体重指数而变化。ZEA 污染食物的自然发生率已被确定为女性生殖器官改变和相关健康问题的原因[58]。

（2）肝毒性。

除生殖器官外，肝脏是 ZEA 毒性的另一个靶器官。ZEA 可能改变肝酶活性、脂质过氧化程度、肝蛋白含量、抗氧化能力、炎症反应等，从而导致肝毒性。此外，ZEA 可能对肝细胞造成 DNA 损伤，对肝功能造成严重损害。肝损伤程度可以通过测试特定的肝酶来评估。摄入 40 mg/kg B.W.的 ZEA 可使小鼠的血清 ALP、AST 和 ALT 水平上升[59]。暴露于 100 μg/kg B.W. ZEA 7 天和 14 天后，兔血清 ALT、

ALP、AST 和 γ-谷氨酰转移酶（GGT）活性升高，表明 ZEA 具有肝毒性[60]。ZEA 剂量依赖性地增强大鼠血清 ALT、ALP 和 AST 活性，并降低血清总蛋白水平和白蛋白水平[61]。ZEA 暴露（40 mg/kg B.W.）显著增加 Balb/c 小鼠的肝组织丙二醛（MDA）水平、蛋白羰基生成及过氧化氢酶活性、超氧化物歧化酶（SOD）活性、热休克蛋白（HSP 70）的表达，并引起肝组织中的氧化应激[62]。

（3）肠道毒性。

21 日龄 SD 大鼠暴露于 0.2 mg/kg B.W.、1.0 mg/kg B.W.、5.0 mg/kg B.W. ZEA 4 周，对其肠道形态学和组织病理学进行评价，肠绒毛和腺体明显受损，黏膜上皮和固有层分离，微绒毛变短，空肠绒毛长度/隐窝深度显著降低，明显增加肠通透性，显著增加 IL-1β、IL-6、TNF-α、IFN-γ 和 CCL 20 细胞因子的表达，降低 IL-10 的表达，造成肠道炎症，并且降低紧密连接相关蛋白表达；在盲肠微生物区系多样性与组成上，稍微增加了肠道微生物的 α 多样性，但显著降低了 β 多样性，破坏肠屏障完整性并使肠道菌群失衡[63]。4.5 mg/kg B.W.的 ZEA 灌胃 Balb/c 小鼠，一周后在临床上表现出大便稀松，组织学显示了明显的炎症细胞浸润、结肠组织损伤，该研究也发现 ZEA 最初对上皮屏障有直接的毒性作用，增强 ROS 的积累，通过 NLRP 3 炎症复合体诱导 caspase-1 活化，启动肠道炎症级联[64]。

（4）免疫毒性。

由于 ZEA 影响具有雌二醇受体的器官，免疫细胞也在 NK 细胞、巨噬细胞和 T 细胞中表达雌激素受体 β，而 ERβ 主要在单核细胞和 B 细胞中表达[65]，这可能是免疫系统成为 ZEA 毒性作用靶点之一的原因。研究表明，ZEA（5 mg/mL）和 *α*-玉米醛烯醇（10 mg/mL）可诱导 EL-4 型胸腺瘤细胞产生细胞因子[白细胞介素（IL）-2 和 IL-5][66]。在 RAW 264.7 细胞中，暴露于 5 mg /mL 的 ZEA 后，IL-1β、IL-10 和肿瘤坏死因子-α（TNF-α）的表达被调节[67]。有趣的是，虽然其他免疫细胞和细胞因子的表达降低，但 ZEA 增加了干扰素（IFN）c 的表达和脾细胞的增殖能力。此外，在用 ZEA （40 mg/kg）治疗 2 周的 Balb/c 小鼠中，白细胞、NK 细胞、促炎细胞因子、免疫球蛋白（IgG 和 IgM）水平、b 细胞和 t 细胞亚型（CD3p、CD4p、CD8p）水平也有所下降。ZEA 还显示小鼠和猪中 TNF-α 的表达减少[68]。ZEA （3.0 mg/ kg）治疗去卵巢大鼠 28 天，可损伤淋巴器官并调节免疫反应，导致胸腺萎缩和 T 细胞介导的免疫反应失调[69]。

（5）遗传毒性。

据报道，ZEA 具有遗传毒性。研究发现，ZEA 处理可显著降低 CaCo-2 细胞的活力，抑制蛋白质和 DNA 合成，并导致脂质过氧化 MDA 显著增加[69]。此外，据报道，该浓度（40μmol/L）的 ZEA 可诱导源自雄性瑞士小鼠的肾细胞凋亡。Bax、caspase-12、caspase-3、Bip（可能靶标）、CHOP 和 JNK 的 mRNA 表达和蛋白水平升高，而 Bcl-2 的 mRNA 表达和蛋白水平降低[53]。同样，Balb/c 小鼠的 ZEA 处理增加了它们的肾细胞 caspase-3 活性和相关 mRNA 水平（MDA、IL-10、IL-6、TNF-α 和 Bax）。此外，ZEA 处理降低了小鼠的总抗氧化活性（TAC）和相关 mRNA 表达（GSH-Px、CAT 和 Bcl-2），表明 ZEA 诱导肾细胞氧化应激并引起遗传毒性作用。此外，发现 ZEA 通过内质网（ER）应激和 ATP/AMPK 通路诱导小鼠支持细胞 ROS 介导的细胞周期停滞和凋亡。用 0～30 μmol/L ZEA 处理 TM4 细胞导致 ROS 积累，从而诱导 ER 应激，通过 ATP/AMPK 通路抑制细胞增殖，影响细胞周期分布并诱导细胞凋亡[70]。此外，ZEA 通过氧化应激、ER 应激、PI3K-AKT-mTOR 和 MAPK 信号通路引起小鼠 TM4 细胞的自噬、凋亡和细胞骨架结构破坏[61]。

（6）致癌性。

ZEA 还可能诱发肝癌、乳腺囊肿、慢性进行性肾病、视网膜病变和白内障，因为它会促进细胞增殖。ZEA 可能从小鼠的肝损伤中诱发肝癌，这在 1982 年首次报道。此外，研究还发现，ZEA 治疗可引起大鼠前列腺炎症、乳腺囊肿和肝细胞液泡。ZEA 导致 Wistar 大鼠股骨髓小梁形成的发生率更高，剂量为 3 mg/kg B.W.[71]。此外，研究发现 ZEA 可刺激人类乳腺癌细胞的生长，因为这些细胞具有雌激素受体，导致乳腺癌发病率增加[71]。2018 年，一项研究检查了 10μmol/L 和 30μmol/L ZEA 对从 CD1 小鼠获得的卵巢颗粒细胞的致瘤基因表达的影响。结果表明，30 μmol/L ZEA 增加了多种癌症相关基因的表达，如 Hippo 信号通路和相关基因（*CCND1*、*SMAD3*、*Tead3*、*YAP1* 和 *WWTR1*）。此外，免疫组化发现，30 μmol/L ZEA 处理会增加 *YAP1*、*WWTR1* 和 *CCND1* 表达的蛋白水平，导致细胞形态异常和致瘤风险增加[72]。

二、毒性分子机制

1. 生殖和致畸毒性机理

ZEA 具有相似于雌激素的构造，它能够与雌激素受体（ER）产生竞争性的相互作用，活化受体，促使受体二聚化，进而产生多种相似于雌激素的效应。当 ZEA 与 ER 融合时，ER 会发生重大的化学组分变化，并将其转运到细胞的 DNA 模板，进而影响细胞中蛋白的表达以及其他重要的功能。Sheehan 等于 1982 年的研究揭示，尽管 ZEA 和 176-雌二醇都能引发大鼠的雌激素过载现象，但二者的作用机制存在显著差异。具体来说，176-雌二醇的作用可被雄激素结合蛋白和甲胎蛋白所抑制，而 ZEA 的效应则不受这些蛋白质的调节。这表明 ZEA 的作用机理与传统雌激素存在本质区别。

研究结果表明，相比传统雌激素，ZEA 的亲和力更强，因此它可以在核受体复合物中持续存在更久。ZEA 含量过高，可能导致雌激素过载，进而引起一系列的中毒表现，尤其是在生殖系统方面。Colins 等学者的研究结果显示，当玉米赤霉菌中的 ZEA 被摄取时，小鼠的子宫发育就有了明显的改善，其中最明显的就是雌雄胎儿的会阴部以及生殖器之间的缝隙都有了明显的扩大，而这一切都与体内的激素水平的改变有关。此外，Tsakmakidis 等通过体外实验验证了玉米赤霉烯酮及 α-玉米赤霉烯醇对猪精液的直接毒性作用及其对受精能力的降低效应，发现毒性作用随浓度增加而增强。这些研究结果对于理解玉米赤霉烯酮类化合物在生物体内的作用机制以及其潜在的生殖健康风险具有重要意义。

2.氧化损失

ZEA 可通过线粒体损伤、内质网应激和抑制细胞内抗氧化剂的合成等途径引起细胞氧化损伤。ROS 主要由线粒体产生，ZEA 暴露会影响线粒体活动甚至损伤线粒体，进而导致细胞内 ROS 水平升高，引起细胞氧化损伤。Alonso-Garrido 等的研究表明，ZEA 暴露能下调电子传递链相关基因表达，这可能会损伤线粒体功能。Wang 等将猪卵母细胞暴露于 ZEA 下，发现细胞中线粒体分布、膜电位（MMP）和相关基因的表达均受到影响，造成线粒体功能障碍。Yu 等研究发现，ZEA 会增强 RAW264.7 巨噬细胞 JNK/p38 MAPK 通路，导致线粒体应激和 ROS 积累，还可通过激活 p53 信号通路导致 MMP 丢失，引起细胞内 ROS 水平上升。除线粒体损伤外，ZEA 引起的内质网应激也可介导细胞内 ROS 的积累。ZEA 的作用机理是：它能够有效地阻断胞外信号调节激酶（ERK）信号通路，以及激活 mTOR 的磷酸化，这样就能够诱导雌激素受体的产生，并且还能够激活 GRP78 以及 ATF6 转录激活因子，这些激活因子的活性会提高，最终导致未折叠蛋白反应（UPR）。UPR 的增加会导致 ROS 增加。正常细胞中的抗氧化防御机制会清除过量的 ROS，主要通过多种抗氧化酶发挥作用。但 ZEA 暴露会引起细胞 Keap1 表达增强，核因子 E2 相关因子 2 表达降低，降低 SOD、GSH-Px、过氧化氢酶和其他重要抗氧化酶的表达，导致细胞内积累大量 ROS，引起氧化损伤。

3. DNA 损伤

玉米赤霉烯酮对 DNA 造成的损伤已在多项研究中得到证实。研究表明，ZEA 可能会引起动物机体的中毒反应。通过测量乳酸脱氢酶（LDH）、清蛋白和细胞内 DNA 含量，我们发现，即使 ZEA 不会对 LDH 的分泌产生明显影响，它也会显著降低清蛋白和 DNA 的合成。研究人员通过实验发现，ZEA 在 1～150 μmol/L 的浓度范围内会对细胞 DNA 造成损伤，而且这种损伤与剂量之间存在明显的相关性。

ZEA 毒素的剂量可以显著影响体外培养细胞的 DNA，从而导致 DNA 断裂、细胞核变异等损伤，其表现形式包括缺口、环状、破裂和中心融合等，而且这些损伤还可能引发多倍体或非整倍体的变性。研究表明，ZEA 可以破坏细菌的 SOS 修复系统，引起基因变异和细胞核病变。此外，它还可以提高人外周淋巴细胞的姐妹染色单体交换率，并在大鼠卵巢、小鼠肝脏和肾脏中形成 DNA 加合物，进而导致染色体的畸变和变异。

Quanes 等进一步探索了 ZEA 在不同条件下对小鼠的影响。这项实验把小鼠划分成了四组：一次性腹腔注射、连续腹腔注射、VE 治疗组和醇处理组。研究表明，ZEA 可引起多种染色体的变异和畸形，它的剂量范围介于 2～20 μmol/L，可使半数致病率从 0.4%升高到 4%。研究表明，ZEA 的使用次数越多，其对染色体的影响就越大，而单次使用的 ZEA 则会产生较小的影响。

4. 细胞凋亡

研究表明，即使在 10%的雌激素水平下，ZEA 也会对靶细胞的主要代谢和合成产生重大影响，进而阻碍蛋白质的生成，破坏细胞的完整性，导致细胞的功能受到严重损害。研究表明，F-2 毒素能够影响细胞膜的调控机制，从而引起多种动物组织和细胞的变性和坏死。这一发现极有可能是 ZEA 毒性的另一重要原因。

根据 Tiemann 等学者的发现，当玉米赤霉醇（7.5 nmol/L、15 nmol/L、30 nmol/L）被添加到体外培养的猪子宫内膜细胞中时，它们会有效地抑制 S 期的运动，从而使得 G0/G1 期的运动受到阻碍。研究发现，ZEA 和它的衍生物可以抑制子宫内膜细胞的增殖和分化，进而阻碍它们的健康状态。

ZEA 是一种强大的生物活性物质，它既可以抑制肿瘤细胞的生长，又可以刺激 MCF-7 和 T47D 等雌激素相关的肿瘤，同时也是一种重要的 DNA 修复剂，它的作用是帮助肿瘤细胞从原始期转变到更早期的 S 期和 G2/M 期，从而实现有效的生长。余增丽和其他研究者发现，当 ZEA（大于 8×10^{-6} mol/L）被施以 72h 的治疗，会显著降低细胞的凋亡率，但是，当使用 TAM 这类抗雌性药物治疗时，其效果会有所增强。研究表明，ZEA 通过雌激素受体的作用，可以显著改变和调节细胞内凋亡的信息传导机制。

经过 MTT 比色法的实验，发现 ZEA 可以显著改变 MCF-7 细胞的增殖活力，而且利用 DNA 片段化检测试剂盒以及流式细胞术，可以更深入地评估 ZEA 在细菌凋亡领域方面的作用。此外，逆转录聚合酶链反应以及蛋白印迹技术也可以有效地探索 ZEA 如何调控 Bcl-2、Bax mRNA 以及蛋白质的表达。研究发现，ZEA 具有显著的生物学功效，它不仅可以显著地改善 Bcl-2 mRNA 及蛋白质的表达，还会显著地降低 Bax 的水平。此外，它还具有显著的生物学功效，它还可以显著地改善 MCF-7 细菌的生长，以及其受到雌激素消退时的细胞凋亡。Clark 及其团队通过 TUNEL 法对 ZEA 对小鼠细胞的影响进行了深入的探索，他们的实验显示，当机体受到 ZEA 暴露后，精原细胞及精母细胞会出现各种形式的凋亡，并且这种凋亡会随着污染物的持续积累不断增加。

三、风险评估

鉴于 ZEA 目前较为普遍的污染状况，对人体 ZEA 的暴露风险评估尤为重要。

通过对主要食物中 ZEA 的污染量及其消费量的暴露评估，可大致推算出欧洲和美洲成年人 ZEA 的平均日摄入量在 0.8～25 ng/kg B.W.，幼儿在 6～55 ng/kg B.W.。由于目前很多检测方法无法对 ZEA 的修饰和掩蔽形式进行定量，这些暴露情况的推算可能偏低于实际暴露情况。据报道，在大麦样品中，修饰形式的 ZEA 比未经修饰的 ZEA 浓度高出 1.5 倍，燕麦和小麦样品中高出 0.5 倍。相比之下，对人群样本的检测更能反映真实暴露水平，一项研究根据中国人群调查和人群试验中的生物标志物浓度、排尿量、体重、排泄率等数据分析了 0～84 岁健康志愿者的 301 份尿液样品，得出每日可能摄入量约为 41.6 ng/kg B.W.，且青少年暴露程度高于儿童、成人和老年人。

第四节 呕 吐 毒 素

DON 能抑制蛋白质、DNA 和 RNA 的合成，会对人和动物产生广泛且明显的毒性效应，许多研究表明，人畜如果长期食用被 DON 污染的食物，会引起胃肠道和免疫系统功能损伤，也会引起内分泌系统和神经系统病变[73]。DON 分布广泛，对世界各地的人畜健康造成了重大威胁，近年来已成为公共卫生和兽医学等领域的研究热点。

一、毒性特征

经口暴露后，DON 被快速吸收。DON 的主要毒性作用是抑制蛋白质合成和线粒体功能。急性暴露后，会导致暂时性呕吐，恶心，组织病理学改变，甚至死亡[74]。长期接触低剂量的 DON 会导致厌食症，免疫毒性，生长障碍和生殖等方面问题[75]。

1. 毒代动力学

DON 在经口暴露后广泛但不均匀地分布于多个器官。首先，DON 会在胃肠道中迅速吸收。随后，DON 及其代谢产物迅速而短暂地通过血液循环分布到肌肉、腹部脂肪、胃、肠道、肝脏、肾脏、心脏、大脑、肺、皮肤、脾脏、睾丸、卵巢和肾上腺等众多组织及脏器上（图 2-4）[75, 76]。作为一种小的水溶性化学分子，DON 无法经内吞作用或胞饮作用吸收。DON 在有机阴离子转运蛋白、有机阳离子转运蛋白和有机阴离子转运蛋白（OATP）等摄取转运蛋白的作用下进入细胞，发挥毒性作用[77]。如图 2-4 所示，人体中 DON 主要通过与Ⅱ期药物代谢形成葡萄糖苷、葡萄糖醛酸和硫酸盐缀合物并通过尿液和粪便排泄来消除，该生物过程主要由肝脏完成。DON 在人体中的主要体内代谢物分别是 DON-3-葡萄糖醛酸

（DON-3-GlcA）和 DON-15-葡萄糖醛酸（DON-15-GlcA），此外还有半缩酮和异构 DON 构象的葡萄糖醛酸化产物，如 DON-8-葡萄糖苷酸（DON-8-GlcA）、异-DON-3-葡萄糖苷酸（*iso*-DON-3-GlcA）和异-DON-8-葡萄糖苷酸（*iso*-DON-8-GlcA）（图 2-5）[78]。

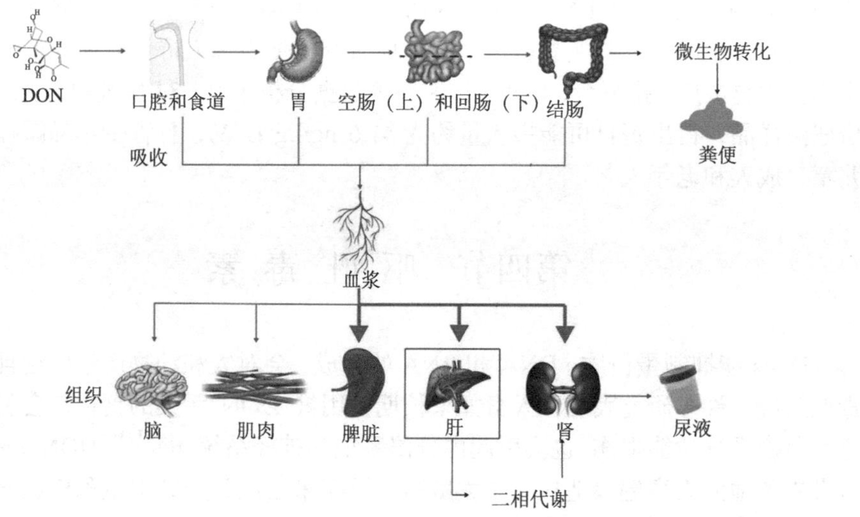

图 2-4　DON 在动物和人类中的毒代动力学和代谢[79]

不同的物种对 DON 的敏感性不同，其根本原因是物种间在吸收率、生物利用度及毒素清除时间等生物转化途径上存在差异。猪和人对 DON 高度敏感，吸收率相似（1 h < t_{max} < 4 h），生物利用度高（> 55%），清除时间长（2 h < $t_{1/2}$ < 4 h）。此外，这两个物种都缺乏解毒微生物，主要依靠肝脏葡萄糖醛酸化和尿液排泄[79]。小鼠和大鼠具有相似的毒代动力学（t_{max} < 0.5 h，$t_{1/2}$ < 1 h）。然而，大鼠中 DON 以 DOM-1 的形式通过粪便排出的比例高于小鼠，这表明肠道微生物群在大鼠中发挥着重要作用[79]。家禽对 DON 的敏感性最低，因为其吸收率快（t_{max} < 1 h）、口服生物利用度低（5%～30%）、解毒肠道微生物广泛且清除时间短（$t_{1/2}$ < 1 h）[79]。此外，性别和年龄等因素也影响 DON 的毒性效果。一项连续 7 天对瑞士小鼠灌胃以 45 μg/（kg B.W.·d）DON 的研究表明，雌性小鼠对其毒性反应更敏感[80]。对老年（22 个月）和成年（3 个月）小鼠急性腹腔注射[1 mg/（kg B.W.·d）和 5 mg/（kg B.W.·d）]或饮食（1 ppm、2.5 ppm、10 ppm）14 天暴露于 DON 发现，与成年小鼠相比，老年小鼠在 DON 暴露中表现出显著的拒食，这可能与老年组小鼠血浆中更高的促炎因子和饱腹感激素水平有关。老年小鼠还表现出更显著但短暂的体重抑制，DON 3-GlcA 清除延迟，说明年龄是影响 DON 体内代谢及清除的重要因素[81]。

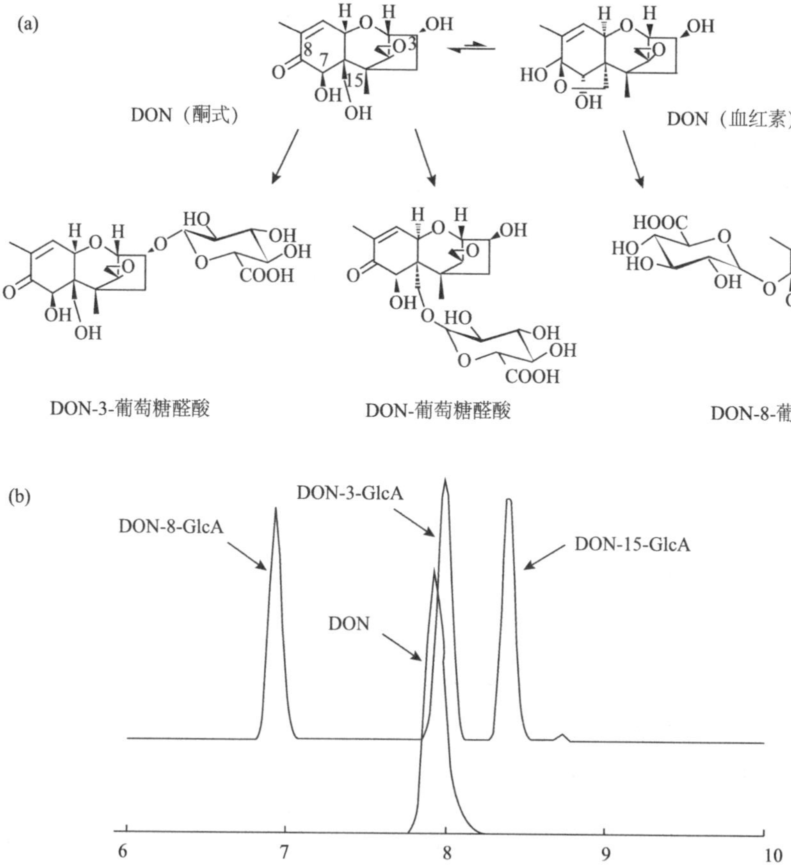

图 2-5　人体内常见的 DON 代谢物[78]

2. 摄入剂量、时长与毒性关系

1）急性/亚急性毒性症状

DON 的毒性低于其他单端孢霉烯族毒素，仅在极高剂量下导致休克样死亡[82]。随着各国食品安全监管的完善以及农艺手段的改进，DON 急性中毒罕有发生。据报道，小鼠腹腔注射 DON 的 LD_{50} 为 49～70 mg/kg B.W.，口服 DON 的 LD_{50} 为 46～78 mg/kg B.W.。小鼠腹腔注射急性致死水平的 DON 导致组织病理学变化，包括肠道出血/坏死、骨髓和淋巴组织坏死、肾脏和心脏病变。DON 的致死性不强，催吐和厌食效力高[83]。在夜间小鼠饲料消耗模型中，在剂量为 2.5～10 mg/kg B.W. 的情况下，DON 或 D3G 口服给药诱导厌食反应，分别持续 16h 或 6h；在水貂呕吐模型中，DON 或 D3G 的最小呕吐剂量分别为 0.05 mg/kg B.W.或 2 mg/kg B.W.[84]。猪口服时的最小催吐剂量为 0.05～0.2 mg/kg B.W.。猪对其饲料中的 DON 敏感，每千克饲料中添加 1～2 mg DON 时，采食量会减少。由于人对 DON 的毒代动力学与猪类似，且相较于小鼠更加敏感，因此在较低剂量下就会发生厌食和呕吐。

2019 年我国广东省珠海市一所小学中，学生在食用了 878.3～1074.2 μg/kg DON 的熟面条 25min 后发生呕吐（100%）和恶心（63%）的症状[85]。其他 DON 的急性或亚急性毒性症状还包括暂时性恶心、呕吐、腹泻、肚子痛、头痛、头晕和发烧[82]。1989 年印度约 50000 人通过经口摄入 0.44 μg/kg B.W.左右 DON 发生了腹痛或腹部饱胀感、头晕、头痛、喉咙刺激、恶心、呕吐、腹泻和便血的症状[86]。

2）亚慢性/慢性毒性症状

相较于急性毒性，DON 慢性经口暴露更符合膳食中的常见风险模式。已有较多研究关注长期低剂量接触 DON 降低大鼠和小鼠的体重、体重增加和饲料消耗。例如，雌性 B6C7F1 小鼠被喂食含有 20 mg/kg DON 的饲料 16 周后，其平均每日食物消耗量[（2.94±0.66）g *vs.*（3.6±0.48）g]、平均体重增加[（2.76±0.84）g *vs.*（12.94±1.68）g]和总体重均有所下降[82]。部分研究报道，在灌胃 DON 的 Sprague-Dawley 大鼠中，观测到脾脏和肝脏质量以及肝体和肾体质量比增加。与之相对，另一部分研究表明 DON 对大鼠和小鼠的器官质量或器官体重比没有影响[82]。该差异可能与给药剂量及实验动物对毒素的代谢差异有关。

此外，长期暴露于较低剂量的 DON 改变血液指标，低剂量 DON 暴露可以自发地促进较多细胞因子和趋化因子的表达，并且可在转录或转录后诱导细胞因子的表达。喂食受 DON 污染的小麦的小鼠血液中的促炎细胞因子和丙氨酸转氨酶、天冬氨酸转氨酶、血肌酐和血尿素氮等血液指标显著改变[87]。相似地，慢性口服 DON 暴露增加循环中的脂多糖，进而诱导猪全身炎症[88]。最后，DON 会导致组织学损伤。例如，DON 引起大鼠非腺胃损伤，导致胸腺淋巴耗竭，脾造血的发生率和平均严重程度增加，胸骨骨髓脂肪细胞沉积的平均严重程度增加[89]。

总的来说，经口膳食暴露 DON 的主要靶器官为消化道（胃、十二指肠、空肠、回肠、盲肠），以及脾、胸腺、肝、血、肺；其主要毒理学效应包括免疫毒性、氧化应激、形态学变化、细胞毒性、肝毒性、遗传毒性、胚胎毒性和神经毒性。长期慢性地暴露于 DON 未发现致癌性。国际癌症研究机构于 1993 年得出结论：实验动物中没有足够的证据证明 DON 具有致癌性。一项为期两年的研究表明，饮食中给予 DON 不会导致雄性或雌性肿瘤发病率增加，在雄性中，肝脏肿瘤的发病率下降，这可能是体重减轻的结果[90]。

3. 中毒症状与特征

1）免疫毒性

无论是急性暴露还是慢性暴露，DON 均上调细胞因子、趋化因子和炎症基因的表达（表 2-3）。急性暴露情况下，向杂合子 mPGES-1 小鼠在实验开始前 1h 单次给药 6.25μg/kg B.W.、12.5μg/kgB.W.和 25 μg/kg B.W. DON。对比脑干和下丘脑内 IL-1β，IL-6，肿瘤坏死因子-α，COX-2，mPGES-1，β-肌动蛋白 mRNA 表达，脑组织免疫组化，c-Fos 染色细胞计数，发现 DON 暴露引起的神经炎症[91]。向雌性 B6C3F1 小鼠口服或腹膜给予 2.5 mg/kg B.W. DON，发现 DON 引起细胞因子肿瘤坏死因子-α（TNF-α）和白细胞介素-1β（IL-1β）升高[92]。慢性暴露情况下，向 4 周龄的 IL-6 基因敲除小鼠提供含有 10 ppm DON 的饲料 12 周，IL-6 敲除鼠的 IgA 水平和空白对照组相似且显著低于给予 DON 的野生型小鼠，且 IL-6 敲除降低鼠摄入 DON 后尿血症状，表明 DON 通过上调炎症因子 IL-6 介导免疫毒性[93]。人源细胞系中，给予 Jurkat T 细胞 0.78～3.12μmol/L DON，处理 3～24h 观测到它诱导 caspase-3 和细胞凋亡，上调与 MAPK 抑制相关的 IL-2 和 IL-8 的产生[83]。给予 THP-1 细胞 0.025μmol/L、0.05μmol/L、0.1μmol/L 或 0.2 μmol/L DON 24h，DON 抑制单核细胞分化为巨噬细胞，进而介导免疫毒性[94]。

表 2-3 不同剂量和时间下经口暴露于 DON 在小鼠中介导的免疫毒性[95]

实验对象	剂量/（mg/kg B.W.）	给药时长	主要结论
B6C3F1 小鼠	5	单次	脾脏中 IL-1β、IL-6 和 TNF-α mRNA↑
B6C3F1 小鼠	2.5	单次	TNF-α、IL-1β↑
Balb/c 小鼠	2～25	2～10 天	IgA 反应↑
昆明小鼠	1.5～2.5	3～12 天	脾脏抗氧化功能失调、干扰素水平和 T 细胞亚群改变
Balb/c 小鼠	0.25～2	14～28 天	CD11b +白细胞↑；CD4、CD8 和 CD19 + ↓；自噬↑
瑞士小鼠	0.75	21 天	IgM↓；斑块形成细胞↓；α-2 球蛋白分数↓；白蛋白，白蛋白/球蛋白比率↑
B6C3F1 小鼠	25	28～56 天	IgA↑；IgG 和 IgM↓
B6C3F1 小鼠	0.5～25	56 天	多形核中性粒细胞和 IgA↑；淋巴细胞、单核细胞和 IgM↓
瑞士小鼠	0.25～1	35 天	α1、α2 和 β-球蛋白↑

2）能量代谢毒性

DON 通过干扰糖代谢和脂代谢，损害机体的能量代谢稳态。首先，DON 会对糖的代谢产生直接和间接的负面影响。糖代谢的异常会降低机体的能量生成。机体受到影响的程度与 DON 的给药浓度正相关。灌胃给予昆明小鼠（雌雄各半）2 mg/kg B.W. DON 21 天，发现 DON 直接影响肝脏的糖酵解或糖异生、淀粉和蔗糖代谢以及半乳糖代谢，间接影响乳果糖、D-海藻糖、槐糖等 *O*-糖基化合物（糖苷）代谢[96]。在猪日粮中添加 0μg/kg、300μg/kg、600μg/kg 和 1200 μg/kg DON 8 周，观测到 DON 导致血糖降低[97]。给予高脂饮食诱导肥胖小鼠以 0.1～1 mg/kg B.W. DON 4 周后，小鼠的口服葡萄糖耐量和胰岛素耐量受损，表明其代谢和利用糖的能力降低[98]。人 B 淋巴细胞和人 T 淋巴细胞暴露于 500 ng/mL 24 h 后，其转酮醇酶和磷酸三磷酸异构酶下调，表明 DON 可导致糖酵解（和糖异生）受损，随后导致能量代谢降低[99]。MTEC1 细胞（小鼠胸腺上皮细胞）以 100～2000 ng/mL DON 处理 6h、12 h、24 h 和 48 h 后，糖酵解/糖异生、谷胱甘肽、鞘糖脂生物合成、糖胺聚糖生物合成以及许多重要化学物质（如半乳糖、淀粉、蔗糖、果糖、甘露糖、丙酮酸）代谢的基因均被下调[100]。

脂代谢方面，DON 诱导脂质过氧化并降低甘油三酯在肌肉和白色脂肪中的存储效率。C57BL/6 小鼠急性暴露于 12.5 mg/kg B.W. DON 后，引发与脂质氧化、脂肪生成和脂肪分解相关基因表达改变，诱导肝脂肪变性。此外，该研究还发现 DON 中毒情况下，编码脂解酶的基因在脂肪组织中上调，且血浆甘油三酯（TAG）和非酯化脂肪酸浓度升高，说明 DON 作用于脂肪组织的脂质代谢导致肝脂肪变性[101]。猪空肠外植体模型中，DON 作用于 PPAR 和 LXR/RXR 信号通路，负面影响了胆固醇和脂肪酸稳态，使细胞中胆固醇水平无法被正常的调节降低[102]。此外，DON 能够抑制白色脂肪对血清甘油三酯的清除效率，加剧高脂饮食小鼠罹患高脂血症的风险[98]。相似地，通过皮下注射给予 Wistar 雄性大鼠 1 mg/kg B.W. DON 3 天，观测到血游离脂肪酸显著增加和肌肉中甘油三酯含量减少[103]。

3）神经递质与神经毒性

DON 影响多种神经递质。首先，DON 影响额叶皮层、小脑、下丘脑、海马区和脑桥/髓质神经递质，并干扰肠道产生的肽 YY（peptide YY，PYY）、胆囊收缩素（cholecystokinin，CCK）、5-羟色胺（5-hydroxytryptamine，5-HT）等激素[104]。这些激素直接影响食欲并参与介导呕吐反应。灌胃给予 B6C3F1 小鼠 2.5 mg/kg B.W. DON 后 0.5～2h 血浆 CCK 显著增加，但在 6h 后恢复到对照水平，CCK 通过激活 CCKR1 和 CCKR2 引起厌食[105]。此外，该研究还观测到 $PYY_{3\text{-}36}$ 在灌胃 DON 0.5h 后显著升高，但在 2h 后恢复到对照水平。PYY 增加饱腹感，抑制胃肠蠕动，抑制胰腺激素分泌，减少食物摄入量。给予 5-HT3 受体拮抗剂后再给予猪 0.3 mg/kg B.W. DON 发现抑制 5-HT3 受体后猪更不易呕吐[106]。钙敏感受体和瞬时受体 Ankyrin-1 也参与 DON 介导的呕吐反应[107]。DON 还影响能量代谢相关激素的水平。在高脂饮食 94 天诱导肥胖的雌性 B6C3F1 小鼠的饲料中添加 10 mg/kg DON 54 天，观测到 DON 组的血胰岛素、瘦素、胰岛素样生长因子 1 和胰岛素样生长因子结合蛋白水平更低，且 DON 影响小鼠下丘脑食欲相关激素和其 mRNA 水平[108]。最后，DON 通过影响激素介导动物行为学改变。C57BL/6J 小鼠以 100 μg/kg B.W. DON 灌胃 2 周后，多巴胺、肾上腺素分泌增加[109]。一方面，多巴胺作为一种神经递质在过量分泌时引起恶心和呕吐。另一方面，DON 导致的神经递质水平失衡负面影响小鼠神经元活动和先天行为。

此外，DON 直接作用于神经元介导毒性。已有研究发现，DON 调节 NUCB2/nesfatin-1 神经元引起厌食效应[110]。此外，DON 还能够通过线粒体凋亡途径诱导神经细胞凋亡，介导中枢神经系统的炎症，增加促炎分子的表达[110]。相似地，DON 能够降低星状胶质细胞的活力并影响其细胞周期进程，减少树突状树枝化影响初级神经元的形态[111]。一项以猪为实验动物的研究表明，DON 介导大脑皮层、小脑和海马区的氧化损伤，影响大脑脂质过氧化作用和神经递质水平[112]。

4）肠道及肠道菌群毒性

肠道组织病理方面，DON 诱导肠道形态学和组织学损伤，以及肠道黏膜受损。猪饲粮中添加 2.8 mg/kg DON 5 周后，观察到显著的组织学变化：高浓度 DON（10～30μmol/L）明显诱导组织损伤；较低浓度 DON（0.2μmol/L、1μmol/L 和 5μmol/L）诱导肠上皮细胞核固缩、绒毛变平和合并，固有层水肿坏死；5μmol/L 时可见明显细胞凋亡[113]。另一项研究发现，饲粮添加 DON 后，仔猪空肠和回肠中合成和分泌参与肠道屏障功能的黏蛋白的杯状细胞数量显著减少[114]。此外，DON 还影响肠细胞增殖和分化。DON 抑制鸡十二指肠中 *MUC2* 基因的表达，通过改变其黏蛋白组成损害鸡的肠道黏液层[115]。使用 DON 浓度为 4.6 mg/kg 污染饲粮饲喂仔鸡 15 天后发现，DON 诱导仔鸡十二指肠黏蛋白 *MUC2* 基因表达及黏蛋白单糖合成受阻，肠黏膜黏液层厚度显著降低[116]。

DON 对人源肠细胞系的影响主要在 Caco-2、HT-29 和 T84 细胞中得到验证[117, 118]。当 DON 浓度范围为 0.4～0.8μmol/L 时，Caco-2 细胞的蛋白合成、增殖和存活均降低[119]。较低剂量的 DON（1 μmol/L）可通过在 mRNA 编码水平特异性下调人杯状细胞 HT29-16E 中 *MUC1*、*MUC2*、*MUC3* 的表达，减少黏蛋白的产生量[120]。DON 处理后 Caco-2 和人 T84 细胞中荧光素黄的通透性显著增加[121]。以上研究说明，DON 污染可导致肠道黏膜受损，危害肠道屏障及健康。

5）肝毒性

肝脏作为机体营养代谢、解毒及免疫功能的重要器官，具有代谢、胆汁分泌、解毒、糖原储存、糖分解、蛋白质和脂肪合成等一系列生物学功能[122, 123]。肝脏主要由肝实质细胞构成，它在降低 DON 暴露引起的生物损伤方面起着重要作用。许多研究报道，高或低剂量的 DON 可在体内和体外分别引起急性或慢性肝损伤[124]。DON 暴露诱导肝脏 IL-1β、IL-6 和 TNF-α mRNA 水平升高，自噬和凋亡增加[125]。此外，DON 能够导致小鼠肝组织小叶门静脉碎片性坏死[126]。另一项以小鼠为模型的实验证实，低剂量 DON（25 μg/kg B.W.）可导致低水平的肝炎症和肝功能障碍，反映在血清中丙氨酸转氨酶水平升高上[127]。综上所述，DON 通过诱导细胞因子上调、损害肝脏功能，介导肝毒性[128]。

6）生殖与胚胎毒性

接触 DON 会引起生殖毒性。一项以大鼠为对象的实验表明，暴露于 DON 降低其附睾和精囊质量，介导生殖细胞变性、精子滞留和形态异常率增加[89]。相似地，暴露于 DON 诱导精子浓度和质量的下降、精子超微结构的损伤以及生精管的损伤[129]。DON 介导的生殖毒性可能与阻断 Nrf2 途径降低抗氧化能力，进而扰乱睾丸中的铁离子稳态相关[130]。DON 介导的活性氧过度积累导致胎盘的结构和功能损伤，由于胎盘是胎儿获取营养的唯一途径，胎盘的损伤会导致各种不利的妊娠结果，如流产、死胎、吸收和胎儿骨骼异常[131]。向怀孕的 C57BL/6 小鼠给予 DON，观测到胚胎吸收率升高，胎盘结构和功能损伤加重（图 2-6）[132]。

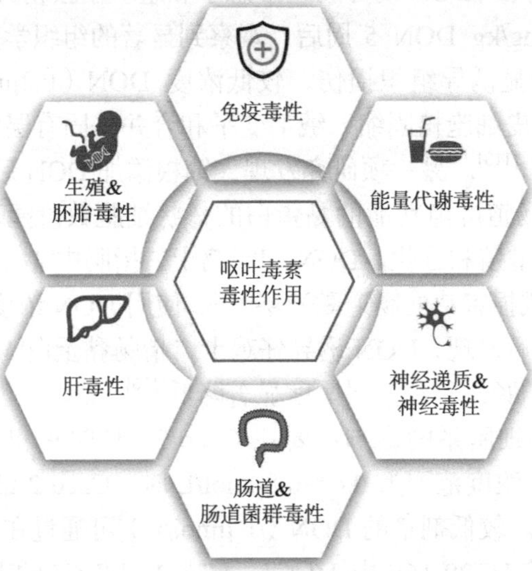

图 2-6　DON 介导的毒性症状及表型

二、毒性分子机制

分子层面上，DON 的毒性来自它通过与核糖体的肽基转移酶位点结合来破坏蛋白质合成的能力。这种相互作用会阻止蛋白质合成，从而激活 MAPK 酶并诱导核糖应激，进而诱发细胞程序性死亡。此外，DON 能通过介导氧化应激，干扰肠道微生物等方式引发周身毒性。以下将依据毒性效果，详细阐述其毒性及机制。

1. 抑制蛋白质合成

DON 通过与核糖体结合来抑制蛋白质合成，从而破坏核糖体的功能结构、干扰肽基转移酶的活性。首先，DON 通过切割肽键和肽链来破坏核糖体的功能结构，进而干扰位于核糖体 60S 亚基上的肽基转移酶的活性中心，并最终抑制蛋白质的合成[133]。例如，给予人 B 淋巴细胞系（RPMI 1788）和人 T 淋巴细胞系（Jurkat E6.1）0.78μmol/L 和 1.56 μmol/L DON 24 h，能够观测到 Hsc70、gRB2、eIF3i 和 eEF-2 的蛋白质生物合成改变[134]。此外，DON 能通过激活丝裂原激活蛋白激酶（MAPKs）干扰核糖体，抑制蛋白质的生成。蛋白质生成减少会危害机体的正常生理功能。例如，DON 抑制分化的 Caco-2 细胞中紧密连接蛋白 claudin-4 合成，从而增加其单层通透性使肠道屏障功能受损[135]。除了肠道细胞外，DON 还能够抑制骨髓、脾脏和胸腺细胞中的蛋白质合成。此外，暴露于 DON 引发的细胞程序性死亡也抑制蛋白质的合成，该机制分别在下文细胞程序性死亡部分具体阐述。

2. 细胞程序性死亡

细胞凋亡是一种常见的细胞死亡方式，涉及细胞质收缩、染色质浓缩和核碎裂。正常情况下，人体中适度的细胞凋亡起到清除体内已受损且无法修复的细胞的作用。然而，由 DON 中毒引起的过量的细胞凋亡也导致组织功能障碍等病理状态[136]。DON 通过多种机制诱导细胞凋亡。首先，DON 能够进入细胞核并诱导 DNA 损伤，这种损伤通过调节线粒体通透性来调节细胞凋亡。线粒体毒性是介导细胞凋亡的主要机制之一。尽管 DON 不能直接作用于线粒体，但可通过其他途径间接引起线粒体损伤和改变。例如，DON 可间接抑制线粒体生物合成和线粒体电子传递链活性、ATP 产生以及线粒体转录和翻译[137]。例如，一项给了细胞 100 μmol/L DON 的研究发现，该毒素通过线粒体相关的半胱天冬酶依赖性凋亡途径介导细胞凋亡[138]。此外，DON 作用于多个与细胞凋亡相关的分子通路。例如，DON 激活 ATM-chk2-cdc25C 和 ATM-p53 信号通路，诱导 GES-1 细胞 G2 期周期阻滞。此外，DON 还可诱导细胞 FOXO3a 向细胞核移位并介导细胞凋亡。

此外，DON 能够通过激活细胞自噬诱导细胞毒性。细胞自噬是通过溶酶体介导的对受损或多余的细胞内物质的降解过程[139]。细胞自噬与细胞凋亡同属于程序性细胞死亡。例如，向仔猪海马区神经细胞给予 DON 后，其增殖受到抑制、细胞形态被显著改变，此时细胞自噬显著增加，从而清除这些受损的细胞[140]。DON 可能通过调节雷帕霉素靶蛋白（mTOR）信号通路的 PI3K/Akt 机制靶点诱导细胞凋亡和自噬[141]。

细胞焦亡是一种与炎症相关的细胞死亡，由促炎信号触发。它介导裂解性细胞死亡，由炎症半胱天冬酶的催化活性介导。DON 可诱导 caspase-3/GSDME 依赖性肝细胞焦亡，并在 DON 诱导的肝脏炎症损伤中发挥作用。DON 暴露还可诱导氧化应激和 NOD 样受体热蛋白结构域相关蛋白 3 炎性小体激活，同时增加细胞焦亡相关因子的水平[142]。DON 还可以通过上皮细胞的氧化应激和焦亡诱导损伤。

用 DON 处理的脾淋巴细胞焦亡的比例较高[143]。

3. 氧化应激

氧化应激由超氧阴离子、过羟基自由基和羟自由基等活性氧以及包括一氧化氮在内的活性氮（RNS）引发。DON 可以增加细胞中 ROS 的产生，诱导 DNA 损伤，并触发细胞凋亡。猪肾细胞和鸡胚成纤维细胞系经 DON 处理后，ROS 产生显著增加，该现象与超氧化物歧化酶、过氧化氢酶抗氧化活性和表达降低，以及与 NFKB 和 HIF-1α 信号传导途径相关的基因的表达显著增加相关[144]。ROS 和 RNS 增加以及抗氧化酶活性降低可能会诱导大分子氧化损伤，通过线粒体途径导致细胞毒性和细胞凋亡。与此同时，细胞凋亡信号通路激活介导氧化应激中细胞防御的减少，进而放大氧化应激介导的毒性作用[145]。

4. 肠道菌群

肠道菌群紊乱是 DON 介导周身毒性的机制之一。越来越多的研究表明，真菌毒素会破坏肠道微生物群落的多样性和稳定性，不利于其肠道健康[146,147]。例如，DON 会显著降低粪杆菌属微生物，粪杆菌是肠道健康的一个重要指标，说明 DON 暴露引起了肠道菌群的紊乱[148]。相似地，饲粮中分别添加 1.0 mg/kg、3.0 mg/kg DON 降低了十二指肠和回肠中厚壁菌门相对丰度，增加了放线菌的相对丰度，显著提高盲肠中乳酸杆菌科和拟杆菌科的相对丰度，降低梭菌科的相对丰度[149, 150]。这些结果说明 DON 暴露会诱导肠道菌群失衡，使肠道菌群结构及代谢活性发生改变，干扰肠道健康。肠道菌群紊乱及屏障受损，一方面导致脂多糖等由肠道中微生物产生的有害物质进入血液循环并损害其他组织；另一方面，肠道微生物在代谢活动与能量转化中发挥关键作用。因此 DON 可以通过危害肠道菌群介导周身毒性。例如，一项给予小鼠 25 μg/kg B.W. DON 暴露 30 天的研究发现，DON 通过调节肠道微生物，从而引起肝脏低级别炎症、肝脏淋巴细胞聚集、血清谷丙转氨酶水平升高[127]。

三、风险评估

根据对小鼠进行的两年慢性毒性研究，未观察到不良反应水平为 0.1 mg/kg B.W. DON。除以安全系数（100，safety factor，SF）后，DON 的每日最大耐受摄入量被确定为 1 μg/kg B.W.[151]。2010 年 JECFA 第 72 次会议明确，DON 的 3-乙酰衍生物和 15-乙酰衍生物的暂定每日最大耐受摄入量（PTMDI）也为 1 μg/kg B.W.。DON 的口服急性参考剂量为 8 μg/kg B.W.。已有研究结合我国实际 DON 污染水平及膳食结构进行调研，我国膳食 DON 暴露水平远低于 PTMDI[152]。

第五节 伏马毒素

一、毒性特征

伏马毒素是一类由镰刀菌属产生的真菌毒素，主要存在于玉米和玉米制品中，也可在其他谷物中被检出。伏马毒素对人和动物的健康具有严重的危害，已被国际癌症研究机构列为2B类致癌物，即可能对人类致癌。

伏马毒素在人和动物体内经历多种代谢途径，包括水解、羟基化、脱羧化、脱氢化、甲基化、磺酸化和葡萄糖醛酸化等。其中，水解是伏马毒素最重要的代谢途径，可将伏马毒素B_1（FB_1）转化为伏马毒素B_2（FB_2）和伏马毒素B_3（FB_3），以及伏马毒素 A_1（FA_1）和伏马毒素 A_2（FA_2）。水解反应主要发生在肠道，由微生物酶或肠道细胞酶催化。水解后的产物具有较低的毒性，仍可被吸收进入血液循环。羟基化是伏马毒素的另一种重要的代谢途径，可将FB_1转化为羟基伏马毒素B_1（HFB_1），以及将FA_1转化为羟基伏马毒素A_1（HFA_1）。羟基化反应主要发生在肝脏，由细胞色素P450酶催化。羟基化后的产物具有较高的活性，可与DNA或蛋白质形成加合物，导致遗传毒性。其他代谢途径如脱羧化、脱氢化、甲基化等，相对较少发生，其产物的毒性也较低。

伏马毒素在人和动物体内的生物转化主要指其与神经酰胺或其他生物分子的结合反应。伏马毒素通过抑制神经酰胺合成酶，干扰神经酰胺代谢，导致神经酰胺水平下降，而神经酰胺是构成细胞膜和信号分子的重要组分。同时，伏马毒素还可与神经酰胺或其他生物分子形成共价结合物，如伏马毒素-神经酰胺（F-Cer）、伏马毒素-磷脂（F-PL）等。这些结合物可影响细胞膜的流动性和稳定性，以及信号传导和细胞功能。此外，伏马毒素还可与DNA或蛋白质形成加合物，如FB_1-N^7-鸟嘌呤（FB_1-N^7-Gua）、FB_1-N^5-胞嘧啶（FB_1-N^5-Cyt）等。这些加合物可引起DNA损伤、突变和染色体畸变，以及蛋白质功能丧失或异常。

伏马毒素在人和动物体内的生物累积主要指其在组织或器官中的长期存留或积聚。由于伏马毒素具有较高的亲脂性和较低的亲水性，因此其在体内的分布主要取决于组织或器官的脂肪含量。一般来说，肝脏是伏马毒素最主要的靶器官，其次是肾脏、心脏、肺脏、脾脏等。伏马毒素在这些器官中的半衰期可达数天或数周，甚至数月。伏马毒素的排泄主要通过尿液和粪便进行，其中尿液是主要的排泄途径，其次是粪便。伏马毒素在尿液和粪便中的排泄率与其在食物中的摄入量呈正相关。伏马毒素的排泄也受到动物种类、年龄、性别、营养状况等因素的影响。

伏马毒素对人和动物的健康具有多方面的危害，其毒性效应取决于暴露的剂量、时间、频率和种类，以及受暴露者的年龄、性别、遗传背景和营养状况等。伏马毒素的急性毒性主要表现为肝脏损伤，导致肝细胞坏死、肝功能异常、肝纤维化和肝硬化等；而慢性毒性主要表现为对肝脏、肾脏、神经系统、免疫系统、生殖系统的损害，以及诱发肿瘤和神经管缺陷等。

伏马毒素可诱发肝细胞癌和肝血管瘤，增加肝癌的发病风险。伏马毒素还可影响肝脏的解毒功能，降低对其他毒素的抵抗能力。伏马毒素可引起肾小管损伤、肾小球硬化和肾功能衰竭，增加慢性肾病的发病风险。伏马毒素还可影响钙代谢，导致低钙血症和骨质疏松等。伏马毒素可通过血脑屏障进入中枢神经系统，引起神经元凋亡、神经递质异常、神经炎症和氧化应激等，导致认知障碍、记忆损失、学习困难和神经退行性疾病等。伏马毒素还可影响周围神经系统，引起感觉障碍、运动障碍和自主神经紊乱等。伏马毒素可抑制淋巴细胞增殖、分化和活化，降低免疫应答能力。伏马毒素还可影响巨噬细胞、树突状细胞和自然杀伤细胞等，干扰免疫调节和免疫监视。伏马毒素还可诱发自身免疫反应，导致自身免疫性疾病。伏马毒素可影响雌激素和孕激素的合成和分泌，导致女性生殖周期紊乱、不孕不育和子宫内膜异位等。伏马毒素还可影响睾酮的合成和分泌，导致男性生殖功能下降、精子畸形和前列腺增生等。除了肝癌和肝血管瘤外，伏马毒素还可诱发其他器官的恶性肿瘤，如食管癌、胃癌、结直肠癌、胰腺癌、乳腺癌、卵巢癌、前列腺癌等。伏马毒素的致癌机制可能与其干扰细胞周期、诱导基因突变、激活致癌基因、抑制抑癌基因、影响细胞凋亡和血管生成等有关。伏马毒素可通过胎盘屏障进入胎儿体内，影响胚胎发育，导致神经管缺陷，如无脑畸形、脊柱裂和脊髓膜膨出等。伏马毒素的致畸机制可能与其干扰叶酸代谢、诱导 DNA 损伤、抑制细胞分裂和分化等有关。

二、毒性分子机制

伏马毒素通过激活信号转导通路，如 MAPK、NF-κB、PI3K/Akt 等，调节细胞增殖、分化、迁移和凋亡等。伏马毒素可以激活细胞膜上的受体，如 EGFR、TNFR、TLR 等，从而引发下游的信号传递。例如，伏马毒素可以通过 EGFR 激活 Ras/Raf/MEK/ERK 通路，促进细胞增殖和抗凋亡；伏马毒素也可以通过 TNFR 激活 IKK/NF-κB 通路，诱导炎症因子的表达和细胞迁移；伏马毒素还可以通过 TLR 激活 PI3K/Akt 通路，增强细胞的生存和迁移能力。这些信号转导通路的激活不仅影响正常细胞的功能，还可能促进肿瘤细胞的恶性转化和扩散。因此，伏马毒素的信号转导机制是其毒性作用的重要途径之一。

伏马毒素通过影响表观遗传修饰，如 DNA 甲基化、组蛋白乙酰化等，改变基因表达和功能，从而形成了伏马毒素的毒性效应。DNA 甲基化是指 DNA 分子上的胞嘧啶残基的第五位碳原子被甲基化，导致 DNA 结构和功能的变化。组蛋白乙酰化是指组蛋白的 N 末端尾部的赖氨酸残基被乙酰化，导致染色质结构和功能的变化。伏马毒素可以通过干扰神经酰胺代谢和信号转导通路，影响 DNA 甲基转移酶（DNMT）和组蛋白脱乙酰酶（HDAC）的活性和表达，从而改变 DNA 甲基化和组蛋白乙酰化的水平。这些表观遗传修饰的改变会影响特定基因的启动子区域的甲基化状态和染色质的开放程度，进而影响基因的转录水平和功能。例如，伏马毒素可以通过增加 *p53* 基因启动子区域的甲基化，降低 *p53* 基因的表达，从而抑制细胞凋亡和促进肿瘤发生。伏马毒素还可以通过降低 *Bcl-2* 基因启动子区域的甲基化，增加 *Bcl-2* 基因的表达，从而抑制细胞凋亡和促进肿瘤发生。此外，伏马毒素还可以通过改变其他与细胞周期、细胞增殖、细胞分化、细胞迁移等相关的基因的表观遗传修饰，形成伏马毒素的毒性效应。

伏马毒素的毒性分子机制之一是通过抑制神经酰胺合成酶（CerS）干扰神经酰胺的代谢。神经酰胺是一类重要的生物活性脂质，参与细胞信号转导和细胞命运的调控。伏马毒素与神经酰胺的结构相似，能够竞争性地结合到 CerS 的活性位点，从而抑制其催化活性，降低神经酰胺的合成。这样，伏马毒素不仅减少了神经酰胺的生物效应，还导致了神经酰胺的代谢产物，如神经酰胺磷酸、磷脂酰肌醇和二乙酰甘油等的累积，进一步影响了细胞内的信号平衡。

伏马毒素对神经酰胺代谢的干扰会导致多种细胞功能异常，如细胞凋亡、氧化应激、炎症反应和基因表达改变等。伏马毒素能够诱导多种细胞类型的凋亡，如肝细胞、肾细胞、神经元、淋巴细胞和精子等。伏马毒素诱导的凋亡主要通过线粒体途径进行，即伏马毒素抑制 CerS 后，导致线粒体膜电位降低、线粒体外膜通透性增加、细胞色素 C 释放和 caspase 激活等。此外，伏马毒素还能够通过内质网应激途径诱导凋亡，即伏马毒素抑制 CerS 后，导致内质网钙离子释放、内质网应激因子激活和 caspase-12 激活等。伏马毒素还能够诱导细胞产生氧化应激，即伏马毒素抑制 CerS 后，导致活性氧（ROS）的生成增加、抗氧化物（AOX）的水平降低和脂质过氧化产物（LPO）的形成增加等。氧化应激会进一步损害细胞膜、线粒体和 DNA 等结构和功能，加剧细胞凋亡。伏马毒素还能够诱发炎症反应，即伏马毒素抑制 CerS 后，导致炎症因子如肿瘤坏死因子-α（TNF-α）、白介素-1β（IL-1β）、白介素-6（IL-6）和白介素-8（IL-8）等的释放增加。炎症反应会进一步刺激免疫系统和信号转导通路，影响细胞增殖、分化和凋亡等。伏马毒素还能够改变基因表达，即伏马毒素抑制 CerS 后，导致转录因子如核因子-κB（NF-κB）、活化蛋白-1（AP-1）、*p53* 和 *STAT3* 等的激活或抑制，从而影响下游基因的表达和功能。基因表达的改变会进一步影响细胞的生物学特性，如细胞周期、细胞凋亡、细胞分化和细胞迁移等。

三、风险评估

伏马毒素是人和动物的主要食源性危害因素之一。伏马毒素的暴露水平和暴露途径根据不同地区、不同人群和不同动物的食物消费习惯和食品加工条件而有所差异。

在发展中国家，尤其是非洲、亚洲和拉丁美洲等地区，玉米是人们的主要主食之一，因此人群对伏马毒素的暴露水平较高。据报道，这些地区的人群的人均每日估计摄入量（EDI）可达到每天 0.2～3.6 μg/kg B.W.，远高于美国等发达国家的每天 0.01～0.2 μg/kg B.W.。此外，这些地区的人群还可能通过饮用玉米啤酒、玉米糖浆、玉米油等玉米制品而增加对伏马毒素的暴露。值得注意的是，这些地区的人群还面临着其他真菌毒素（如黄曲霉毒素、赭曲霉毒素等）的联合暴露，可能导致更严重的危害。

在发达国家，由于玉米不是当地人口的主要主食，而且食品加工和贮存条件较好，因此人群对伏马毒素的暴露水平较低。然而，这些国家的人群仍然可能通过食用玉米片、爆米花、玉米饼等加工食品而接触到伏马毒素。此外，由于动物在饲料中摄入了伏马毒素后会将其转移到体内组织或分泌物中，这些国家的人群还可能通过食用动物源性食品（如肉、奶、蛋等）而间接暴露于伏马毒素。

对于动物来说，伏马毒素是一种构成重要威胁的饲料污染物，尤其是对于以玉米为主要饲料的动物（如猪、牛、羊、马、鸡等）。不同种类和年龄的动物对伏马毒素的敏感性不同，一般认为猪是最敏感的动物，其次是马和兔，牛和羊相对较耐受，鸡则最耐受。动物通过饲料摄入伏马毒素后会出现不同程度的生长抑制、肝肾损害、免疫抑制、生殖障碍等症状，严重影响动物福利和畜牧业生产。

根据国际食品法典委员会的建议，伏马毒素的 TDI 为 2 μg/kg B.W.。伏马毒素的暴露评估方法主要有两种，一种是基于食品消费量的评估，另一种是基于生物标志物的评估。前者是根据食品中伏马毒素的含量和食品的消费量，计算人或动物的每日摄入量或每千克体重摄入量，并与最大容许摄入量进行比较，判断暴露水平是否超过安全限值。后者是根据人或动物体内或体外的生物标志物，如血清、尿液、母乳、毛发等包含的伏马毒素或其代谢产物的含量，反推出暴露剂量，并与最大容许摄入量进行比较，判断暴露水平是否超过安全限值。两种方法各有优缺点，基于食品消费量的评估更直接、简便和经济，但受到食品采样、检测方法、消费数据等因素的影响，可能存在较大的不确定性和变异性；基于生物标志物的评估更准确、可靠和敏感，但受到生物标志物选择、采集、保存、检测等因素的影响，可能存在较大的技术难度和成本。

伏马毒素的危害评估方法主要包括基于动物实验的评估和基于人群流行病学

的评估。动物实验是评估伏马毒素毒性效应的重要手段，可以模拟不同种类、不同剂量和不同时间的暴露情况，观察伏马毒素对动物的生理、生化、组织和分子水平的影响，揭示其毒性机制和致病途径。目前，已有多种动物模型被用于伏马毒素的毒性研究，包括小鼠、大鼠、兔、猪、马、鸡等。动物实验的结果为伏马毒素的危害评估提供了科学依据，但也存在一定的局限性，如动物与人类之间的差异、实验条件与实际环境的差异、实验结果之间的不一致等。

人群流行病学是评估伏马毒素对人类健康影响的直接方法，可以分析不同地区、不同人群和不同暴露水平之间的关联性，探讨伏马毒素与某些疾病的因果关系，评价其风险水平和影响因素。目前，已有多项人群流行病学研究关注伏马毒素与食管癌、肝癌、神经管缺陷等疾病的关系，发现伏马毒素暴露与这些疾病的发生风险有一定的相关性，但也存在一些争议和不确定性，如暴露水平的测量误差、混杂因素的控制不足、结果之间的不一致等。综上所述，伏马毒素的危害评估方法既有优势也有缺陷，需要综合考虑多种因素，如暴露水平、暴露时间、暴露频率、个体差异、遗传背景、环境因素等，才能得出更准确和可靠的结论。

伏马毒素的风险特征化是根据暴露评估和危害评估的结果，确定伏马毒素对人和动物健康的潜在危害程度和可能性。风险管理是根据风险特征化的结果，制定相应的标准和措施，以降低或控制伏马毒素的风险。为了保护人类健康，国际食品法典委员会（CAC）于 2004 年制定了伏马毒素在玉米和玉米制品中的最大容许浓度，分别为 2 μg/g（未加工玉米）、0.5 μg/g（加工玉米）和 4 μg/g（玉米饲料）。同时，建议将人类对伏马毒素的 TDI 设定为 2 μg/（kgB.W.·d）。此外，WHO 和 FAO 还建议将动物对伏马毒素的最大容许摄入量设定为 0.2 μg/（kgB.W.·d）（猪）、1 μg/（kgB.W.·d）（牛、羊、马）和 5 μg/（kgB.W.·d）（家禽）。

为了预防和控制伏马毒素的污染，应从源头和终端两个方面采取措施。源头方面，应加强玉米和其他谷物的种植管理，避免过度灌溉、施肥和杀虫，减少镰刀菌的侵染；应及时收割、干燥和储存玉米及其他谷物，避免高温、高湿和机械损伤，防止镰刀菌的生长和产毒；应使用抗真菌剂、生物制剂或转基因技术等方法，抑制镰刀菌的活性和毒性。终端方面，应加强玉米和其他谷物的检测和监测，及时发现和隔离含有伏马毒素的批次；应使用物理、化学或生物等方法，降低或去除玉米和其他谷物中的伏马毒素；应提高消费者的食品安全意识，选择合格的玉米和其他谷物产品，多样化饮食，避免过量摄入伏马毒素。

第六节　展青霉素

一、毒性特征

展青霉素的毒性作用见图 2-7。

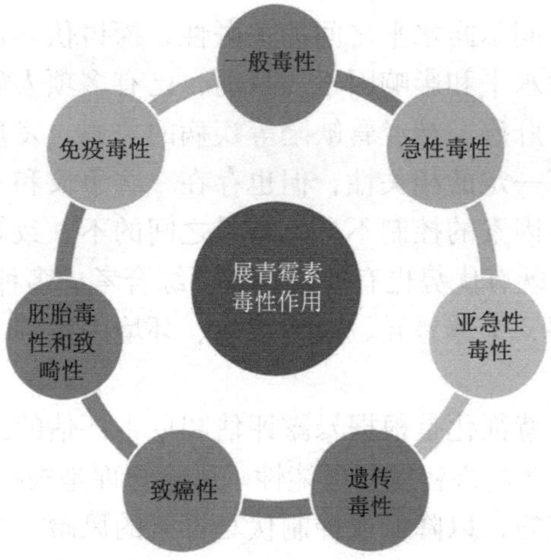

图 2-7　展青霉素的毒性作用

1. 一般毒性

展青霉素对巯基（—SH）基团的高亲和力不仅影响特定的酶活性，而且可能对细胞内的重要含硫蛋白进行广泛干预。例如，很多关键的抗氧化酶如谷胱甘肽过氧化物酶和过氧化氢酶都含有活性的硫基团。展青霉素通过与这些蛋白形成加合物，可能会降低细胞对氧化压力的防御能力，从而增加氧化应激[153]。这种影响在长期或高剂量使用展青霉素的情况下可能导致细胞损伤甚至死亡，特别是在氧化压力较高的组织如心脏和大脑。

此外，展青霉素对碱性磷酸酶的抑制可能影响骨骼健康[154]。碱性磷酸酶是骨组织形成中的一个关键酶，参与骨矿物化过程。展青霉素的抑制作用可能阻碍骨组织的正常发育和修复，这对于需要骨骼快速恢复的患者如骨折患者可能构成潜在风险。

尽管展青霉素的某些生物学效应表明它在治疗特定疾病时可能具有潜在的应用价值，如其能够显著升高血糖的特性可能对于某些低血糖症状态的急救具有重要意义，但这些作用的不可预测性和潜在的副作用也提示我们在实际应用中需要谨慎评估其利弊。此外，由于展青霉素可能导致生物系统内多个层面的干预，其长期的生物安全性和作用机制仍需在未来的研究中得到更深入的探讨。

2. 急性毒性

在急性毒性研究中，展青霉素对啮齿类动物显示出相当高的毒性，其口服半数致死剂量（LD_{50}）在 29～55 mg/（kg B.W.·d）之间，这表明啮齿类动物对展青霉素具有较高的敏感性[155]。相比之下，家禽对展青霉素的耐受性较强，其口服 LD_{50} 高达 170 mg/kg B.W.。当展青霉素通过静脉、腹腔或皮下途径给药时，其毒性较口服途径明显增强，可达口服毒性的 3～6 倍。这一现象凸显了给药途径对展青霉素毒性的显著影响。此外，所有相关研究一致报告了展青霉素的典型毒性症状，包括躁动，某些情况下伴有抽搐、呼吸困难、肺充血和水肿，以及严重的胃肠道溃疡、充血和扩张。有趣的是，某些化合物能显著调节展青霉素的毒性。例如，细胞色素 P450 的抑制剂，如 proadifen（SKF 525A），可显著增加这种霉菌毒素的毒性，可能因为这类抑制剂阻碍了毒素在体内的代谢过程，从而增加了其在体内的积聚。相反，P450 的诱导剂对展青霉素的毒性影响不大，这可能是由于这些诱导剂促进了毒素的代谢，减轻了其毒性。此外，研究发现，当将展青霉素与半胱氨酸的加合物通过腹腔途径给予小鼠时，在高达 150 mg/kg B.W.的剂量下未观察到急性毒性[156]。这表明某些化合物能通过与霉菌毒素结合，有效减轻其毒性。

综上所述，展青霉素的毒性及其调节因素复杂多样，涉及多种生物体内的代谢和生理过程。这些研究结果对于理解和预防展青霉素引起的健康风险具有重要意义。深入研究这些毒理学特性和相互作用机制，可以为风险评估和毒素控制提供科学依据，从而保护人类和动物的健康。

3. 亚急性毒性

亚急性毒性研究通常涉及中等期限的暴露，并主要在动物模型上进行，以便更深入地理解展青霉素对生物体的影响。在对大鼠进行的亚急性毒性研究中，展青霉素显示出了明显的毒性迹象，包括体重减轻、胃肠道病变以及肾功能的改变。高剂量展青霉素暴露的大鼠中观察到了明显的肌酐指数（CI）下降，这是肾功能受损的迹象。此外，展青霉素暴露还导致大鼠肠道脂质的变化，包括甘油三酯降低、胆固醇增加，以及肠道 ATP 酶活性的抑制，这些生化变化表明展青霉素对动物肠道健康和脂质代谢具有显著的影响。

在仓鼠和鸡中也观察到了类似的临床症状，表明展青霉素的毒性效应在不同物种中具有一定的普遍性。然而，在猴子中，即使在每天使用 5～500 μg/kg B.W.剂量下持续治疗四周后，也未观察到明显的毒性迹象。只有在每天接受 5 mg/kg B.W.剂量的猴子中，在实验的最后三天出现了食欲减退的情况。

Selmanoglu 等[157]的研究则专注于展青霉素对大鼠内分泌系统的影响，测量了连续口服 0.1mg/kg B.W.剂量 60 天或 90 天的大鼠的甲状腺和睾丸激素水平。60

天的暴露增加了血浆睾酮水平并降低了甲状腺激素水平，而三碘甲状腺原氨酸(T3)、促甲状腺激素(TSH)、促黄体生成素（LH）和生长激素（GH）水平没有显著变化。暴露 90 天时，观察到睾酮和 LH 水平有所增加，甲状腺组织学检查显示了淋巴细胞浸润和间质组织增大，暗示潜在的免疫反应。睾丸的组织学检查则揭示了水肿、纤维化、局部间质细胞增生和生精小管上皮紊乱，这与精子数量减少有关。

最近的一项研究结果显示，急性 PAT 暴露导致小鼠绒毛和隐窝受损，黏液分泌减少，超氧化物歧化酶（SOD）和谷胱甘肽过氧化物酶（GSH-Px）活性降低，小肠中的髓过氧化物酶（MPO）活性增强，同时结肠也出现轻度损伤。在转录水平上，受 PAT 影响的基因在小肠中发生剂量依赖性改变，并在结肠中出现波动，主要影响小肠中炎症相关信号通路和氧化磷酸化以及结肠中的免疫反应。在代谢水平上，氨基酸减少、小肠和结肠中出现大量脂质积累，这些改变反映了 PAT 在两个肠道位点共同影响的七种代谢途径[158]。

4. 遗传毒性

展青霉素（PAT）的遗传毒性研究结果在不同的实验模型中表现出一定的差异性。在使用鼠伤寒沙门氏菌菌株进行的埃姆斯试验中，PAT 并未增加回复突变率。然而，在酿酒酵母菌株和枯草芽孢杆菌中的研究显示，PAT 具有诱变活性。此外，通过 SOS 微孔板测定，PAT 的基因毒性结果呈阴性，但在致癌物的起始 tRNA 测定中，则表现出明显的阳性反应。

在哺乳动物细胞中，PAT 显示出更为明显的遗传毒性。多项研究指出，PAT 在诸如中国仓鼠肺成纤维细胞 V79、FM3A 细胞、C3H 小鼠乳腺癌细胞系以及小鼠淋巴瘤 L5178Y 细胞等细胞系中诱导染色体畸变和基因突变。具体表现为无着丝粒的微核的诱导，以及染色体结构的畸变[159, 160]。同样，PAT 在中国仓鼠卵巢细胞中诱导染色体和染色单体间隙和断裂，但在人外周血淋巴细胞中未观察到这种效应[161]。

不同细胞系统对 PAT 基因毒性活性的敏感性表现出差异，这可能与姐妹染色单体交换有关。例如，在中国仓鼠卵巢细胞和人外周血淋巴细胞中观察到姐妹染色单体交换的诱导，而在中国仓鼠 V79 细胞中则未观察到这一现象[46]。在人胚胎肾细胞中经 PAT 处理后，观察到了氧化 DNA 损伤的证据，而抗坏血酸的减少也暗示了 PAT 处理的 V79 细胞中微核和染色体畸变的诱导[162]。

综合这些研究结果可以看出，尽管遗传毒性数据各不相同，但在哺乳动物细胞的检测中，大多数结果呈阳性，表明 PAT 具有遗传毒性，而在细菌细胞的检测中则主要呈阴性。此外，一些研究还表明 PAT 可能损害 DNA 合成，这些基因毒性作用可能与其和巯基反应并诱导氧化损伤的能力有关。根据世界卫生组织的结论，现有数据表明 PAT 具有遗传毒性。

5. 致癌性

研究表明，雌性瑞士白化小鼠皮肤上局部使用展青霉素（400 nmol/L）会导致 ROS 产生增加，并使细胞增殖速度加倍，从而在两周内的治疗中导致七只中的三只小鼠形成肿瘤[153]。尽管如此，由于动物模型研究没有显示出足够的致癌性证据，国际癌症研究机构认为展青霉素对人类不具有致癌性，将其归类为 3 类致癌物[153]。另外，各种研究也在评估展青霉素作为一种可能的抗肿瘤剂。例如，对结肠癌细胞系 HCT116 的分析表明，展青霉素治疗可以增加 ROS 的产生并刺激促凋亡蛋白 ATF3 的表达，从而导致细胞生长停滞。使用抗氧化剂 NAC 预处理的细胞显示降低的 ATF3 表达，表明肿瘤细胞的凋亡是由氧化应激触发的。在其他癌细胞系（SW480 和 CaCo2）上重复的实验得到了相似的结果[163]。此外，Boussabbeh 等[164]发现暴露于展青霉素的肿瘤细胞表现出较低的 Bcl-2 蛋白表达水平，该蛋白负责细胞死亡调节。

然而，肿瘤细胞生长停滞的机制与非肿瘤细胞相似，因此，将展青霉素作为抗肿瘤药物的潜力应该谨慎考虑，因为该毒素不能区分肿瘤细胞和正常细胞。Akbari 等[165]在 2017 年的研究中证明，活性展青霉素水平为 4 μmol/L（154.12 μg/L），高于苹果汁中展青霉素的可接受水平，很可能在体内引起全身毒性，而不是发挥抗肿瘤活性。总之，尽管展青霉素显示出一定的致癌潜力，但其作为抗肿瘤药物的应用还需进一步研究和审慎考虑。

6. 胚胎毒性和致畸性

在一项关于两代繁殖研究的部分，Sprague Dawley 品种的大鼠后代被每天给予 1.5 mg/kg B.W.的展青霉素。研究中发现，F1 代的大鼠出现了胚胎吸收增加的现象，但在 F2 代中并未观察到此类效应。在 F2 代中，只有胎儿体重降低的现象，且未发现畸形。当大鼠腹腔注射 1.5 mg/kg B.W.的展青霉素时，胎儿体重显著降低；当使用 2 mg/kg B.W.的剂量则会导致流产。进一步的研究发现，将大鼠胚胎暴露在含有不同浓度展青霉素（0～62 μmol/L）的大鼠血清中 45h 后，发现暴露于最高剂量的胚胎在孵化后无法存活超过 40h。展青霉素处理降低了蛋白质和 DNA 含量，以及卵黄囊直径、冠臀长度和体节数量。此外，展青霉素处理还增加了畸形胚胎的比例，畸形包括生长迟缓、中脑和端脑发育不全，以及下颌突增生和/或水疱的形成[166]。

在小鼠的研究中，口服 1.5mg/kg B.W.的展青霉素会导致后代因脑部、肺部和皮肤出血而死亡。更高的口服剂量[3.8 mg/（kg B.W.· d），持续 12 天]不会改变着床和分娩时胎儿的数量，也不会导致任何畸形。相比之下，腹腔注射的方式则增加了腭裂和肾脏畸形的发生率。

在鸡蛋的研究中，将展青霉素注射到气室中，发现它在每个鸡蛋 2.35～68.7 μg

的剂量下对胚胎有毒性，具体取决于胚胎的发育阶段。在每个鸡蛋 1～2 μg 的剂量下，则显示出致畸性。与之相比，展青霉素与半胱氨酸的加合物具有相同的毒性，但所需剂量更高，为 15～150 μg 的展青霉素[167]。

7. 免疫毒性

展青霉素（PAT）已被广泛认识到能够改变免疫反应，这是霉菌毒素所共有的特性之一。研究表明，在牛巨噬细胞中，PAT 显著降低了 IL-23、IL-10 和 TGF-β 的表达[168]。在 Balb/c 小鼠的实验中，暴露于 PAT 后，观察到 Th2 型细胞因子水平升高和 IFN-γ 产生减少。PAT 还会引起气道高反应性和嗜酸性肺炎症，从而增强过敏性免疫反应[169]。在雄性大鼠中，连续暴露 60～90 天 0.1 mg/kg 的 PAT，导致出血、浆细胞增生、皮质扩张和纤维化、胸腺叶间隔组织增大、脂肪组织增多、皮质变薄，以及胸腺皮质髓质界限变得模糊。同一研究小组的另一项类似研究显示，在胸腺树突状细胞中观察到线粒体嵴丢失和核内染色质边缘化和溶解。他们还观察到树突状细胞的凋亡体形成和细胞凋亡现象。该小组还发现，胸腺细胞失去细胞质和线粒体嵴，内皮细胞肿胀，基底膜厚度增加，毛细血管腔闭塞，毛细血管周围纤维物质积累，以及胸腺毛细血管壁中核异常。PAT 暴露还导致人外周血单个核细胞中 IL-4、IL-13、IFN-γ、IL-10 表达下降，以及胞内 GSH 耗竭（图 2-7）[170]。

二、毒性分子机制

展青霉素是一种在水果中发现的霉菌毒素，通过多种分子机制表现出毒性。它通过内在途径诱导细胞凋亡，涉及线粒体功能障碍和半胱天冬酶激活。展青霉素还通过产生活性氧来引起氧化应激，导致 DNA 损伤和脂质过氧化。转录组和蛋白质组分析显示展青霉素暴露组小鼠在与细胞凋亡、细胞周期和其他细胞过程相关的基因和蛋白质表达上发生了一定的变化。此外，展青霉素会破坏多种细胞途径，可能导致致癌和神经退行性疾病。下面将依据毒性效果，详细阐述其毒性及机制。

1. DNA 损伤

展青霉素的毒性分子机制显著体现在其对 DNA 的损伤上，这种损伤不仅可能干扰正常的细胞功能，还可能增加细胞的癌变风险。De Melo 等[171]研究发现展青霉素对 DNA 的损伤具有剂量依赖性，特别是在海马区、肝脏和肾脏的细胞中，高剂量的展青霉素能显著增加 DNA 链断裂的频率。此外，展青霉素还能降低细胞内谷胱甘肽（GSH）的水平，这种重要的抗氧化剂的减少伴随着脂质过氧化的增加，这些变化共同导致了细胞损伤的加剧。在对人肝癌细胞系 HepG2 进行的研究中，Zhou 等[172]评估了展青霉素诱导的 DNA 损伤并试图阐明其潜在机制。研究结果显示，展青霉素即使在较低浓度下也能显著增加DNA迁移率，提示DNA损伤的发生。同时，展青霉素的暴露显著增加了活性氧的水平和GSH的消耗，进而导致细胞中的8-羟基脱氧鸟苷和硫代巴比妥酸反应物（作为氧化损伤标志）水平显著升高。此外，研究还观察到展青霉素诱导了p53蛋白的积累，表明p53的激活是对展青霉素诱导的DNA损伤的一种细胞应答机制。这些发现支持了观点，即展青霉素可能通过增强氧化应激反应导致HepG2细胞中的DNA链断裂，而GSH和p53蛋白作为细胞内主要的防御机制，在保护细胞免受展青霉素诱导的DNA损伤中发挥关键作用（表2-4）。

表2-4　通过SCGE检测法测量PAT在HepG2细胞中诱导的DNA链断裂

PAT浓度/ μm	尾长/ μm	尾 DNA / %	尾矩/ μm
0	3.25±0.07	3.26±0.28	0.15±0.05
5	3.56±0.20	4.59±0.37	0.19±0.03
10	4.63±0.10	4.58±0.51	0.30±0.01
20	35.40±2.47**	25.94±1.09**	12.57±1.33**
40	46.60±2.39**	47.53±1.12**	24.95±1.55**

**表示与对照组（PAT浓度为0组）相比差异极显著，$P<0.01$。

2. 细胞凋亡诱导

细胞凋亡在生物体的正常发育和稳态维持中起着至关重要的作用。Wu等发现在细胞凋亡诱导的过程中，展青霉素通过激活caspase-3、caspase-6、caspase-7和caspase-9，显著促进细胞的执行期凋亡。这种作用与线粒体的功能障碍相关，表现为细胞色素c的释放和抗凋亡蛋白Bcl-2表达的下降。Liu等[173]通过探究展青霉素对线粒体呼吸链（MRC）的影响发现展青霉素降低了HEK293细胞中线粒体呼吸链复合物Ⅲ和Ⅴ的mRNA水平，而增加了复合物Ⅳ的mRNA表达，这也印证了展青霉素会通过损害线粒体氧化磷酸化过程，导致线粒体功能障碍和ROS的产生。展青霉素诱导的凋亡并不依赖于p53蛋白。此外，展青霉素与大分子的硫醇基团的相互作用以及随后产生的活性氧物质在此过程中起着关键作用。特别是，这些活性氧物质通过引发内质网应激进而激活了线粒体凋亡途径，进一步强化了细胞凋亡的程度[49]。因此，展青霉素引发的细胞凋亡是通过线粒体途径并涉及氧化应激以及内质网应激，且与硫醇基团的交互作用密切相关。

3. 氧化应激

展青霉素通过引发细胞内活性氧的过量积累，显示出其关键的毒性机制。这种现象是由于细胞内氧化剂与抗氧化剂之间的动态失衡，导致 ROS 和自由基水平升高，从而触发细胞损伤。特别地，在 HepG2 细胞中，展青霉素通过激活 ROS-AKT-MTOR 信号通路，以剂量依赖的方式诱发自噬性细胞死亡，突显了 ROS 在细胞毒性反应中的核心作用。因此，展青霉素引起的氧化应激不仅是其毒性影响的一个重要方面，也是其致病机理的中心环节，涉及从分子到细胞层面的广泛生物影响。

1）产生 ROS

展青霉素的毒性作用主要通过增加细胞内 ROS 的产生来体现。这些 ROS，包括超氧阴离子、过氧化氢和羟基自由基，主要通过干扰线粒体的电子传递链来产生。线粒体作为细胞的能量工厂，在受到展青霉素的影响时，其电子传递效率受损，导致电子“泄漏”并与氧分子反应生成 ROS。此外，展青霉素还能够激活 NADPH 氧化酶等其他产生 ROS 的细胞机制，从而加剧细胞内的氧化压力。这种过量的 ROS 产生导致了细胞结构和功能的多方面损伤，是其毒性机制的核心。

2）脂质过氧化

展青霉素引发的 ROS 增加不仅加剧了细胞内的氧化压力，还直接触发了脂质过氧化反应，这对细胞膜的结构和功能具有破坏性影响。在这个过程中，ROS 如超氧阴离子和羟基自由基攻击细胞膜中的多不饱和脂肪酸，启动脂质自由基的链式反应。这种连锁反应不仅破坏了膜的完整性，也影响了细胞膜的流动性和离子通透性，进而干扰细胞的正常生理功能。此外，脂质过氧化的终产物，如丙二醛（MDA）和 4-羟基壬烯醛（4-HNE），具有极高的反应活性，能够与细胞内的蛋白质、DNA 和酶直接作用，引发进一步的分子损伤[174]。这些高反应性的产物不仅能够破坏细胞的核酸和蛋白质结构，而且可以激活多种信号转导途径，如通过修改信号蛋白的活性或表达，诱导细胞死亡程序的启动。因此，展青霉素诱导的脂质过氧化不仅是细胞损伤的直接原因，也是启动细胞内多条死亡信号途径的关键因素，最终导致细胞功能丧失和细胞死亡。

3）细胞应激反应

展青霉素诱发的氧化应激不仅涉及 ROS 的产生，还能激活包括 Nrf2 途径在内的多种细胞应激途径。Nrf2 途径在细胞防御机制中扮演关键角色，特别是在调节抗氧化基因的表达中。在无应激条件下，Nrf2 与 Keap1 结合，被限制在细胞质中。Keap1 是一种富含半胱氨酸的蛋白，能够感应 ROS 和亲电物质（如展青霉素）的存在。这些应激因子可以修改 Keap1 上的半胱氨酸残基，导致其构象变化，从而解除对 Nrf2 的束缚[175]。随后，Nrf2 累积并转移到细胞核中，与抗氧化应答元件结合，进而促进抗氧化应激蛋白的转录。

Bryan 等的蛋白质组学分析显示，PAT 处理导致 Nrf2 水平升高 1.5 倍，而 Keap1 水平下降，这进一步增加了未结合的 Nrf2。这些观察结果支持 PAT 与 GSH 耗尽之间的毒性关联，尤其是考虑到 GSH 是细胞内主要的含硫醇抗氧化剂。此外，研究还发现 Nrf2 的上调伴随着解毒酶、超氧化物歧化酶 2 和过氧化氢酶等抗氧化基因的转录水平增加[61]。这些发现强调了 Nrf2 途径在细胞应对 PAT 诱导的氧化应激中的关键作用。

4）细胞死亡和组织损伤

当展青霉素诱导的氧化应激超过细胞的防御能力时，细胞会走向死亡，主要通过凋亡或坏死两种路径。凋亡通常是一种有序的、程序化的细胞死亡方式，涉及 caspase 家族酶的激活，而坏死则是一种无序的细胞死亡，常常伴随着细胞内容物的泄漏，可能诱发炎症反应。展青霉素的持续氧化应激可以激活这些死亡信号通路，导致细胞结构的不可逆损伤，从而影响整个组织的功能，尤其是在肝脏、肾脏等对展青霉素敏感的器官中，可观察到明显的组织损伤。这种细胞和组织层面的损伤解释了展青霉素毒性的广泛性和严重性。

三、风险评估

根据亚急性啮齿动物的研究，展青霉素的无可见不良作用水平（NOAEL）为 43 μg/kg B.W.，这为设定展青霉素的暴露限值提供了重要依据[176]。尽管还存在其他类型的毒性，但基因毒性被认为是主要原因。在啮齿动物模型中，口服半数致死剂量介于 20～100 mg/kg 之间[177]，而家禽的口服半数致死剂量为 50170 mg/kg。虽然其他接触途径的毒性更大，但发生的可能性较小。

欧盟食品科学委员会（SCF）在 2000 年 3 月 8 日的会议上设定了展青霉素的暂定每日最高容许摄入量（PMTDI），即 0.4 μg/kg B.W.。然而，目前无法将谷物中的展青霉素含量完全控制在 0，谷物中的展青霉素浓度介于 0.11～13.19 μg/kg 之间，但这些含量都在世界卫生组织/欧盟的限值范围内。

世界卫生组织根据遗传毒性数据认为展青霉素具有遗传毒性，而国际癌症研究机构则将其归类为 3 类致癌物，因为相关数据尚无定论。

第七节 其 他 毒 素

一、单端孢霉烯族毒素

1. 毒性特征

1）T-2

T-2 毒素作为单端孢霉烯族化合物中的一员，以其显著的毒性在同类中脱颖而出。其化学名称为 4,15-二乙酰氧基-8-（异戊酰氧基）-12,13-环氧单端孢霉-9-

烯-3-醇。该毒素的毒性主要源于其分子中的环氧基团与双键结构，这两者是展现其毒性的关键部位。经过研究发现，通过化学手段如打开环氧结构或还原双键，可以显著削弱 T-2 毒素的毒性，从而为其毒性的控制和消除提供了有效途径。

T-2 毒素在田间种植的谷物和收获后的饲料原料中具备显著的污染潜力。动物一旦摄入含有 T-2 毒素的饲料，便可能遭受一系列严重的健康影响，包括呕吐、腹泻以及内脏广泛性出血等症状。这种毒素对动物的消化系统、中枢神经系统和心脑血管系统均展现出了强烈的毒性效应。值得注意的是，不同动物对 T-2 毒素的敏感性存在显著差异，一般而言，水产动物的敏感性最高，其次是猪，接着是家禽，而反刍动物则相对较低，这主要归因于反刍动物瘤胃内微生物对毒素的有效降解。

T-2 毒素具有显著的细胞毒性效应。动物摄入后，该毒素会被消化道迅速吸收，并在 3～4h 内传播至肝脏、肌肉等重要器官。家禽暴露于 T-2 毒素后，会出现喙部坏死、口腔出血、胃黏膜溃疡以及肝脏下膜出血等严重中毒现象。此外，实验表明，孕鼠口服 T-2 毒素（剂量为 2 mg/kg）会导致其肝脏和胎盘细胞的死亡率显著上升，进一步揭示了 T-2 毒素对动物健康构成的潜在风险。

2）HT-2

HT-2 毒素与 T-2 毒素相似，主要由镰刀菌属真菌产生。研究表明，人类及动物肝脏的微粒体对 T-2 毒素具有特定的结合亲和性及代谢作用。在这些微粒体内，酯酶将 T-2 毒素转换成 HT-2 毒素，但这一转化过程在不同物种之间速率各异。例如，小鼠的肝脏清除 T-2 毒素的能力最强，其次是猴子，然后是大鼠和狗，人类的相应能力则相对较低。

3）DON

呕吐毒素，一种广泛分布的单端孢霉烯类毒素，也称正脱氧雪腐镰刀菌烯醇。此毒素主要由禾谷镰刀菌、串珠镰刀菌、雪腐镰刀菌等多种镰刀菌属真菌产生，而木霉菌等其他真菌也有能力生成该毒素。动物摄入受呕吐毒素污染的饲料后，通常会出现食欲下降、采食量减少以及呕吐等症状。关于呕吐毒素的详细介绍，请参阅本书呕吐毒素章节。

2. 毒性分子机制

1）T-2

经过深入的基因层面研究，T-2 毒素在生物体内信号传导途径上的影响得以显现。此毒素触发了丝裂原活化蛋白激酶（MAPKs）途径，继而引发 c-Jun 氨基端激酶（JNK）和 p38 蛋白激酶途径的活化。这些序列反应使得与氧化压力和细胞程序性死亡相关的基因表达水平显著提高，而参与药物和脂质代谢的酶类基因表达则呈现减少的趋势。解毒酶活性的降低直接影响了肝脏对 T-2 毒素等有害物质的代谢能力，导致活性氧的过量累积和脂质过氧化现象的出现。这些变化进一步导致线粒体跨膜电位降低，细胞膜通透性改变，以及膜结构和功能损伤，最终对肝脏功能造成严重影响，甚至引发病变和组织坏死。

进一步研究发现，T-2 毒素中毒后，机体内超氧化物歧化酶和谷胱甘肽过氧化物酶的活性显著降低，而脑内 ROS 的生成和累积则显著增加。这种变化抑制了抗氧化通路中的关键因子——核因子 E2 相关因子 2 的活性，进而影响了其下游的醌氧化还原酶 1、谷氨酸-半胱氨酸连接酶和血红素加氧酶-1 等基因的表达。这些结果表明，T-2 毒素能够通过血脑屏障引发大脑的氧化损伤。

除此之外，T-2 毒素还具有诱导高增殖活性细胞凋亡的能力，这些细胞包括小鼠的胸腺淋巴细胞、骨髓造血干细胞以及肠上皮细胞等。此外，T-2 毒素的胚胎毒性往往继发于母体毒性之后，可能导致胚胎的死亡和流产。这些发现为我们进一步理解 T-2 毒素的毒理作用机制提供了重要的线索。

2）HT-2

HT-2 毒素的化学结构与 T-2 毒素高度相似，两者之间的差异主要体现在 C4 位置的官能团结构上。因此，HT-2 毒素在理化性质和毒性表现上与 T-2 毒素存在显著的相似性。这种相似性帮助我们加深对这两种毒素之间关系的理解，也为进一步研究它们的生物效应和毒性机制提供了重要的参考。

3）DON

呕吐毒素毒性核心源自其独特的 C12，C13-环氧基团。该毒素能够影响骨髓造血细胞、T 淋巴细胞以及 B 淋巴细胞的正常功能，进而引发细胞免疫毒性，并最终导致细胞按照预定的程序死亡。具体而言，呕吐毒素能够破坏核糖体的结构，削弱其正常功能，同时抑制位于核糖体 60S 亚基上的肽基转移酶活性中心，从而显著影响细胞内蛋白质的合成过程。

3. 风险评估

关于人体对特定毒素的 TDI，欧盟在 No 1881/2006 条例中明确规定，T-2 毒素与 HT-2 毒素合并的 TDI 为 0.06 μg/(kg B.W.·d),NIV 设定为 0.7 μg/(kg B.W.·d)，而脱氧雪腐镰刀菌烯醇（DON）的 TDI 则定为 1 μg/（kg B.W.·d）。此外，FAO 和 WHO 的食品添加剂联合专家委员会针对 DON、3-ADON 和 15-ADON 的组合 TDI 暂定为 1 μg/（kg B.W.·d）。在急性毒性方面，JECFA 将它们的成组急性毒性参考剂量暂定为 8 μg/（kg B.W.·d）。这些规定和标准对于评估食品安全性和保护公众健康至关重要。

二、橘霉素

1. 毒性特征

橘霉素对人类具有肾毒性和肝毒性，特别是对肾脏的毒性最为显著。动物实验表明，橘霉素可以通过损伤肾小管细胞，引起肾小管损伤，最终导致肾功能衰竭。此外，橘霉素还可能具有致癌性、致突变性和生殖毒性。某些研究表明橘霉素可能具有致癌潜力，尤其是通过引起 DNA 损伤和干扰细胞周期；研究显示橘霉素可以引起染色体畸变和基因突变；橘霉素还可能影响生殖系统的正常功能，导致生殖能力下降。研究表明，50 μmol/L 就能导致 PK15 细胞钙稳态失衡，促使细胞死亡，同时也影响肝脏、线粒体呼吸链和骨髓等[178]。另外，橘霉素能造成肝细胞内线粒体膜渗透功能障碍和氧化还原系统紊乱，干扰电子传递系统，抑制细胞中蛋白质的合成，引起肝糖原含量下降，导致甘油三酯和胆固醇合成受阻[179]。

接受 0.065 mg/100g（p.o.）橘霉素处理 60 天的雄性和雌性小鼠显示出身体和器官质量显著减轻，发现男性不育以及血液学参数的变化，在小鼠胚泡中，15μmol/L 或 30 μmol/L 的橘霉素已被证明可增强凋亡事件并降低总细胞计数[180]。橘霉素（2.5μmol/L 和 5.0 μmol/L）也会损害 ICR 小鼠的卵母细胞成熟率以及受精和胚胎发育[181]。橘霉素连续 7 天处理昆明雄性小鼠，导致其出现附睾、睾丸、包皮腺和精囊的相对质量异常变化以及异常精子数量增加，当暴露于橘霉素的雄性与雌性交配时，妊娠率较低，这意味着对生殖系统有一定负面影响[182]。此外，橘霉素能与其他真菌毒素共存，如与赭曲霉毒素 A 和展青霉素发生协同增强作用，提高彼此的毒性[183, 184]。

2. 毒性分子机制

橘霉素介导的生物系统毒害作用有两个基本机制：氧化应激和改变的酶抗氧化反应（如上皮谷胱甘肽和转氢酶）。在呼吸链中，橘霉素已被发现可促进活性氧的产生并促进超氧化物阴离子的合成。这些生物活性可以解释与线粒体功能障碍相关的脂质过氧化和细胞死亡。胱天蛋白酶-3、胱天蛋白酶-6、胱天蛋白酶-7 和胱天蛋白酶-9 的激活与橘霉素触发的肾 PK15 细胞和人早幼粒细胞白血病（HL-60）细胞的凋亡有关。橘霉素通过诱导氧化应激和上调氧化应激反应的基因，如 *AADs*、*OYE3*、*FLR1*、*GRE2* 和 *MET17*，在酵母细胞产生毒害。橘霉素会在芽殖酵母线粒体中积聚，接触橘霉素会导致呼吸系统功能失调以及线粒体复合体 I 受到抑制，从而产生超氧阴离子扰乱氧化还原平衡[185]。橘霉素可通过抑制 3-羟基-3-甲基戊二酰辅酶以时间依赖性和不可逆的方式影响质膜，而长期接触还原酶会破坏胆固醇/睾酮的合成，导致低胆固醇血症[186]。

3. 风险评估

对橘霉素的风险评估主要集中在其毒性、暴露途径和摄入量等方面。截至目前，WHO 和 FAO 尚未制定具体的橘霉素安全限量值。国际上对橘霉素的关注主要集中在其对食品安全的潜在危害上，特别是考虑到其肾毒性和其他健康风险。

欧洲食品安全局食物链污染物科学小组根据现有的肾毒性数据对橘霉素的风险进行评估，每天 0.2 μg/kg B.W.橘霉素干预对人类无肾毒性影响。一些国家和地区可能会根据自身的研究和风险评估结果，制定特定的限量标准。例如，欧盟在其法规中对某些霉菌毒素有明确的限量规定，但具体到橘霉素，可能没有统一的标准。虽然如此，各国还是通常会采取一定的措施来管理和控制橘霉素的风险，通过良好的农业实践来减少霉菌污染的可能性，实施监控和检测程序，以确保食品中的橘霉素水平处于安全范围内。

三、麦角生物碱

1. 毒性特征

麦角毒素的毒害作用主要是外周性的毒害作用和中枢作用。麦角毒素中毒主要有两种症状，分别是麦角毒素中毒坏疽性和麦角毒素中毒痉挛性。坏疽性中毒的症状包括剧痛、肢端感染及残肢的坏疽症状，如灼烧、发黑等，严重者可造成肢体断裂。痉挛性中毒的症状表现为神经失调，这主要是由于其对 α-肾上腺素能受体的作用，引起血管收缩，这种收缩可以导致末梢血管痉挛，进而造成组织缺血和坏死，主要表现为麻木、抽搐、运动失协、呼吸困难、脉搏加快、流涎、呕吐、痉挛等，有的还会神经素紊乱而产生幻觉[187]。

2. 毒性分子机制

摄入麦角生物碱的影响取决于摄入量和摄入频率，在某些情况下可导致死亡。麦角生物碱能与肾上腺素能受体、血清素能受体和多巴胺能受体相互作用。过量摄入麦角生物碱造成的显著影响之一是血管收缩，由 α-肾上腺素能受体相互作用介导，抑制 β 受体而使血管收缩，流向四肢的血流量普遍减少，表现为痉挛、肿胀、红痕、坏死、肢体缺失和死亡。麦角生物碱与血清素能 5-HT2A 和多巴胺能受体相互作用会影响中枢神经系统，导致幻觉、眩晕、口吐白沫、恶心、麻痹、精神错乱、痴呆、头晕、针刺感、肢体抽搐和死亡等症状。此外，过度暴露于麦角生物碱会干扰激素正常活性，麦角生物碱的麦角环部分与 D2 多巴胺受体相互作用，从而抑制垂体催乳素的分泌和雌激素对催乳素水平的刺激作用，导致繁殖动物泌乳性能下降甚至完全停止产奶[188]。

3. 风险评估

目前，一些国家和地区已经根据自身的研究和风险评估结果制定了相应的限量标准。2012 年，欧洲食品安全局确定总麦角生物碱组别的每日可耐受摄入量为 0.6 μg/kg B.W.。欧盟在其食品法规中对麦角生物碱的限量制定了具体的规定。根据欧盟法规（No 1881/2006），针对加工谷物制品中的麦角生物碱，规定未加工谷物总量不得超过 1000 μg/kg，加工谷物制品不得超过 500 μg/kg，2021 年，FAO 和 WHO 将膳食中总麦角生物碱组别的每日可耐受摄入量定为 0.4 μg/kg B.W.。美国食品药品监督管理局对麦角生物碱的限量也有相应的指导，但没有具体的数值标准。

为了减少麦角生物碱和麦角毒素的风险，需要进行良好的农业实践：包括轮作、使用抗病品种和及时收割；对谷物及其制品进行定期检测，以确保麦角生物碱含量在安全范围内；在谷物加工过程中，还需要通过去除麦角菌菌核等措施减少污染。通过严格的食品安全管理和法规控制，可以有效减低麦角生物碱和麦角毒素对公众健康的潜在风险。消费者也应注重食品的选择和储存，尽量减少接触和摄入被污染的食品。

四、杂色曲霉素

杂色曲霉素具有免疫毒性、肾脏毒性、肝毒性、遗传毒性。急性中毒症状表现为肝肾坏死，慢性中毒则导致肝脏坏死和肝硬化[189]。不同动物对杂色曲霉素的半数致死量表现出差异。例如，小鼠经口给药的 LD_{50} 约 800 mg/kg，大鼠经口给药的 LD_{50} 约 160 mg/kg。而猴子的敏感性远高于啮齿类动物，研究显示，猴子腹腔注射的 LD_{50} 约 32 mg/kg[190]。沙湧波等在研究中发现，给试验动物投食含有杂色曲霉素的饲料约 15 天后开始出现中毒症状。最初表现为精神不佳、食欲减退，随后症状逐渐加重，出现神经症状。临近死亡时，动物出现四肢震颤、倒地不起、呼吸不规律、体温下降。解剖检查发现皮下和内脏黄染，伴有广泛出血。肝脏、肾脏和大脑神经细胞均受损，呈现细胞空泡化病变。给小鼠饲料掺杂色曲霉素喂食 20 周，导致小鼠表现出体重增长缓慢、精神状态低落、皮毛光泽度下降的情况[191]。

多项研究显示，杂色曲霉素会影响机体免疫细胞的增殖、凋亡，抗原的递呈以及细胞因子的分泌[192,193]。刘亚玲及其团队的研究显示，杂色曲霉素会对小鼠的脾脏、胸腺组织以及细胞中的 Foxp3 调节性 T 淋巴细胞数量产生影响，从而影响机体的免疫耐受功能[194]。沙湧波等的研究结果显示，在给驴投喂含有杂色曲霉素的饲料后的第 5 天，其白细胞总数和淋巴细胞总数下降，嗜中性粒细胞数量增加，血清总蛋白和白蛋白含量显著降低[195]。酶联免疫吸附法和半定量逆转录聚合酶链反应方法的体外研究表明，杂色曲霉素抑制小鼠腹腔巨噬细胞 IL-12 的分泌和表达，这说明杂色曲霉素对机体细胞免疫功能有不利影响[196]。

杂色曲霉素具有导致实验动物遗传物质 DNA 出现异常的毒性，包括引起 DNA 链断裂、染色体结构变异以及基因之间的交换。实验结果显示，杂色曲霉素提取物对小鼠的血液细胞有明显的损伤效应，导致细胞染色体出现异常现象。这表明杂色曲霉素对细胞的遗传物质有负面影响[196]。杂色曲霉素具有强烈的致突变作用，DNA 损伤修复实验、Ames 试验和单细胞凝胶电泳试验显示，大鼠骨髓细胞受到杂色曲霉素影响后会发生急性细胞遗传毒性作用，腹腔注射杂色曲霉素 12 h 后，骨髓细胞的染色体畸变发生率明显增加，并且呈现出剂量-依赖性关系[197]。曹文军等利用银染 PCR-SSCP 方法研究了在体外培养的人类胚肺细胞恶性转化过程中，不同浓度的杂色曲霉素（1 μg/mL 和 3 μg/mL）对基因突变的影响。结果表明，杂色曲霉素可能导致抑癌基因 *p53* 和癌基因 *Ki-ras* 的突变[198]。对罗非鱼进行为期 4 周（每周 2 次）的杂色曲霉素灌胃处理，结果显示杂色曲霉素引起了罗非鱼红细胞微核率显著增加，同时导致染色体发生了断裂[194]。体外研究表明，当杂色曲霉素浓度为 3 μmol/L 时，会导致人体胃黏膜上皮细胞（GES-1 细胞）发生 DNA 断裂。随着杂色曲霉素作用时间的延长，细胞的损伤程度也相应加重[199]，DNA 损害导致 ATM/P53 信号通路激活，从而引发 GES-1 细胞 G2 期阻滞[200]。杂色曲霉素抑制了细胞内核苷的转运过程，从而影响了细胞内核酸的合成。杂色曲霉素主要在肝脏代谢。由此可见，肝脏是其危害的主要靶器官，它可能导致肝脏损害。观察研究发现，患有肝硬化和肝癌的人群血液与尿液中的杂色曲霉素水平显著高于健康人群[201]。杂色曲霉素在体外实验中显示出对大鼠和小鼠肝细胞的致癌作用。在将杂色曲霉素加入骡的饲料后，其血清中的山梨醇脱氢酶、谷草转氨酶、谷丙转氨酶、乳酸脱氢酶和碱性磷酸酶活性明显升高。从给予含毒素饲料第 5 天开始，血清中清蛋白/球蛋白（A/G）比值下降，这表明肝脏合成蛋白的功能受到了严重损害。小鼠在口服灌胃 3μg/kg、30μg/kg、300μg/kg 和 3000 μg/kg 的杂色曲霉素后 12 h，处理组小鼠的肝细胞凋亡率明显高于对照组。处理组的肝细胞凋亡程度与杂色曲霉素的浓度之间呈现明显的剂量-效应关系[194]。Sivakumar 等的研究表明，雄性小鼠在连续 30 天摄入含有杂色曲霉素的食物后，其体内的抗氧化物质谷胱甘肽、维生素 C 和维生素 E 的含量显著下降，肝脏中的过氧化氢酶活性受到抑制。与此同时，超氧化物歧化酶和谷胱甘肽过氧化物酶的活性上升，肝细胞微粒体中的细胞色素 P450、细胞色素 b5、细胞色素 b5 还原酶和细胞色素 c 还原酶的水平也有所提高。组织学检查显示，肝细胞出现了损伤和坏死。另一项实验中，将 14 天大的虹鳟鱼胚胎暴露于 0.5 ppm 浓度的杂色曲霉素中 1 h 后转移至普通饲养环境，一年后观察，存活下来的虹鳟鱼中有约 13%出现了肝癌[202]。杂色曲霉素不仅对肝脏具有毒性，还对其他器官组织表现出显著的致癌潜力。实验中，对小鼠一次性灌胃 3000 μg/kg 的杂色曲霉素，观察到其脑组织受到了损伤[203]。体外实验表明，长期暴露于杂色曲霉素的胃黏膜细胞，其肠上皮化生的风险显著增加。

参 考 文 献

[1] Marchese S, Polo A, Ariano A, et al. Aflatoxin B1 and M1: Biological properties and their

involvement in cancer development[J]. Toxins (Basel), 2018, 10(6): 214.

[2] Zhu Q, Ma Y, Liang J, et al. AHR mediates the aflatoxin B1 toxicity associated with hepatocellular carcinoma[J]. Signal Transduction and Targeted Therapy, 2021, 6(1): 299.

[3] Li C, Liu X, Wu J, et al. Research progress in toxicological effects and mechanism of aflatoxin B1 toxin[J]. PeerJ, 2022, 10:e13850.

[4] Che L, Huang J, Lin J X, et al. Aflatoxin B1 exposure triggers hepatic lipotoxicity via p53 and perilipin 2 interaction-mediated mitochondria-lipid droplet contacts: An *in vitro* and *in vivo* assessment[J]. Journal of Hazardous Materials, 2023, 445: 130584.

[5] Umaya S R, Vijayalakshmi Y C, Sejian V. Exploration of plant products and phytochemicals against aflatoxin toxicity in broiler chicken production: Present status[J]. Toxicon, 2021, 200: 55-68.

[6] Liu S, Kang W, Mao X, et al. Melatonin mitigates aflatoxin B1-induced liver injury via modulation of gut microbiota/intestinal FXR/liver TLR4 signaling axis in mice[J]. Journal of Pineal Research, 2022, 73(2):e12812.

[7] Ye L, Chen H, Tsim K W K, et al. Aflatoxin B1 Induces inflammatory liver injury via gut microbiota in mice[J]. Journal of Agricultural and Food Chemistry, 2023, 71(28): 10787-10797.

[8] Liu Y, Li J, Kang W, et al. Aflatoxin B1 induces liver injury by disturbing gut microbiota-bile acid-FXR axis in mice[J]. Food and Chemical Toxicology , 2023, 176: 113751.

[9] Cao W, Yu P, Yang K, et al. Aflatoxin B1: MEtabolism, toxicology, and its involvement in oxidative stress and cancer development[J]. Toxicology Mechanisms and Methods, 2022, 32(6): 395-419.

[10] Bonnett M, Taylor E R. The structure of the aflatoxin B1-DNA adduct at N7 of guanine. Theoretical intercalation and covalent adduct models[J]. Journal of Biomolecular Structure and Dynamics, 1989, 7(1): 127-149.

[11] Engin A B, Engin A. DNA damage checkpoint response to aflatoxin B1[J]. Environmental Toxicology and Pharmacology, 2019, 65: 90-96.

[12] Wang S H, Yeh S H, Chen P J. Androgen enhances aflatoxin-induced genotoxicity and inflammation to liver cancer in male hepatitis B patients[J]. Cellular and Molecular Gastroenterology and Hepatology, 2023, 15(2): 507-508.

[13] Ji Y, Nyamagoud S B, SreeHarsha N, et al. Sitagliptin protects liver against aflatoxin B1-induced hepatotoxicity through upregulating Nrf2/ARE/HO-1 pathway[J]. Biofactors, 2020, 46(1): 76-82.

[14] Cheng Y C, Wu T S, Huang Y T, et al. Aflatoxin B1 interferes with embryonic liver development: Involvement of p53 signaling and apoptosis in zebrafish[J]. Toxicology, 2021, 458: 152844.

[15] Mortezazadeh F, Gholami-Borujeni F. Review, meta-analysis and carcinogenic risk assessment of aflatoxin M1 in different types of milks in Iran[J]. Reviews on Environmental Health, 2023, 38(3): 511-518.

[16] Udovicki B, Tomic N, Trifunovic B S, et al. Risk assessment of dietary exposure to aflatoxin B1 in Serbia[J]. Food and Chemical Toxicology, 2021, 151: 112116.

[17] Choy W N. A review of the dose-response induction of DNA adducts by aflatoxin B1 and its implications to quantitative cancer-risk assessment[J]. Mutation Research, 1993, 296(3): 181-198.

[18] 王佳曼. 黄曲霉毒素 B1 亚慢性暴露对雄性小鼠氧化、遗传系统的损伤及其作用机制[D]. 重庆: 西南大学, 2017.

[19] Ye Y, Wang T, Wang J S, et al. Antibiotic altered liver damage induced by aflatoxin B1 exposure in mice by modulating the gut microbiota[J]. Environmental Pollution, 2024, 343: 123291.

[20] 赵博, 丁晓文. 赭曲霉素 A 污染及毒性研究进展[J]. 粮食与油脂, 2006 (4): 39-42.

[21] Walker R. Risk assessment of ochratoxin: Current views of the European Scientific Committee on Food, the JECFA and the Codex Committee on Food Additives and Contaminants[J]. Advances in Experimental Medicine and Biology, 2002, 504: 249-255.

[22] Organization WHO. WHO Study Group on Tobacco Production Regulation. WHO Study Group on Tobacco Product Regulation: Report on the Scientific Basis of Tobacco Product Regulation: FOurth Report of a WHO Study Group[R]. World Health Organization, 2012.

[23] Gekle M, Sauvant C, Schwerdt G. Ochratoxin A at nanomolar concentrations: A signal modulator in renal cells[J]. Molecular Nutrition & Food Research, 2005, 49(2): 118-130.

[24] Azizi I G, Rahimi K, Shateri S. Ochratoxin: COntamination and toxicity (a review)[J]. Environmental Science, Medicine, 2012, 8: 519-524.

[25] Zhang X, Boesch-Saadatmandi C, Lou Y, et al. Ochratoxin a induces apoptosis in neuronal cells[J]. Genes & Nutrition, 2009, 4(1): 41-48.

[26] Khoshnamvand Z, Nazari F, Mehrasebi M R, et al. Occurrence and safety evaluation of ochratoxin a in cereal-based baby foods collected from Iranian retail market[J]. Journal of Food Science, 2019, 84(3): 695-700.

[27] Kamp H, Eisenbrand G, Schlatter J, et al. Ochratoxin A: Induction of (oxidative) DNA damage, cytotoxicity and apoptosis in mammalian cell lines and primary cells[J]. Toxicology, 2005, 206(3): 413-425.

[28] Son Y, Cheong Y K, Kim N H, et al. Mitogen-activated protein kinases and reactive oxygen species: How can ROS activate MAPK pathways?[J]. Journal of Signal Transduction, 2011, 2011: 1-6.

[29] 中国饲料工业协会, 全国饲料工业标准化技术委员会秘书处, 国家饲料质量监督检验中心, 等. 饲料卫生标准[S]. 中华人民共和国国家质量监督检验检疫总局;中国国家标准化管理委员会, 2017.

[30] (EC) RotEC. No. 1881/2006 of December 19, 2006, as Amended d. Fixing Maximum Levels for Certain Contaminants in Foodstuffs (OJ. L. 364/5 of 20.12.2006, Annex “Maximum Levels for Certain Contaminants in fooDstuffs”. 2006.

[31] Dailey R E, Reese R E, Brouwer E A. Metabolism of [14C]zearalenone in laying hens[J]. Journal of Agricultural and Food Chemistry, 1980, 28(2): 286-291.

[32] Europe Union. Deoxynivalenol CRoAotPo. Zearalenone, Ochratoxin A, T-2 and HT-2 and Fumonisins in Products Intended for Animal Nutrition (2006/576/EC as Amended) (OJ.

L./229/7), 2006：7-9.
[33] EFSA Panelon Contaminants in the Food Chain (CONTAM), Knutsen H K, Alexander J, et al. Risks for animal health related to the presence of zearalenone and its modified forms in feed[J]. EFSA Journal, 2017, 15(7):e04851.
[34] None.Scientific Opinion on the risks for public health related to the presence of zearalenone in food[J]. EFSA Journal, 2011, 9(2): 2197.
[35] Devreese M, Antonissen G, Broekaert N, et al. Comparative toxicokinetics, absolute oral bioavailability, and biotransformation of zearalenone in different poultry species[J]. Journal of Agricultural and Food Chemistry, 2015, 63(20): 5092-5098.
[36] Liang Z, Ren Z, Gao S, et al. Individual and combined effects of deoxynivalenol and zearalenone on mouse kidney[J]. Environmental Toxicology and Pharmacology, 2015, 40(3): 686-691.
[37] Malekinejad H, Maas-Bakker R, Fink-Gremmels J. Species differences in the hepatic biotransformation of zearalenone[J]. The Veterinary Journal, 2006, 172(1): 96-102.
[38] Dong M, He X J, Tulayakul P, et al. The toxic effects and fate of intravenously administered zearalenone in goats[J]. Toxicon, 2010, 55(2-3): 523-530.
[39] Li C, Deng C, Zhou S, et al. High-throughput and sensitive determination of urinary zearalenone and metabolites by UPLC-MS/MS and its application to a human exposure study[J]. Analytical and Bioanalytical Chemistry, 2018, 410(21): 5301-5312.
[40] Li Y, Zhang B, Huang K, et al. Mitochondrial proteomic analysis reveals the molecular mechanisms underlying reproductive toxicity of zearalenone in MLTC-1 cells[J]. Toxicology, 2014, 324: 55-67.
[41] Shin B S, Hong S H, Bulitta J B, et al. Physiologically based pharmacokinetics of zearalenone[J]. Journal of Toxicology and Environmental Health, Part A, 2009, 72(21-22): 1395-1405.
[42] Dänicke S, Ueberschär K H, Halle I, et al. Excretion kinetics and metabolism of zearalenone in broilers in dependence on a detoxifying agent[J]. Archiv fur Tierernahrung, 2001, 55(4): 299-313.
[43] Fleck S C, Churchwell M I, Doerge D R, et al. Metabolism and pharmacokinetics of zearalenone following oral and intravenous administration in juvenile female pigs[J]. Food and Chemical Toxicology, 2017, 106(PtA): 193-201.
[44] Zinedine A, Soriano J M, Moltó J C, et al. Review on the toxicity, occurrence, metabolism, detoxification, regulations and intake of zearalenone: An oestrogenic mycotoxin[J]. Food and Chemical Toxicology, 2007, 45(1): 1-18.
[45] Kuiper-Goodman T, Scott P M, Watanabe H, et al. Risk assessment of the mycotoxin zearalenone[J]. Regulatory Toxicology and Pharmacology, 1987, 7(3): 253-306.
[46] Ito Y, OHtsubo K. Effects of neonatal administration of zearalenone on the reproductive physiology of female mice[J]. Journal of Veterinary Medical Science, 1994, 56(6): 1155-1159.
[47] Zhou M, Yang L, Chen Y, et al. Comparative study of stress response, growth and development of uteri in post-weaning gilts challenged with zearalenone and estradiol benzoate[J]. Journal of Animal Physiology and Animal Nutrition, 2019, 103(6): 1885-1894.

[48] National Toxicology Program. Carcinogenesis bioassay of zearalenone (CAS No. 17924-92-4) in F344/N rats and B6C3F1 mice (feed study)[R]. National Toxicology Program Technical Report Series, 1982, 235: 1-155.
[49] Meurens F, Summerfield A, Nauwynck H, et al. The pig: A model for human infectious diseases[J]. Trends in Microbiology, 2012, 20(1): 50-57.
[50] Braicu C, Selicean S, Cojocneanu-Petric R, et al. Evaluation of cellular and molecular impact of zearalenone and Escherichia coli co-exposure on IPEC-1 cells using microarray technology[J]. BMC Genomics, 2016, 17: 576.
[51] Kowalska K, Habrowska-Górczyńska D E, Piastowska-Ciesielska A W, et al. Zearalenone as an endocrine disruptor in humans[J]. Environmental Toxicology and Pharmacology, 2016, 48: 141-149.
[52] Zhang R Q, Sun X F, Wu R Y, et al. Zearalenone exposure elevated the expression of tumorigenesis genes in mouse ovarian granulosa cells[J]. Toxicology and Applied Pharmacology, 2018, 356: 191-203.
[53] Islam M R, Kim J W, Roh Y S, et al. Evaluation of immunomodulatory effects of zearalenone in mice[J]. Journal of Immunotoxicology, 2017, 14(1): 125-136.
[54] Yang J Y, Wang G X, Liu J L, et al. Toxic effects of zearalenone and its derivatives α-zearalenol on male reproductive system in mice[J]. Reproductive Toxicology, 2007, 24(3-4): 381-387.
[55] Assumaidaee A A, Ali N M, Ahmed S W. Zearalenone mycotoxicosis: Pathophysiology and immunotoxicity[J]. The Iraqi Journal of Veterinary Medicine, 2020, 44(1): 29-38.
[56] Massart F, Meucci V, Saggese G, et al. High growth rate of girls with precocious puberty exposed to estrogenic mycotoxins[J]. The Journal of Pediatrics, 2008, 152(5): 690-695, e691.
[57] Mauro T, Hao L, Pop L, et al. Circulating zearalenone and its metabolites differ in women due to body mass index and food intake[J]. Food and chemical Toxicology, 2018, 116(ptB): 227-232.
[58] Zheng W, Wang B, Li X, et al. Zearalenone promotes cell proliferation or causes cell death[J]. Toxins (Basel), 2018 10(5): 184.
[59] Minervini F, Dell'Aquila M E. Zearalenone and reproductive function in farm animals[J]. International Journal of Molecular Sciences, 2008, 9(12): 2570-2584.
[60] Yang Z, Xue K S, Sun X, et al. Toxicogenomic responses to zearalenone in *Caenorhabditis elegans* reveal possible molecular mechanisms of reproductive toxicity[J]. Food and Chemical Toxicology, 2018.
[61] Hueza I M, Raspantini P C, Raspantini L E, et al. Zearalenone, an estrogenic mycotoxin, is an immunotoxic compound[J]. Toxins (Basel), 2014, 6(3): 1080-1095.
[62] Samir Abbès S A, Zouhour Ouanes Z O, Salah-Abbès J, et al. The protective effect of hydrated sodium calcium aluminosilicate against haematological, biochemical and pathological changes induced by Zearalenone in mice[J]. Toxicon, 2006, 47(5): 567-574.
[63] Čonková E, Laciaková A, Pástorová B, et al. The effect of zearalenone on some enzymatic parameters in rabbits[J]. Toxicology Letters, 2001, 121(3): 145-149.
[64] Zhou C, Zhang Y, Yin S, et al. Biochemical changes and oxidative stress induced by

zearalenone in the liver of pregnant rats[J]. Human & Experimental Toxicology, 2015, 34(1): 65-73.

[65] Ben Salem I, Boussabbeh M, Helali S, et al. Protective effect of Crocin against zearalenone-induced oxidative stress in liver and kidney of Balb/c mice[J]. Environmental Science and Pollution Research, 2015, 22(23): 19069-19076.

[66] Zhang W, Zhang S, Wang J, et al. Changes in intestinal barrier functions and gut microbiota in rats exposed to zearalenone[J]. Ecotoxicology and Environmental Safety, 2020, 204: 111072.

[67] Fan W, Lv Y, Ren S, et al. Zearalenone (ZEA)-induced intestinal inflammation is mediated by the NLRP3 inflammasome[J]. Chemosphere, 2018, 190: 272-279.

[68] Lang T J. Estrogen as an immunomodulator[J]. Clinical Immunology, 2004, 113(3): 224-230.

[69] Marin M L, Murtha J, Dong W, et al. Effects of mycotoxins on cytokine production and proliferation in EL-4 thymoma cells[J]. Journal of Toxicology and Environmental Health, Part A, 1996, 48(4): 379-396.

[70] Marin D E, Taranu I, Burlacu R, et al. Effects of zearalenone and its derivatives on the innate immune response of swine[J]. Toxicon, 2010, 56(6): 956-963.

[71] Fink-Gremmels J, Malekinejad H, Technology. Clinical effects and biochemical mechanisms associated with exposure to the mycoestrogen zearalenone[J]. Animal Feed Science and Techology, 2007, 137(3-4): 326-341.

[72] Wang L, Zhang Q, Yan Z, et al. Occurrence and quantitative risk assessment of twelve mycotoxins in eggs and chicken tissues in China[J]. Toxins(Basel), 2018, 10(11): 477.

[73] Pinton P, Oswald I P. Effect of deoxynivalenol and other Type B trichothecenes on the intestine: A review[J]. Toxins, 2014, 6(5): 1615-1643.

[74] Kharayat B S, Singh Y. Mycotoxins in foods: Mycotoxicoses, detection, and management[J]. Microbial Contamination and Food Degradation, 2018: 395-421.

[75] Pestka J J. Deoxynivalenol: Mechanisms of action, human exposure, and toxicological relevance[J]. Archives of Toxicology, 2010, 84: 663-679.

[76] Maresca M. From the gut to the brain: Journey and pathophysiological effects of the food-associated trichothecene mycotoxin deoxynivalenol[J]. Toxins, 2013, 5(4): 784-820.

[77] Amuzie C J, Harkema J R, Pestka J J. Tissue distribution and proinflammatory cytokine induction by the trichothecene deoxynivalenol in the mouse: Comparison of nasal *vs*. oral exposure[J]. Toxicology, 2008, 248(1): 39-44.

[78] Fæste C K, Ivanova L, Sayyari A, et al. Prediction of deoxynivalenol toxicokinetics in humans by *in vitro*-to-*in vivo* extrapolation and allometric scaling of *in vivo* animal data[J]. Archives of Toxicology, 2018, 92: 2195-2216.

[79] Sun Y, Jiang J, Mu P, et al. Toxicokinetics and metabolism of deoxynivalenol in animals and humans[J]. Archives of Toxicology, 2022, 96(10): 2639-2654.

[80] Kouadio J, Moukha S, Brou K, et al. Lipid metabolism disorders, lymphocytes cells death, and renal toxicity induced by very low levels of deoxynivalenol and fumonisin B1 alone or in combination following 7 days oral administration to mice[J]. Toxicology International, 2013, 20(3): 218.

[81] Clark E S, Flannery B M, Gardner E M, et al. High sensitivity of aged mice to deoxynivalenol (vomitoxin)-induced anorexia corresponds to elevated proinflammatory cytokine and satiety hormone responses[J]. Toxins, 2015, 7(10): 4199-4215.

[82] Sobrova P, Adam V, Vasatkova A, et al. Deoxynivalenol and its toxicity[J]. Interdisciplinary Toxicology, 2010, 3(3): 94-99.

[83] Pestka J J, Smolinski A T. Deoxynivalenol: Toxicology and potential effects on humans[J]. Journal of Toxicology and Environmental Health, Part B, 2005, 8(1): 39-69.

[84] Wu W, Zhou H R, Bursian S J, et al. Comparison of anorectic and emetic potencies of deoxynivalenol (vomitoxin) to the plant metabolite deoxynivalenol-3-glucoside and synthetic deoxynivalenol derivatives EN139528 and EN139544[J]. Toxicological Sciences, 2014, 142(1): 167-181.

[85] Ruan F, Chen J G, Chen L, et al. Food poisoning caused by deoxynivalenol at a school in Zhuhai, Guangdong, China, in 2019[J]. Foodborne Pathogens and Disease, 2020, 17(7): 429-433.

[86] Eriksen G S. Fusarium toxins in cereals: A risk assessment[C]. Nordic Council of Ministers,1998.

[87] Wang L, Wang Y, Shao H, et al. *In vivo* toxicity assessment of deoxynivalenol-contaminated wheat after ozone degradation[J]. Food Additives & Contaminants: Part A, 2017, 34(1): 103-112.

[88] Bannert E, Tesch T, Kluess J, et al. Metabolic and hematological consequences of dietary deoxynivalenol interacting with systemic Escherichia coli lipopolysaccharide[J]. Toxins, 2015, 7(11): 4773-4796.

[89] Sprando R L, Collins T F, Black T N, et al. Characterization of the effect of deoxynivalenol on selected male reproductive endpoints[J]. Food and Chemical Toxicology, 2005, 43(4): 623-635.

[90] Iverson F, Armstrong C, Nera E, et al. Chronic feeding study of deoxynivalenol in B6C3F1 male and female mice[J]. Teratogenesis, Carcinogenesis, and Mutagenesis, 1995, 15(6): 283-306.

[91] Girardet C, Bonnet M S, Jdir R, et al. Central inflammation and sickness-like behavior induced by the food contaminant deoxynivalenol: A PGE2-independent mechanism[J]. Toxicological Sciences, 2011, 124(1): 179-191.

[92] Wu Q, Yue J, Zhang H, et al. Anorexic responses to trichothecene deoxynivalenol and its congeners correspond to secretion of tumor necrosis factor-α and interleukin-1β[J]. Environmental Toxicology and Pharmacology, 2020, 77: 103371.

[93] Pestka J, Zhou H R. Interleukin-6-deficient mice refractory to IgA dysregulation but not anorexia induction by vomitoxin (deoxynivalenol) ingestion[J]. Food and Chemical Toxicology, 2000, 38(7): 565-575.

[94] Solhaug A, Karlsøen L M, Holme J A, et al. Immunomodulatory effects of individual and combined mycotoxins in the THP-1 cell line[J]. Toxicology in Vitro, 2016, 36: 120-132.

[95] Liao Y, Peng Z, Chen L, et al. Deoxynivalenol, gut microbiota and immunotoxicity: A potential approach?[J]. Food and Chemical Toxicology, 2018, 112: 342-354.

[96] Ji J, Zhu P, Cui F, et al. The antagonistic effect of mycotoxins deoxynivalenol and zearalenone on metabolic profiling in serum and liver of mice[J]. Toxins, 2017, 9(1): 28.

[97] Drochner W, Schollenberger M, Piepho H P, et al. Serum IgA-promoting effects induced by feed loads containing isolated deoxynivalenol (DON) in growing piglets[J]. Journal of Toxicology and Environmental Health, Part A, 2004, 67(13): 1051-1067.

[98] Jin J, Huangfu B, Xing F, et al. Combined exposure to deoxynivalenol facilitates lipid metabolism disorder in high-fat-diet-induced obesity mice[J]. Environment International, 2023: 108345.

[99] Da Costa A N, Mijal R S, Keen J N, et al. Proteomic analysis of the effects of the immunomodulatory mycotoxin deoxynivalenol[J]. Proteomics, 2011, 11(10): 1903-1914.

[100] Li D, Ye Y, Deng L, et al. Gene expression profiling analysis of deoxynivalenol-induced inhibition of mouse thymic epithelial cell proliferation[J]. Environmental Toxicology and Pharmacology, 2013, 36(2): 557-566.

[101] Barbouche R, Gaigé S, Airault C, et al. The food contaminant deoxynivalenol provokes metabolic impairments resulting in non-alcoholic fatty liver (NAFL) in mice[J]. Scientific Reports, 2020, 10(1): 12072.

[102] Alassane-Kpembi I, Pinton P, Hupé J F, et al. *Saccharomyces cerevisiae* boulardii reduces the deoxynivalenol-induced alteration of the intestinal transcriptome[J]. Toxins, 2018, 10(5): 199.

[103] Szkudelska K, Szkudelski T, Nogowski L. Short-time deoxynivalenol treatment induces metabolic disturbances in the rat[J]. Toxicology Letters, 2002, 136(1): 25-31.

[104] Wu W, Bates M A, Bursian S J, et al. Peptide YY3–36 and 5-hydroxytryptamine mediate emesis induction by trichothecene deoxynivalenol (vomitoxin)[J]. Toxicological Sciences, 2013, 133(1): 186-195.

[105] Wu W, Zhou H R, He K, et al. Role of cholecystokinin in anorexia induction following oral exposure to the 8-ketotrichothecenes deoxynivalenol, 15-acetyldeoxynivalenol, 3-acetyldeoxynivalenol, fusarenon X, and nivalenol[J]. Toxicological Sciences, 2014, 138(2): 278-289.

[106] Prelusky D B, Trenholm H L. The efficacy of various classes of *anti*-emetics in preventing deoxynivalenol-induced vomiting in swine[J]. Natural Toxins, 1993, 1(5): 296-302.

[107] Wu W, Zhou H R, Bursian S J, et al. Calcium-sensing receptor and transient receptor ankyrin-1 mediate emesis induction by deoxynivalenol (vomitoxin)[J]. Toxicological Sciences, 2017, 155(1): 32-42.

[108] Kobayashi-Hattori K, Amuzie C J, Flannery B M, et al. Body composition and hormonal effects following exposure to mycotoxin deoxynivalenol in the high-fat diet-induced obese mouse[J]. Molecular Nutrition & Food Research, 2011, 55(7): 1070-1078.

[109] Faeste C K, Pierre F, Ivanova L, et al. Behavioural and metabolomic changes from chronic dietary exposure to low-level deoxynivalenol reveal impact on mouse well-being[J]. Archives of Toxicology, 2019, 93: 2087-2102.

[110] Zhang J, You L, Wu W, et al. The neurotoxicity of trichothecenes T-2 toxin and deoxynivalenol (DON): Current status and future perspectives[J]. Food and Chemical Toxicology, 2020, 145: 111676.

[111] Fæste C K, Solhaug A, Gaborit M, et al. Neurotoxic potential of deoxynivalenol in murine brain cell lines and primary hippocampal cultures[J]. Toxins, 2022, 14(1): 48.

[112] Wang X, Chen X, Cao L, et al. Mechanism of deoxynivalenol-induced neurotoxicity in weaned piglets is linked to lipid peroxidation, dampened neurotransmitter levels, and interference with calcium signaling[J]. Ecotoxicology and Environmental Safety, 2020, 194: 110382.

[113] Kolf-Clauw M, Castellote J, Joly B, et al. Development of a pig jejunal explant culture for studying the gastrointestinal toxicity of the mycotoxin deoxynivalenol: Histopathological analysis[J]. Toxicology in Vitro, 2009, 23(8): 1580-1584.

[114] Bracarense A P F, Lucioli J, Grenier B, et al. Chronic ingestion of deoxynivalenol and fumonisin, alone or in interaction, induces morphological and immunological changes in the intestine of piglets[J]. British Journal of Nutrition, 2012, 107(12): 1776-1786.

[115] Antonissen G, Van Immerseel F, Pasmans F, et al. Mycotoxins deoxynivalenol and fumonisins alter the extrinsic component of intestinal barrier in broiler chickens[J]. Journal of Agricultural and Food Chemistry, 2015, 63(50): 10846-10855.

[116] Wang S, Yang J, Zhang B, et al. Deoxynivalenol impairs porcine intestinal host defense peptide expression in weaned piglets and IPEC-J2 cells[J]. Toxins, 2018, 10(12): 541.

[117] Maresca M, Mahfoud R, Garmy N, et al. The mycotoxin deoxynivalenol affects nutrient absorption in human intestinal epithelial cells[J]. The Journal of Nutrition, 2002, 132(9): 2723-2731.

[118] Sergent T, Parys M, Garsou S, et al. Deoxynivalenol transport across human intestinal Caco-2 cells and its effects on cellular metabolism at realistic intestinal concentrations[J]. Toxicology Letters, 2006, 164(2): 167-176.

[119] Instanes C, Hetland G. Deoxynivalenol (DON) is toxic to human colonic, lung and monocytic cell lines, but does not increase the IgE response in a mouse model for allergy[J]. Toxicology, 2004, 204(1): 13-21.

[120] Pinton P, Graziani F, Pujol A, et al. Deoxynivalenol inhibits the expression by goblet cells of intestinal mucins through a PKR and MAP kinase dependent repression of the resistin-like molecule β[J]. Molecular Nutrition & Food Research, 2015, 59(6): 1076-1087.

[121] Kasuga F, Hara-Kudo Y, Saito N, et al. *In vitro* effect of deoxynivalenol on the differentiation of human colonic cell lines Caco-2 and T84[J]. Mycopathologia, 1998, 142: 161-167.

[122] Ma Z, Li C, Qiao Y, et al. Safflower yellow B suppresses HepG2 cell injury induced by oxidative stress through the AKT/Nrf2 pathway[J]. International Journal of Molecular Medicine, 2016, 37(3): 603-612.

[123] Wang H, Cheng J, Wang H, et al. Protective effect of apple phlorizin on hydrogen peroxide-induced cell damage in HepG2 cells[J]. Journal of food Biochemistry, 2019, 43(12):e13052.

[124] Peng Z, Liao Y, Wang X, et al. Heme oxygenase-1 regulates autophagy through carbon-oxygen to alleviate deoxynivalenol-induced hepatic damage[J]. Archives of Toxicology, 2020, 94: 573-588.

[125] Peng Z, Chen L, Nüssler A K, et al. Current sights for mechanisms of deoxynivalenol-induced hepatotoxicity and prospective views for future scientific research: A mini review[J]. Journal of Applied Toxicology, 2017, 37(5): 518-529.

[126] Hegarty L M, Jones G R, Bain C C. Macrophages in intestinal homeostasis and inflammatory bowel disease[J]. Nature Reviews Gastroenterology & Hepatology, 2023: 1-16.

[127] Peng Z, Liao Y, Chen L, et al. Heme oxygenase-1 attenuates low-dose of deoxynivalenol-induced liver inflammation potentially associating with microbiota[J]. Toxicology and Applied Pharmacology, 2019, 374: 20-31.

[128] Liao S, Tang S, Tan B, et al. Chloroquine improves deoxynivalenol-induced inflammatory response and intestinal mucosal damage in piglets[J]. Oxidative Medicine and Cellular Longevity, 2020: 9834813.

[129] Cao Z, Huang W, Sun Y, et al. Deoxynivalenol induced spermatogenesis disorder by blood-testis barrier disruption associated with testosterone deficiency and inflammation in mice[J]. Environmental Pollution, 2020, 264: 114748.

[130] Yang X, Huang T, Chen Y, et al. Deoxynivalenol induces testicular ferroptosis by regulating the Nrf2/System Xc−/GPX4 axis[J]. Food and Chemical Toxicology, 2023, 175: 113730.

[131] Yu M, Chen L, Peng Z, et al. Embryotoxicity caused by DON-induced oxidative stress mediated by Nrf2/HO-1 pathway[J]. Toxins, 2017, 9(6): 188.

[132] Yu M, Wei Z Y, Xu Z H, et al. Oxidative damage and Nrf2 translocation induced by toxicities of deoxynivalenol on the placental and embryo on gestation day 12.5 d and 18.5 d[J]. Toxins, 2018, 10(9): 370.

[133] Rotter B A. Invited review: Toxicology of deoxynivalenol (vomitoxin)[J]. Journal of Toxicology and Environmental Health, 1996, 48(1): 1-34.

[134] Da Costa A N, Keen J N, Wild C P, et al. An analysis of the phosphoproteome of immune cell lines exposed to the immunomodulatory mycotoxin deoxynivalenol[J]. Biochimica et Biophysica Acta (BBA)-Proteins and Proteomics, 2011, 1814(7): 850-857.

[135] Van De Walle J, Sergent T, Piront N, et al. Deoxynivalenol affects *in vitro* intestinal epithelial cell barrier integrity through inhibition of protein synthesis[J]. Toxicology and Applied Pharmacology, 2010, 245(3): 291-298.

[136] Elmore S. Apoptosis: A review of programmed cell death[J]. Toxicologic Pathology, 2007, 35(4): 495-516.

[137] Hou S, Ma J, Cheng Y, et al. The toxicity mechanisms of DON to humans and animals and potential biological treatment strategies[J]. Critical Reviews in Food Science and Nutrition, 2023, 63(6): 790-812.

[138] Bensassi F, Gallerne C, El Dein O S, et al. Involvement of mitochondria-mediated apoptosis in deoxynivalenol cytotoxicity[J]. Food and Chemical Toxicology, 2012, 50(5): 1680-1689.

[139] 裴晓川, 张媛媛, 张志华. 细胞凋亡与自噬关系的探讨[J]. 国际输血及血液学杂志, 2016, 39(6): 549-552.

[140] Wang X, Chu X, Cao L, et al. The role and regulatory mechanism of autophagy in hippocampal nerve cells of piglet damaged by deoxynivalenol[J]. Toxicology in Vitro, 2020, 66: 104837.

[141] Kowalska K, Kozieł M J, Habrowska-Górczyńska D E, et al. Deoxynivalenol induces apoptosis and autophagy in human prostate epithelial cells via PI3K/Akt signaling pathway[J]. Archives of Toxicology, 2022: 1-11.

[142] Li R, Xue W, Wei H, et al. Research progress of pyroptosis in fatty liver disease[J]. International Journal of Molecular Sciences, 2023, 24(17): 13065.

[143] Kang T H, Shin S, Park J, et al. Pyroptosis-mediated damage mechanism by dDeoxynivalenol in porcine small intestinal epithelial cells[J]. Toxins, 2023, 15(4): 300.

[144] Habrowska-Górczyńska D E, Kowalska K, Urbanek K A, et al. Deoxynivalenol modulates the viability, ROS production and apoptosis in prostate cancer cells[J]. Toxins, 2019, 11(5): 265.

[145] Mishra S, Dwivedi P D, Pandey H P, et al. Role of oxidative stress in deoxynivalenol induced toxicity[J]. Food and Chemical Toxicology, 2014, 72: 20-29.

[146] Saint-Cyr M J, Perrin-Guyomard A, Houée P, et al. Evaluation of an oral subchronic exposure of deoxynivalenol on the composition of human gut microbiota in a model of human microbiota-associated rats[J]. PLoS One, 2013, 8(11):e80578.

[147] Piotrowska M, Śliżewska K, Nowak A, et al. The effect of experimental fusarium mycotoxicosis on microbiota diversity in porcine ascending colon contents[J]. Toxins, 2014, 6(7): 2064-2081.

[148] Jia R, Sadiq F A, Liu W, et al. Protective effects of *Bacillus subtilis* ASAG 216 on growth performance, antioxidant capacity, gut microbiota and tissues residues of weaned piglets fed deoxynivalenol contaminated diets[J]. Food and Chemical Toxicology, 2021, 148: 111962.

[149] Liu M, Zhang L, Chu X H, et al. Effects of deoxynivalenol on the porcine growth performance and intestinal microbiota and potential remediation by a modified HSCAS binder[J]. Food and Chemical Toxicology, 2020, 141: 111373.

[150] Reddy K E, Kim M, Kim K H, et al. Effect of commercially purified deoxynivalenol and zearalenone mycotoxins on microbial diversity of pig cecum contents[J]. Animal Bioscience, 2021, 34(2): 243-255.

[151] Food Safety commission of Japan. Deoxynivalenol and Nivalenol [assuring the maximum level of deoxynivalenol in wheat](natural toxins and mycotoxins)[J]. Food Safety Tokyol, 2020, 8(4): 115.

[152] Chen Y, Zhang R, Tong E, et al. Occurrence and exposure assessment of deoxynivalenol and its acetylated derivatives from grains and grain products in Zhejiang Province, China (2017–2020)[J]. Toxins, 2022, 14(9): 586.

[153] Saleh I, Goktepe I. The characteristics, occurrence, and toxicological effects of patulin[J]. Food and Chemical Toxicology, 2019, 129: 301-311.

[154] Borzecki A , Nieradko-Iwanicka B, Mikocka J. The influence of poisoning with patulin on activity of acid phosphatase, cathepsin B and D in mice kidneys and livers[J]. Journal of Pre-Clinical and Clinical Research, 2020, 14(3): 94-97.

[155] McKinley E R, Carlton W W. Patulin mycotoxicosis in Swiss ICR mice[J]. Food and Cosmetics Toxicology, 1980, 18(2): 181-187.

[156] Ciegler A, Beckwith A C, Jackson L K, et al. Teratogenicity of patulin and patulin adducts formed with cysteine[J]. Appl Environ Microbiol, 1976, 31(5): 664-667.

[157] Selmanoglu G, Koçkaya E A. Investigation of the effects of patulin on thyroid and testis, and hormone levels in growing male rats[J]. Food and Chemical Toxicology, 2004, 42(5): 721-727.

[158] Zhang H, Cui X, Liu W, et al. Regulation of intestinal microflora and metabolites of Penthorum chinense pursh on alcoholic liver disease[J]. Frontiers in Pharmacology, 2024, 14: 1331956.

[159] Schumacher D M, Metzler M, Lehmann L. Mutagenicity of the mycotoxin patulin in cultured Chinese hamster V79 cells, and its modulation by intracellular glutathione[J]. Archives of Toxicology, 2004, 79(2): 110-121.

[160] Schumacher D M , Wagner J, Metzler M, et al. Influence of decreased intracellular glutathione level on the mutagenicity of patulin in cultured mouse lymphoma cells[J]. Mycotoxin Research, 2005, 21(2): 150-152.

[161] Liu B H, Yu F Y, Wu T S, et al. Evaluation of genotoxic risk and oxidative DNA damage in mammalian cells exposed to mycotoxins, patulin and citrinin[J]. Toxicology and Applied Pharmacology, 2003, 191(3): 255-263.

[162] Alves I , Oliveira N G, Laires A, et al. Induction of micronuclei and chromosomal aberrations by the mycotoxin patulin in mammalian cells role of ascorbic acid as a modulator of patulin clastogenicity[J]. Mutagenesis, 2000, 15(3): 229-234.

[163] Kwon O, Soung N K, Thimmegowda N R, et al. Patulin induces colorectal cancer cells apoptosis through EGR-1 dependent ATF3 up-regulation[J]. Cellular Signalling, 2012, 24(4): 943-950.

[164] Boussabbeh M , Salem I B, Prola A, et al. Patulin induces apoptosis through ROS-Mediated endoplasmic reticulum stress pathway[J]. Toxicological Sciences, 2015, 144(2): 328-337.

[165] Akbari P, Braber S, Varasteh S, et al. The intestinal barrier as an emerging target in the toxicological assessment of mycotoxins[J]. Archives of Toxicology, 2017, 91(3): 1007-1029.

[166] Smith E E ,Duffus E A, Small M H. Effects of patulin on postimplantation rat embryos[J]. Archives of Environmental Contamination and Toxicology, 1993, 25:(267-270).

[167] Roll R, Matthiaschk G, Korte A. Embryotoxicity and mutagenicity of mycotoxins[J]. Journal of Environmental Pathology, Toxicology and Oncology, 1990, 10(1-2): 1-7.

[168] Oh S Y, Mead P J, Sharma B S, et al. Effect of Penicillium mycotoxins on the cytokine gene expression, reactive oxygen species production, and phagocytosis of bovine macrophage (BoMacs) function[J]. Toxicology in Vitro, 2015, 30(1): 446-453.

[169] Schütze N, Lehmann I, Bönisch U, et al. Exposure to mycotoxins increases the allergic immune response in a murine asthma model[J]. American Journal of Respiratory and Critical Care Medicine, 2010, 181(11): 1188-1199.

[170] Luft P, Oostingh G J, Gruijthuijsen Y, et al. Patulin influences the expression of Th1/Th2 cytokines by activated peripheral blood mononuclear cells and T cells through depletion of intracellular glutathione[J]. Environmental Toxicology, 2008, 23(1): 84-95.

[171] De Melo F T, De Oliveira I M, Greggio S, et al. DNA damage in organs of mice treated acutely with patulin, a known mycotoxin[J]. Food and Chemical Toxicology, 2012, 50(10): 3548-3555.

[172] Zhou S M, Jiang L P, Geng C Y, et al. Patulin-induced oxidative DNA damage and p53 modulation in HepG2 cells[J]. Toxicon, 2010, 55(2-3): 390-395.

[173] Liu J, Liu Q, Han J, et al. N-Acetylcysteine inhibits patulin-induced apoptosis by affecting

ROS-mediated oxidative damage pathway[J]. Toxins, 2021, 13(9): 595.
[174] Tang J, Zeng J, Chen L, et al. Farnesoid X receptor plays a key role in ochratoxin A-induced nephrotoxicity by targeting ferroptosis *in vivo* and *in vitro*[J]. Journal of Agricultural and Food Chemistry, 2023, 71(39): 14365-14378.
[175] Kansanen E, Kuosmanen S M, Leinonen H, et al. The Keap1-Nrf2 pathway: Mechanisms of activation and dysregulation in cancer[J]. Redox Biology, 2013, 1(1): 45-49.
[176] Awuchi C G, Owuamanam C I, Ogueke C C, et al. Evaluation of Patulin Levels and impacts on the Physical Characteristics of Grains[J]. International Journal of Advanced Academic Research, 2019, 5(4).
[177] Pillay Y, Phulukdaree A, Nagiah S, et al. Patulin triggers NRF2-mediated survival mechanisms in kidney cells[J]. Toxicon, 2015, 99: 1-5.
[178] Rumora L, Domijan A M, Grubišić T Ž, et al. Differential activation of MAPKs by individual and combined ochratoxin A and citrinin treatments in porcine kidney PK15 cells[J]. Toxicon, 2014, 90: 174-183.
[179] Chagas G M , Oliveira B M, Campello A P, et al. Mechanism of citrinin-induced dysfunction of mitochondria. II. Effect on respiration, enzyme activities, and membrane potential of liver mitochondria[J]. Cell Biochemistry and Function: Cellular Biochemistry and Its Modulation by Active Agents or Disease, 1992, 10(3): 209-216.
[180] Lurá M C, Fuentes M B, Cabagna M, et al. Actividad de metabolitos de Penicillium citrinum sobre ratones Mus musculus[J]. Revista Iberoamericana de Micología, 2001, 18(4): 183-186.
[181] Wu Y , Zhang N, Li Y H, et al. Citrinin exposure affects oocyte maturation and embryo development by inducing oxidative stress-mediated apoptosis[J]. Oncotarget, 2017, 8(21): 34525.
[182] Han Q Q , Yu L B , Guo Y Q, et al. Toxic effects of citrinin on the male reproductive system in mice[J]. Experimental and Toxicologic Pathology, 2012, 64(5): 465-469.
[183] Heussner A H, Dietrich D R, O'Brien E. *In vitro* investigation of individual and combined cytotoxic effects of ochratoxin A and other selected mycotoxins on renal cells[J]. Toxicology in Vitro, 2006, 20(3): 332-341.
[184] Gayathri L, Dhivya R, Dhanasekaran D, et al. Hepatotoxic effect of ochratoxin A and citrinin, alone and in combination, and protective effect of vitamin E: *In vitro* study in HepG2 cell[J]. Food and Chemical Toxicology, 2015, 83: 151-163.
[185] Ribeiro S M , Chagas G M, Campello A P, et al. Mechanism of citrinin-induced dysfunction of mitochondria. V. Effect on the homeostasis of the reactive oxygen species[J]. Cell Biochemistry and Function, 1997, 15(3): 203-209.
[186] Mike N, Papp G, Čertik M, et al. Regulation of cytotoxic, non-estrogenic, oxidative stress-induced processes of zearalenone in the fission yeast *Schizosaccharomyces pombe*[J]. Toxicon, 2013, 73: 130-143.
[187] Silva Â, Mateus A R S, Barros S C, et al. Ergot alkaloids on cereals and seeds: Analytical methods, occurrence, and future perspectives[J]. Molecules, 2023, 28(20): 7233.
[188] Klotz J. Activities and effects of ergot alkaloids on livestock physiology and production[J].

Toxins, 2015, 7(8): 2801-2821.
[189] Van Der Watt J J. The acute toxicity of retrorsine, aflatoxin and sterigmatocystin in vervet monkeys[J]. British Journal of Experimental Pathology, 1970, 51(2): 183.
[190] Engelhart S, Loock A, Skutlarek D, et al. Occurrence of toxigenic aspergillus versicolor isolates and sterigmatocystin in carpet dust from damp indoor environments[J]. Applied and Environmental Microbiology, 2002, 68(8): 3886-3890.
[191] 邢凌霄, 张祥宏, 申海涛, 等. 杂色曲霉素对新生乳鼠致癌作用的实验研究[J]. 中华病理学杂志, 2007, 36(4): 265-266.
[192] Huang X, Zhang X, Yan X, et al. Effects of sterigmatocystin on interleukin-2 secretion of human peripheral blood mononuclear cells *in vitro*[J]. Journal of Hygiene Research, 2002, 31(2): 112-114.
[193] Zhang X H. Effects of sterigmatocystin on TNF-α, IL-6 and IL-12 expression in murine peripheral blood mononuclear cells and peritoneal macrophages *in vivo*[J]. Molecular Medicine Reports, 2012, 5(5): 1318-1322.
[194] Abdel-Wahhab M A, Hasan A M, Aly S E, et al. Adsorption of sterigmatocystin by montmorillonite and inhibition of its genotoxicity in the Nile tilapia fish (*Oreachromis nilaticus*)[J]. Mutation Research/Genetic Toxicology and Environmental Mutagenesis, 2005, 582(1-2): 20-27.
[195] 沙湧波, 曹光荣, 李绍君, 等. 骡杂色曲霉素中毒的研究[J]. 动物医学进展, 1997, 18(1): 24-27.
[196] 谢同欣, 张祥宏, 严霞, 等. 日光消除杂色曲霉素致突变作用的研究[J]. 卫生研究, 1996, 25(4): 234-236.
[197] Ueda N ,Fujie K, Gotoh-Mimura K, et al. Acute cytogenetic effect of sterigmatocystin on rat bone-marrow cells *in vivo*[J]. Mutation Research Letters, 1984, 139(4): 203-206.
[198] 曹文军, 王会艳, 张祥宏, 等. 杂色曲霉素致人胚肺细胞p53及Ki-ras基因突变研究[J]. 卫生研究, 2000, 29(3): 175-177.
[199] Tong P Z, Zhang G J, Zhang X H, et al. Effects of sterigmatocystin on esophageal epithelium and experimental reflux esophagitis in rats[J]. Molecular Medicine Reports, 2013, 8(4): 1043-1048.
[200] Hofmann T G, Zhang D, Cui Y, et al. Sterigmatocystin-induced DNA damage triggers G2 arrest via an ATM/p53-related pathway in human gastric epithelium GES-1 cells *in vitro*[J]. PLoS One, 2013, 8(5):e65044.
[201] Huţanaşu C, Sfarti C, Trifan A, et al. High levels of sterigmatocystin in patients with chronic liver diseases[J]. Revista Medico-Chirurgicala a Societatii de Medici si Naturalisti din Iasi, 2011, 115(1): 33-37.
[202] Sivakumar V, Thanislass J, Niranjali S, et al. Lipid peroxidation as a possible secondary mechanism of sterigmatocystin toxicity[J]. Human & Experimental Toxicology, 2001, 20(8): 398-403.
[203] 郝庆卯, 姚荣芬, 张祥宏, 等. 杂色曲霉素对小鼠小脑 Purkinje 细胞 TNF-α 和 TGF-β_2 mRNA 表达的影响[J]. 神经解剖学杂志, 2008, 24(5): 514-517.

第三章

真菌毒素加剧慢性疾病的发生发展

本章提要：慢性疾病的发生发展与真菌毒素的加剧作用密切相关。本章重点概述了真菌毒素在能量代谢疾病、肠病、肿瘤与癌症、精神性疾病以及过敏中的作用，并以两个案例详细概括了真菌毒素对能量代谢性疾病的毒性作用机制，关注真菌毒素对慢性疾病的加剧作用，对于预防和控制这些疾病具有重要意义。

第一节　能量代谢疾病

肥胖现已成为全球范围内的重大公共健康问题，世界各地超重或肥胖的人数呈现逐年上涨的流行趋势，已经影响近四分之一的人口。肥胖导致的脂质代谢紊乱是代谢综合征、糖尿病、非酒精性脂肪肝等慢性疾病的一个重要风险因素。

已有研究发现，由镰刀菌产生的真菌毒素的毒性作用机制和脂质代谢密切相关。伏马菌素通过中断动物组织中鞘脂代谢，诱导肿瘤等疾病的发生发展[1]。DON 作用于 PPARγ 抑制白色脂肪细胞周期发育[2]。ZEA 介导的胎盘功能破坏、血-肝轴功能障碍和代谢紊乱等毒性作用与脂代谢受损相关[3-6]。基于 ZEA 的类雌激素效应，它能够通过丘脑-垂体-甲状腺轴和肾上腺轴的干扰机体的激素稳态，导致肥胖和能量稳态紊乱[7]。一项以 NAFLD 小鼠为模型的研究表明，暴露于多种由镰刀菌产生的真菌毒素显著改变了小鼠的脂质组学聚类情况[8]。下文将以案例分析的形式，展示本团队在真菌毒素与能量代谢疾病间相互作用的成果。

机体的能量代谢状态也影响真菌毒素的代谢与毒性效力。一项以成年女性为受试者的研究发现，肥胖会改变 ZEA 代谢物水平，并且 ZEA 在超重/肥胖组的尿液和血清中显著升高，表明 ZEA 在肥胖个体内的代谢受到抑制，这可能对强化

ZEA 毒性作用具有直接影响[9]。González-Alvarez 等以 7 周龄野生型 4KK.Cg-a/a 雌鼠（瘦型）和致死性黄色 KK.Cg-Ay/J（肥胖）小鼠为研究对象，验证了肥胖提高卵巢对真菌毒素暴露敏感性的假设[10]。

一、案例 1：玉米赤霉烯酮加剧肝脏脂质代谢紊乱

ZEA 能够与人和动物雌激素受体结合，是一种环境类雌激素，暴露于 ZEA 会导致机体的雌激素紊乱。雌激素和雌激素受体在食物摄入、脂质和葡萄糖稳态调节中发挥重要的作用，对全身及肝脏脂质代谢的影响至关重要。本研究对长期低剂量暴露 ZEA 对于高脂饮食诱导肥胖小鼠肝脏脂质代谢的影响进行探究。本研究明确了 ZEA 加剧脂质代谢紊乱的作用效果，本研究明确了 ZEA 在加剧脂质代谢紊乱方面的作用，揭示了其通过调控脂质代谢相关基因的表达及影响肠道微生物，从而加重全身和肝脏的脂质代谢紊乱并促进脂肪堆积的机制[11]。

1. 实验方案

本研究聚焦于 ZEA 对高脂饮食诱导肥胖小鼠肝脏脂质代谢的影响，并分别在肝脏脂质合成分解、脂滴积累和肠道菌群等方面探究其作用机制。本研究包含以下三个部分（图 3-1）。

1）60%高脂饮食诱导的肥胖模型中探究 ZEA 对全身脂质代谢的影响

首先利用60%高脂饮食喂养C57BL/6J小鼠12周建立肥胖模型，同时灌胃 ZEA 12 周。灌胃剂量为 50 μg/kg B.W（低剂量组）或 500 μg/kg B.W.（高剂量组）。探究其对小鼠摄食量、体重、血液指标、肝脏、脂肪脏器系数和病理的影响，在体内实验明确 ZEA 对全身脂质代谢的影响和主要作用靶器官。

2）体内、外转录和蛋白水平探究 ZEA 加剧小鼠肝脏脂质代谢紊乱的机制

探究 ZEA 对小鼠肝脏脂质积累影响，转录组学技术研究肝脏转录谱，进一步结合 qRT-PCR 技术和蛋白质印迹在转录水平和蛋白表达水平分析其对肝脏脂质合成、分解和脂滴形成关键基因的调控，最后在体外细胞实验中利用 200 μmol/L OA 诱导 AML-12 细胞建立体外肝细胞脂质堆积模型，同时给予 ZEA 处理以验证 ZEA 加剧肝脏细胞脂质代谢紊乱的作用和机制。

3）研究小鼠肠道菌群介导 ZEA 加剧脂质代谢紊乱的作用

通过 16S rRNA 基因测序，分析小鼠肠道菌群整体结构、多样性、各分类水平的变化以及 LEfSe 差异菌筛选研究 ZEA 对小鼠肠道菌群的影响，并与肝脏脂质代谢关联明确其协同加剧脂质代谢紊乱的作用机制。

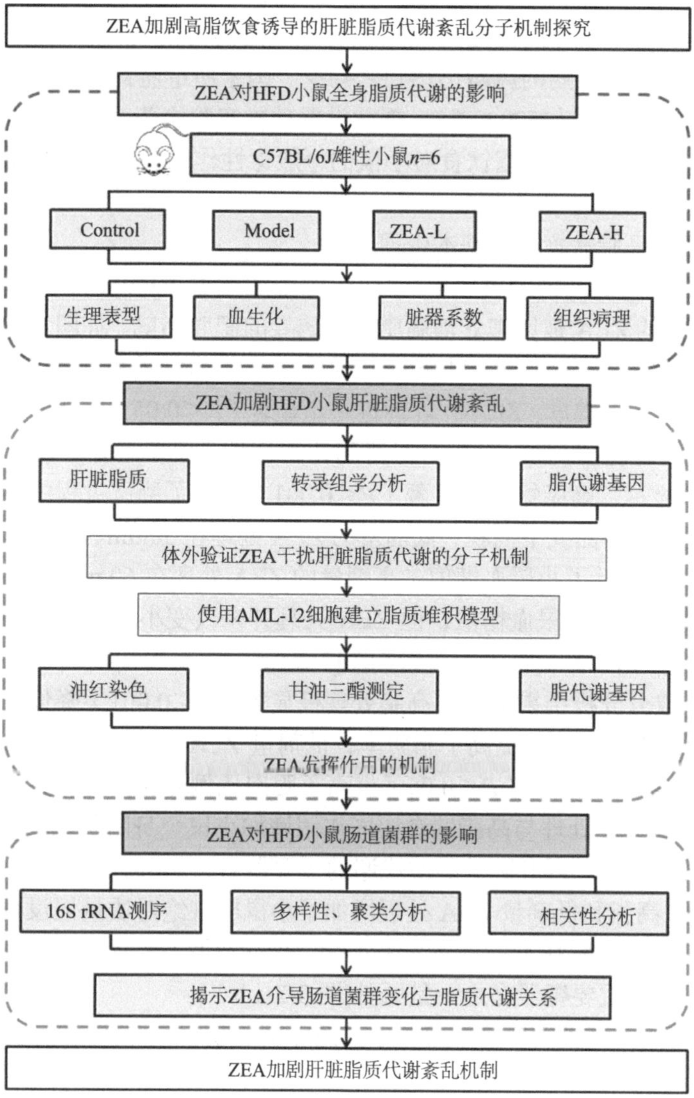

图 3-1　技术路线图

2. 实验结果

1）ZEA 对高脂饮食诱导肥胖小鼠全身脂质代谢的影响

随着人们生活水平的提高，高脂肪高热量的膳食结构和久坐不动的生活方式盛行，肥胖在全球范围内的发病率逐渐提高。ZEA 是我国谷物制品中造成广泛污染的真菌毒素，长期暴露于 ZEA 会造成严重的健康危害，且肥胖人群可能对 ZEA 毒性更敏感。尽管目前各个国家和组织对于 ZEA 的暴露风险均作出了评估并给出了食品中的限量值，然而，由于饮食结构的多样性和个体对毒素敏感性不同，甚至食品中存在一些毒素超标的情况，ZEA 仍存在一定的暴露风险，关于 ZEA 对肥胖群体及慢性代谢性疾病的风险仍然知之甚少。国家质量监督检验检疫总局规定动物饲料中允许的浓度为 500 μg/kg，据此设置动物实验给药剂量，拟重点探究低剂量长期暴露 ZEA 协同高脂饮食对小鼠的一般毒性作用及对全身脂质代谢的影响。

（1）ZEA 影响高脂饮食小鼠基本生理表型。

为了探究 ZEA 与高脂协同对体重的影响，低剂量（50 μg/kg B.W.）和高剂量（100 μg/kg B.W.）的 ZEA 被用来处理高脂饮食诱导的肥胖小鼠。如图 3-2（a～d）所示，与饲喂维持饲料的 Conrol 组相比，12 周的高脂饮食喂养极显著（$P<0.01$）增加了小鼠体重和体重增量，ZEA-L 处理进一步显著（$P<0.05$）增加了高脂喂养组（Model）体重与体重增量。ZEA-H 处理组体重相较于模型组有上升趋势。

OGTT 结果显示，高脂饮食极显著（$P<0.001$）增加了测试过程中不同时间点小鼠的血糖值和血糖曲线下面积，低剂量的 ZEA 处理在 30min、60 min 的时间点显著（$P<0.05$）降低了小鼠血糖值，高剂量的 ZEA 处理在 60 min 的时间点极显著（$P<0.01$）降低了小鼠血糖值，但 ZEA 处理并未改变小鼠 AUC，说明该剂量下 ZEA 对小鼠葡萄糖耐量无明显影响图[3-2（e、f）]。

小鼠活体体成分分析结果显示，高脂处理极显著（$P<0.001$）降低了小鼠瘦肉比例，极显著（$P<0.001$）提高了脂肪率，低剂量 ZEA 和高剂量 ZEA 处理相较于高脂组（Model）均显著（$P<0.05$）提高了肥肉比例，瘦肉比例无明显差异（$P>0.05$），说明 ZEA 处理与高脂饮食协同作用增加小鼠全身脂肪比例，影响全身脂代谢[图 3-2（g）]。因肝脏是脂质代谢的重要器官，对肝脏湿重，即绝对质量进行统计发现，高脂和低剂量 ZEA 处理增加了小鼠肝脏绝对质量但没有显著性差异（$P>0.05$），高剂量 ZEA 处理极显著（$P<0.01$）增加了肝重，初步判断 ZEA 影响全身脂质代谢的重要靶器官之一是肝脏[图 3-2（h）]。

为了研究 ZEA 对高脂饮食诱导肥胖小鼠循环系统脂质和血糖代谢的影响，本实验评估了血清中 HDL、LDL、TG、CHO 和 Glu 的水平[图 3-2（i）]。如图所示，与对照组相比，高脂组 HDL、TG、CHO、Glu 出现极显著（$P<0.01$ 或 $P<0.001$）升高，而 LDL 极显著（$P<0.001$）降低；低剂量 ZEA 处理组 CHO 极显著（$P<0.01$）升高，高剂量 ZEA 处理组 LDL 极显著（$P<0.001$）降低，两个剂量 ZEA 处理均极显著（$P<0.01$）提高了血清 Glu 水平。这些结果表明高脂饮食造成了糖脂代谢紊乱，ZEA 可能由于 VLDL 合成紊乱等原因导致血清中 LDL 下降，同时增加了胆固醇向血清中的分泌从而加剧了这种影响。

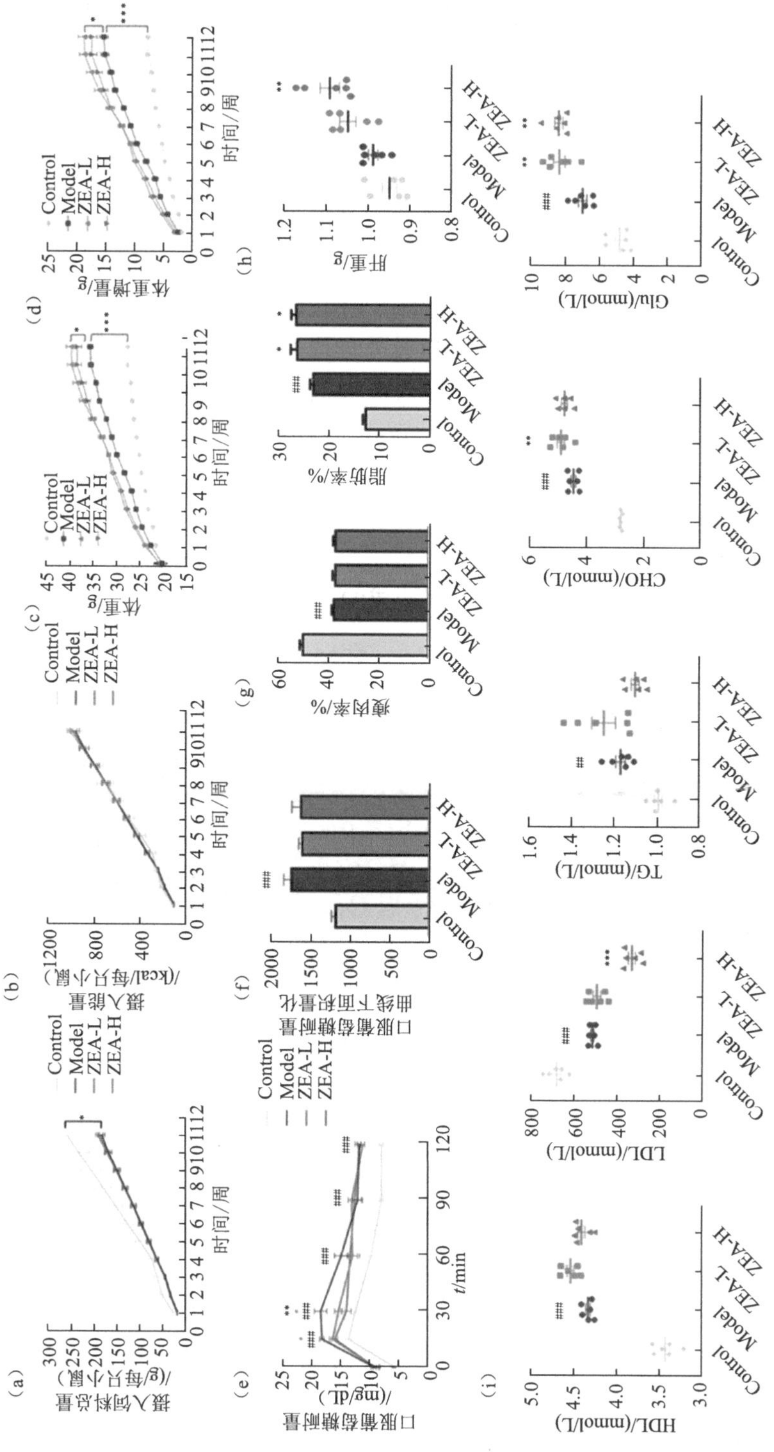

图3-2　ZEA影响高脂饮食小鼠基本生理表型

（a）摄入饲料总量；（b）摄入能量；（c）体重；（d）体重增量；（e）口服葡萄糖耐量；（f）口服葡萄糖耐量曲线下面积量化；（g）小鼠体成分分析；（h）肝重；（i）血清生化指标

*表示具有差异显著性（$P<0.05$）；##或**表示差异显著（$P<0.01$）；###或***表示差异极显著（$P<0.001$）；后文不再做标注；1kcal=4184J

总的来说，本部分研究发现，ZEA 在不影响肥胖小鼠能量摄入的情况下，协同高脂进一步增加了小鼠体重、体重增量和体脂率，导致全身的脂质代谢紊乱，其中，50 μg/kg B.W.剂量下更为显著。在血脂指标中，500 μg/kg B.W. ZEA 显著下调血清中 LDL 水平，上调 CHO，提示 ZEA 对循环中胆固醇的平衡影响显著。胆固醇代谢包括内源合成、外源摄取、外排和酯化等四个主要部分，合成主要发生在肝脏，新产生的胆固醇与甘油三酯组装成极低密度脂蛋白（VLDLs）分泌到血液中或以脂滴的形式在细胞内储存，VLDL 在血液中转变为低密度脂蛋白（LDLs），被外周组织细胞表面的 LDL 受体（LDLR）结合并内吞释放出游离胆固醇和甘油三酯[12-14]。其中内源合成增多以及外排均可能为 ZEA 影响胆固醇平衡的途径，结合对肝脏绝对质量的统计和肝脏组织病理切片的观察，发现 ZEA 呈剂量依赖性地提高肝脏质量，并加剧肝脏脂质沉积，初步判定肝脏为 ZEA 主要作用的靶器官。

（2）ZEA 影响高脂饮食小鼠脏器病理。

本实验使用 H&E 染色对小鼠各脏器进行组织病理学的评估（图 3-3），更加直观地去评价 ZEA 协同高脂对小鼠各脏器造成的不良影响。

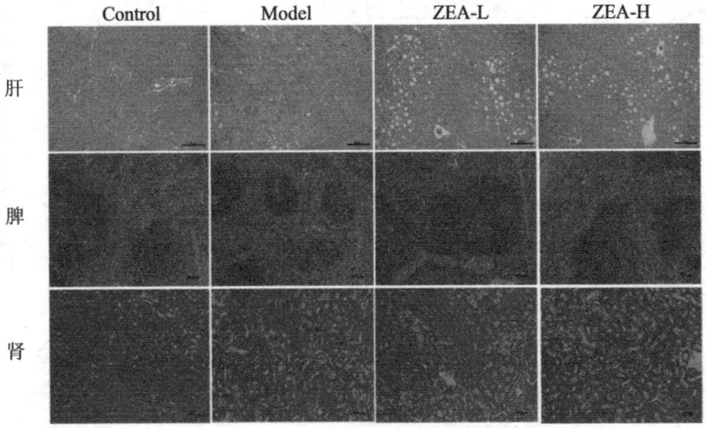

图 3-3　肝脏、脾脏、肾脏病理切片

肝脏的组织病理染色显示，对照组细胞排列整齐、形态完整，且细胞围绕中央静脉呈条索状排列，无脂肪变性和炎症细胞浸润；高脂饮食小鼠（Model 组）肝细胞膨胀，排列紊乱，大量肝细胞呈现空泡样脂肪变性；ZEA 处理组均呈现肝细胞肿胀，胞质空泡化，核仁收缩，肝小叶失去正常形态，且与 Model 组相比脂肪空泡的数量和面积明显增多，出现的大量白色脂肪沉积，提示 ZEA 能协同高脂作用于肝脏导致肝脏空泡样变性加剧，脂质沉积增重。

脾脏切片显示，所有组脾脏组织结构基本正常，脾小结结构完整，红白髓分界清晰，白髓内淋巴细胞数量较多，排列紧密，未见坏死；红髓内淋巴细胞数量较少，排列疏松，未见病理变化，而 ZEA 处理组红髓内中性粒细胞和巨噬细胞数量增多，说明 ZEA 处理一定程度上造成了脾脏的免疫激活。

肾脏切片显示，对照组的肾组织结构基本正常，肾小球结构完整，肾小球内系膜细胞数量正常，毛细血管袢结构清晰，肾小管上皮细胞排列规则，未见水肿和变性，间质未见炎症；Model 和 ZEA 组肾脏组织出现部分肾小球囊腔轻度扩张，空泡样变性明显，说明高脂饮食在一定程度上损伤了小鼠的肾细胞。

脂肪组织病理切片显示（图 3-4），Control 组的白色脂肪和棕色脂肪细胞大小均一，排列整齐，无炎性细胞浸润和脂肪细胞膨大等现象，棕色脂肪细胞呈现典型的簇状小脂滴结构和丰富的结缔组织；Model 组白色脂肪整体细胞膨大且出现异质性，大小不均一，脂滴累积变大，棕色脂肪细胞失去原有簇状小脂滴结构，一定程度上向白色脂肪组织形态转变；ZEA 组加剧了高脂饮食诱导的这种变化，白色脂肪细胞较为均一且大幅膨大，棕色脂肪细胞更加白色化。这些结果表明，ZEA 协同高脂饮食导致的脂质代谢紊乱显著表现在脂肪组织的累积上。

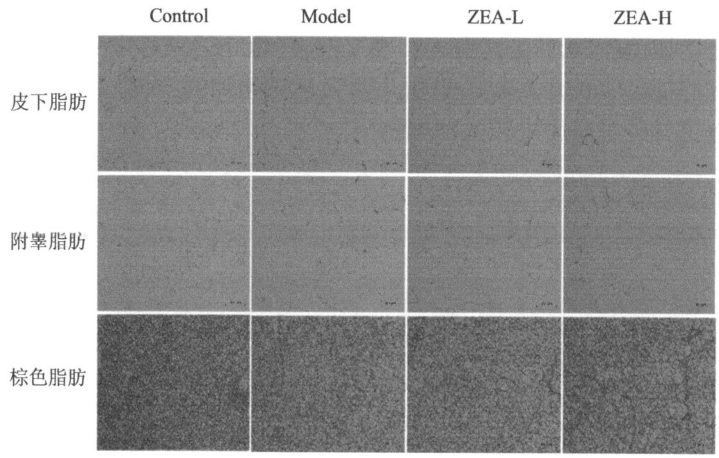

图 3-4 皮下脂肪、附睾脂肪、棕色脂肪病理切片

总而言之，本部分结果说明 ZEA 加剧了高脂饮食导致的肝脏脂质堆积和空泡样变性，脂质过度积累并且过多的脂质转移到外周脂肪组织储存，造成皮下脂肪和附睾脂肪组织细胞脂滴变大，棕色脂肪组织白色化，全身脂质代谢严重紊乱。其作为真菌毒素轻微激活了小鼠的脾脏免疫功能，但该剂量下对小鼠肾脏等其他脏器未见损伤。

2）ZEA 对肝脏脂质代谢的影响

研究中发现长期低剂量暴露于 ZEA 可以加剧高脂饮食诱导肥胖小鼠的全身脂质代谢紊乱，其重要靶器官为肝脏。其他一些环境类雌激素干扰物已被许多研究证实影响肝脏代谢功能，造成脂质代谢紊乱[15, 16]。本研究首先通过测定小鼠体重、脏器系数、血脂，并结合脏器组织病理切片，初步推测 ZEA 主要通过影响肝脏脂质代谢从而影响全身脂质代谢，但 ZEA 具体是如何影响肝脏脂质代谢目前仍不清楚。由于肝脏脂质代谢调控是由多种转录因子与相关酶类组成的复杂网络，其中涉及脂质吸收、合成、分解、转运及脂滴形成、储存等重要生理功能，这些转录因子和蛋白酶的表达对于解释脂质代谢变化至关重要。转录组是组织或细胞内所有基因转录水平的集合，转录组学研究可以在整体上研究基因的表达量，预测疾病或生物学过程中基因转录水平的变化规律，为揭示某个特定生物学过程或疾病中基因变化规律及其功能奠定基础。转录组学测定结果可以筛选出暴露于 ZEA 而差异变化的基因，再通过通路富集预测其主要影响的生物学过程和通路，本研究基于转录组学结果在动物和细胞水平从基因表达层面探究 ZEA 如何影响肝脏中这些脂质代谢重要功能。

（1）ZEA 对肥胖小鼠肝脏甘油三酯、胆固醇水平的影响。

为了研究 ZEA 对肥胖小鼠肝脏脂质积累的影响，本研究评估了肝脏中胆固醇（TC）和 TG 水平。如图 3-5 所示，与 Control 组相比，Model 组小鼠肝脏 TG、TC 水平均显著增加（$P<0.05$），ZEA-L 和 ZEA-H 组 TG、TC 水平较 Model 组显著增加（$P<0.05$ 或 $P<0.01$），结合肝脏质量及病理切片的结果，进一步验证了 ZEA 对高脂饮食诱导肝脏脂质堆积的加剧作用。

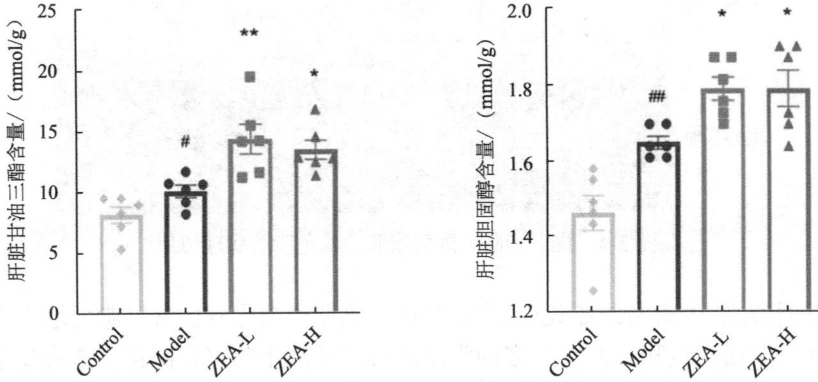

图 3-5　肝脏甘油三酯、胆固醇含量

（2）ZEA 对肥胖小鼠肝脏转录组的影响。

对小鼠肝脏组织样品进行转录组测序及数据统计，各样品初始数据均达到 6.6 Gb 以上，Q30 碱基百分比在 92.43%以上；分别将各样品的测序结果与指定的参考基因组进行序列比对，比对率从 89.07%到 96.49%不等；进行表达量分析，本

次分析检测到表达基因共 26425 个，其中已知基因 26096 个，新基因 329 个；表达转录本共 92350 个，其中已知转录本 83096 个，新转录本 9254 个；表达量差异分析，基于表达量定量结果，进行组间差异基因分析，获得两组间发生差异表达的基因，差异分析软件为 DESeq2，筛选阈值为$|\log_2 FC| \geqslant 1$，$P_{adjust} < 0.05$。

对有效测序结果中所有基因绘制火山图，依据上/下调差异表达倍数在 2 倍以上且（$P<0.05$）确定有显著差异的基因（*DEGs*）；将所得存在显著差异的基因绘制成热图并进行聚类分析。图 3-6 展示了 4 组间的差异表达基因，横坐标为基因

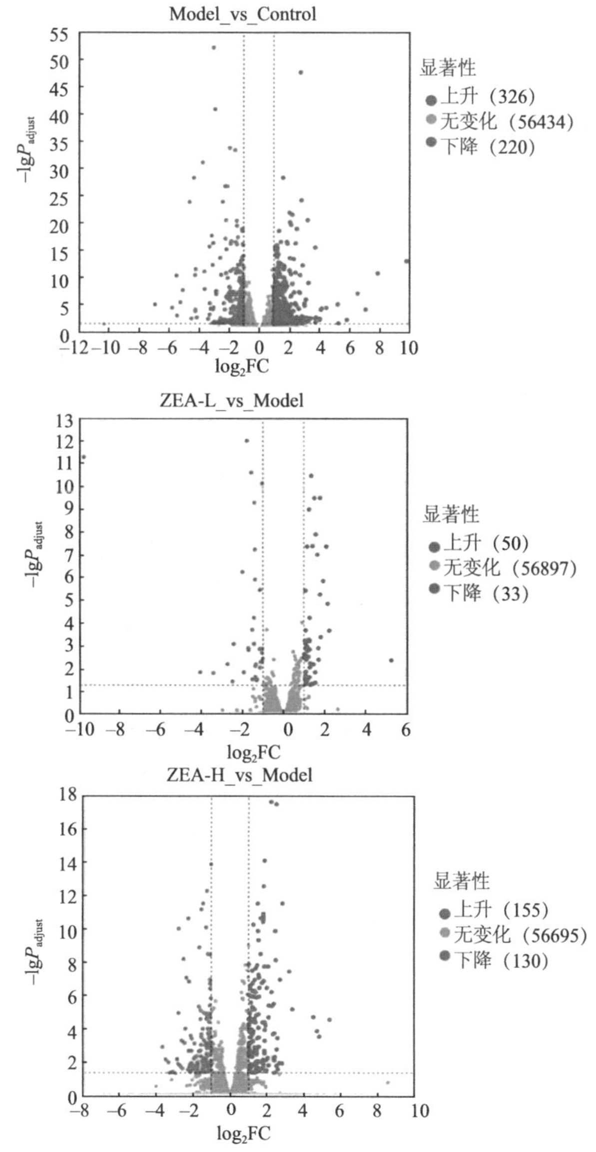

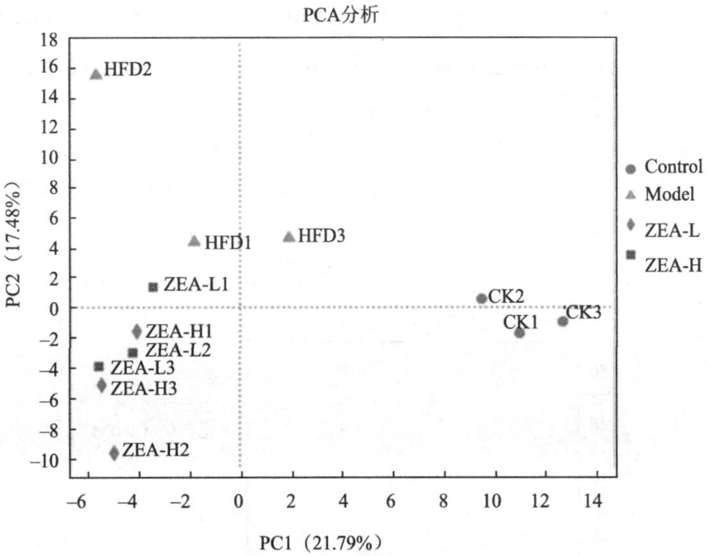

图 3-6　差异表达基因火山图及样本间 PCA 分析

在两个样本间表达差异的倍数变化值，纵坐标为基因/转录本表达量变化差异的统计学检验值，即 P_{adjust}。P_{adjust} 值越高则表达差异越显著，横纵坐标的数值均进行了对数化处理。图中每个点代表一个特定的基因。将所有基因映射上去之后，可以获知，在左/右两边的点为表达差异下调或上调的基因，越靠两边和上边的点表达差异越显著。

结果显示，与 Control 组小鼠肝脏基因相比，高脂饮食饲喂的 Model 组中 *DEGs* 共有 546 个，其中有 326 个基因上调，220 个基因下调；与 Model 组相比，ZEA-L 组中 *DEGs* 共有 83 个，其中有 50 个基因上调，33 个基因下调，ZEA-H 组中 *DEGs* 共有 285 个，其中有 155 个基因上调，130 个基因下调。从基因表达差异情况来看，Model 组与 Control 组差异最显著，低剂量和高剂量 ZEA 处理对肥胖小鼠肝脏基因表达谱有着不同的影响，下面将分析两个剂量组与模型组之间差异基因表达的聚类情况。

主成分聚类分析后，可以从整体上直观反映多个样本中基因表达高低水平和表达模式的情况，而且可以展示样本之间的趋同性和差异性，由图可见，ZEA-L 组与 ZEA-H 组表现出相似的表达模式，两个剂量组与 Model 组存在一定差异，但 ZEA-L 与 Control 组基因表达谱相近程度也较高，说明高剂量 ZEA 对小鼠影响更显著。

（3）ZEA 对肥胖小鼠肝脏分子通路及生物功能的影响。

i）差异表达基因 GO 功能分析（图 3-7）。

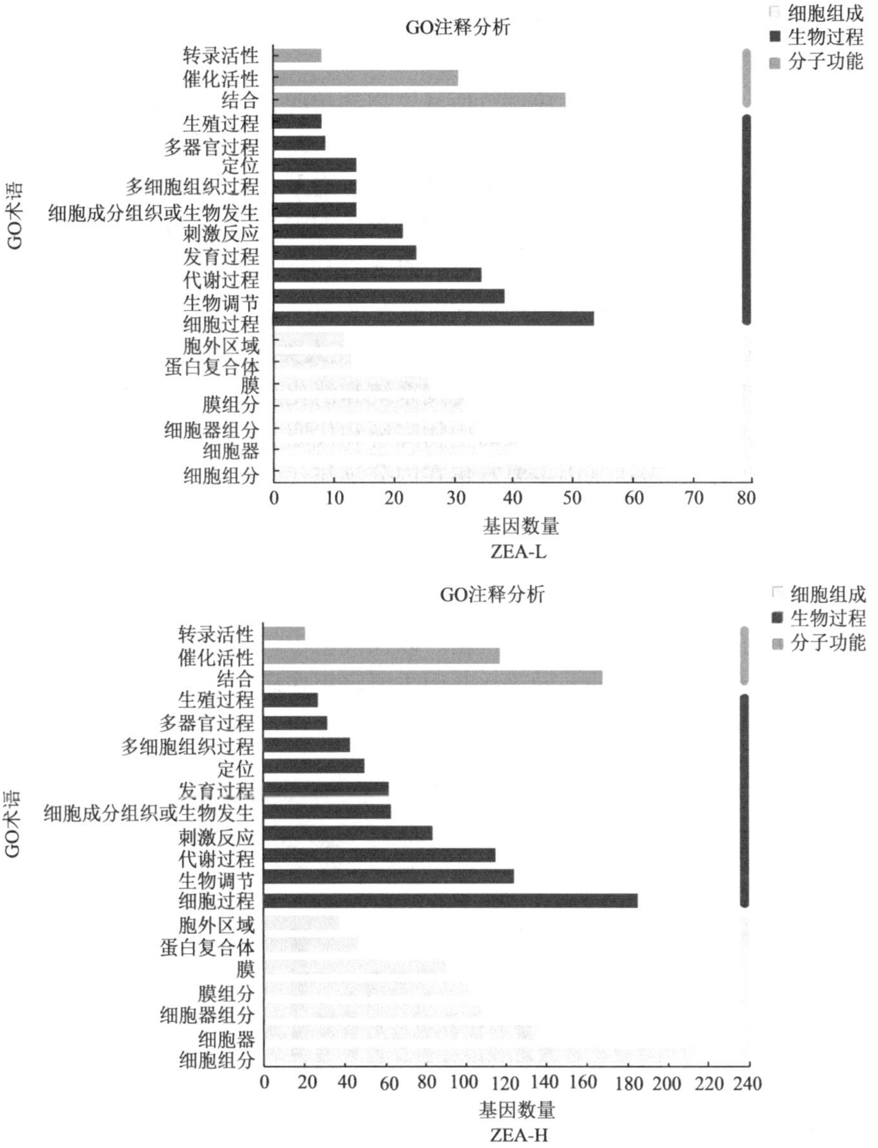

图 3-7　差异表达基因的 GO 注释分析

进一步对 ZEA 剂量组与 Model 组差异表达基因进行 GO 富集、分类和注释分析，绘制柱状图，结果显示，GO 富集后，两个剂量组的 *DEGs* 主要参与了三个主要的 GO 类别的 20 个条目，包括分子功能分组的转录活性、催化活性、结合；生物过程分组的生殖过程、多器官过程、定位、多细胞组织过程、细胞成分组织或生物发生、刺激反应、发育过程、代谢过程、生物调节、细胞过程；细胞组分分组的胞外区域、蛋白复合体、膜、膜组分、细胞器组分、细胞器、细胞组分。

ZEA-H 组在这些条目下显著富集的 *DEGs* 比 ZEA-L 组更多。

ii）差异表达基因 KEGG 富集分析。

生物体内，不同基因相互协调行使其生物学功能，通过京都基因和基因组数据库（KEGG）通路显著性富集能确定差异表达基因参与的最主要的生化代谢途径和信号转导途径，可以由分子水平信息了解生物系统高级功能的变化，其中涉及的生物学功能主要包括人类疾病、生物体系、细胞过程、环境信息处理和代谢五大类。KEGG 富集图（图 3-8）显示了 ZEA-L 组和 ZEA-H 组相对于 Model 组显著上调和下调的差异表达基因富集程度排在前 20 的信号通路。

其中 ZEA-L 上调的差异表达基因主要富集在人类疾病中的癌症、内分泌与代谢疾病，生物体系中的内分泌系统、免疫系统和消化系统，环境信息处理中的信号转导以及代谢中的外来化学物质的生物降解和代谢、脂质代谢这些重要的生物功能上；下调的差异表达基因主要富集在内分泌与代谢疾病、内分泌系统和信号转导上。

ZEA-H 上调的差异表达基因主要富集在人类疾病中的癌症、神经退行性疾病和心血管疾病，生物体系中的内分泌系统和消化系统，环境信息处理中的信号转导以及代谢中的辅因子和维生素的代谢，以及代谢中的外来化学物质的生物降解和代谢及脂质代谢；下调的差异表达基因主要富集在病毒性传染病和癌症，免疫系统和信号转导。

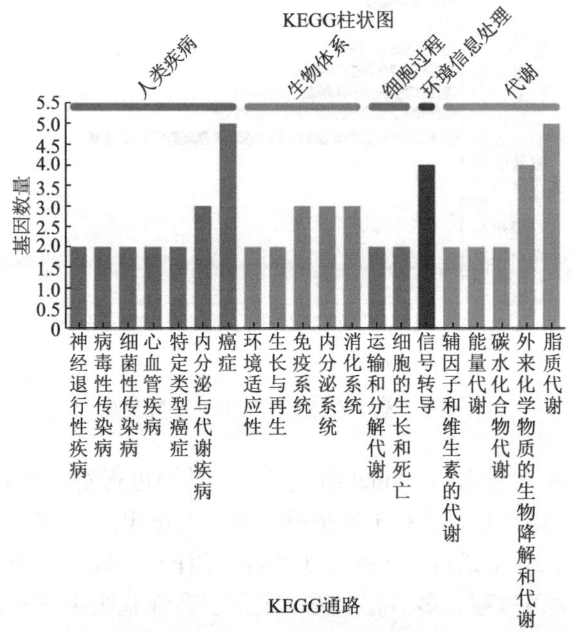

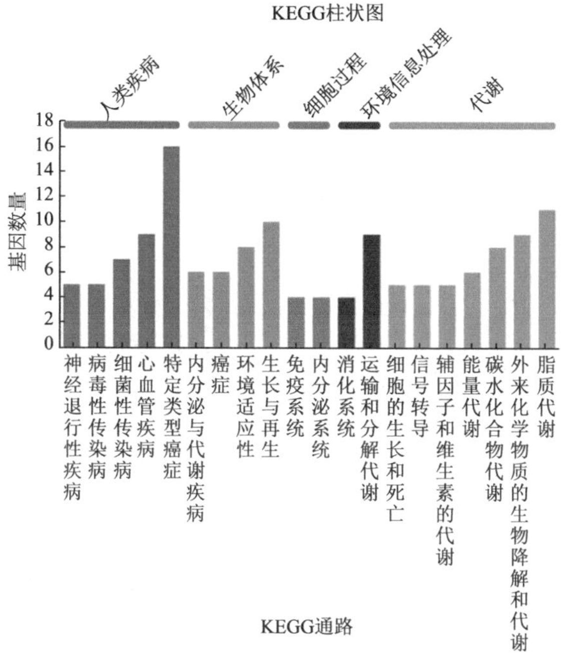
KEGG柱状图
人类疾病
生物体系
细胞过程
环境信息处理
代谢
基因数量
神经退行性疾病
病毒性传染病
细菌性传染病
心血管疾病
特定类型癌症
内分泌与代谢疾病
癌症
环境适应性
生长与再生
免疫系统
内分泌系统
消化系统
运输和分解代谢
细胞的生长和死亡
信号转导
辅因子和维生素的代谢
能量代谢
碳水化合物代谢
外来化学物质的生物降解和代谢
脂质代谢
KEGG通路

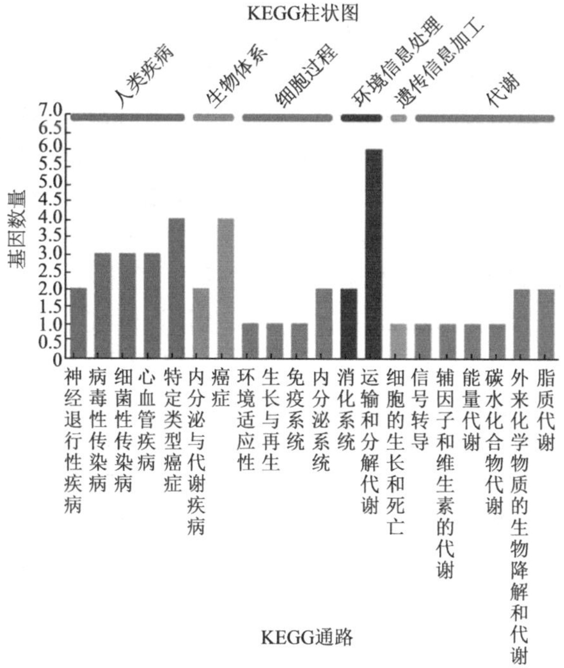
KEGG柱状图
人类疾病
生物体系
细胞过程
环境信息处理
遗传信息加工
代谢
基因数量
神经退行性疾病
病毒性传染病
细菌性传染病
心血管疾病
特定类型癌症
内分泌与代谢疾病
癌症
环境适应性
生长与再生
免疫系统
内分泌系统
消化系统
运输和分解代谢
细胞的生长和死亡
信号转导
辅因子和维生素的代谢
能量代谢
碳水化合物代谢
外来化学物质的生物降解和代谢
脂质代谢
KEGG通路

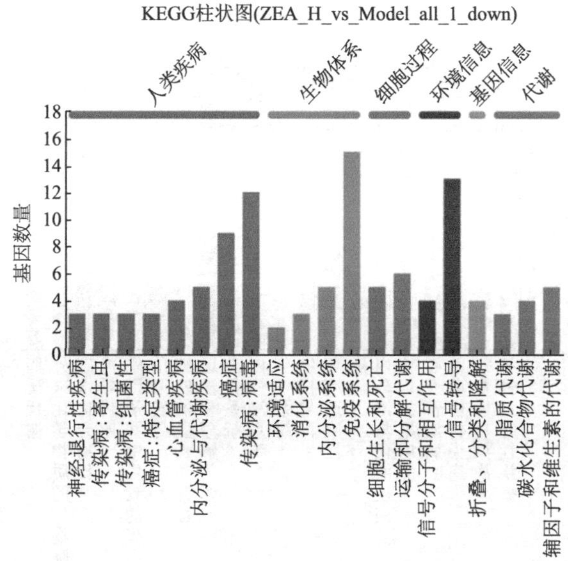

图 3-8　暴露后上调和下调的差异表达基因的 KEGG 信号通路富集分析

ZEA-L 暴露导致基因表达改变涉及的重要信号通路有：药物代谢、内分泌抵抗、FoxO 信号通路、AMPK 信号通路、类固醇激素生物合成、PPAR 信号通路。通路上显著变化的基因有 *Egfr*（表皮生长因子受体）、*E2f1*（转录激活剂，通过 E2 识别位点与 DP 蛋白协同结合 DNA，其产物参与细胞周期调节或 DNA 复制，通过抑制 *CEBPα* 与其靶基因启动子结合来阻断脂肪细胞分化）[17, 18]、*Cdkn1a*（细胞周期蛋白依赖激酶抑制剂 1）、*Ugt1a5*（UDP-葡萄糖醛酸转移酶）、*Scd1*、*Pparγ*、*Lepr*（瘦素受体）、*Cyp7b1*（细胞色素 *P450 7B1*，一种参与内源性氧化甾醇和类固醇激素代谢的细胞色素 P450 单加氧酶，包括神经甾体）、*Cyp2c38* [细胞色素 *P450 2C38*，一种主要对（5*Z*,8*Z*,11*Z*,14*Z*）-二十碳四烯酸（花生四烯酸）的 11，12 双键环氧化形成 11,12-环氧二十碳三烯酸（11,12-EET）区域异构体进行催化的细胞色素 P450 单加氧酶]等（图 3-9）。

ZEA-H 暴露导致基因表达改变涉及的重要信号通路有：视黄醇代谢、类固醇激素生物合成、药物代谢、胆固醇代谢及脂质和动脉粥样硬化等。通路上显著变化的基因有细胞色素 *P450* 家族（*Cyp2c54*、*Cyp2c38*、*Cyp2a5*、*Cyp2c39*、*Cyp46a1*）、*Rdh16*（视黄醇脱氢酶 16，将雄烷二醇和雄酮氧化成二氢睾酮和雄烷二酮）、*Aldh1a1*、*Ugt2b37*、*Ugt1a9*、*Slc27a1*（*FATP1*，长链脂肪酸转运蛋白 1）、*Lrp2*（低密度脂蛋白受体相关蛋白 2）、*Pparg*、*Vldlr* 、*Lbp*（脂多糖结合蛋白）等。

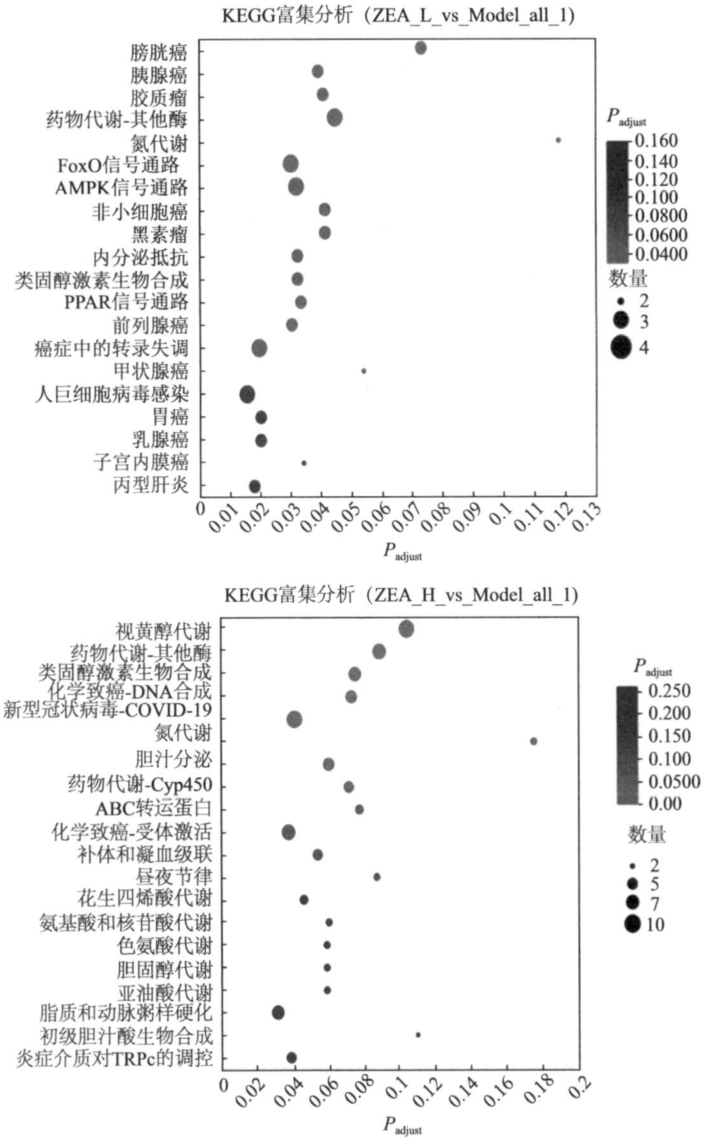

图 3-9 差异基因的 KEGG 富集散点图

除了上述富集到的差异显著的信号通路和基因涉及的生物过程外，还有些通路上也富集到了个别与脂质代谢和内分泌稳态的基因，其涉及的生物过程主要有：甘油磷脂代谢、不饱和脂肪酸的生物合成、亚油酸代谢、花生四烯酸代谢、视黄醇代谢、初级胆汁酸生物合成、雌激素信号通路、胰岛素信号通路、脂肪细胞因子信号通路、胆汁酸分泌、脂肪消化和吸收、酒精性脂肪肝病、非酒精性脂肪肝病、转化生长因子 β 信号通路、肿瘤坏死因子信号通路、PI3K-Akt 信号通路、Toll 样受体信号通路等。

iii）ZEA 对肥胖小鼠脂质代谢基因表达的影响。

实时定量 PCR 结果显示（图 3-10），相比于 Model 组，两个剂量 ZEA 处理组均显著上调了脂质合成转录因子 *PPARγ*、*SREBP1-c* 和 *CEBPα* mRNA 水平（$P<0.05$ 或 $P<0.001$），ZEA-L 组 *PPARα* mRNA 水平显著下调（$P<0.05$）。以上结果从分子层面提示 ZEA 可能通过促进脂质合成转录因子表达和抑制脂质分解转录因子表达从而影响下游脂质代谢酶和相关受体表达，加剧高脂饮食诱导的肝脏脂质积累。此外，*SREBP2* 和 *CEBPβ* 是调节胆固醇合成的相关转录因子，相比于 Model 组，ZEA-L 组有降低趋势，ZEA-H 组有升高趋势，但均不显著（$P>0.05$）。这表明 ZEA 在转录层面上主要影响了脂质代谢而不是胆固醇代谢。

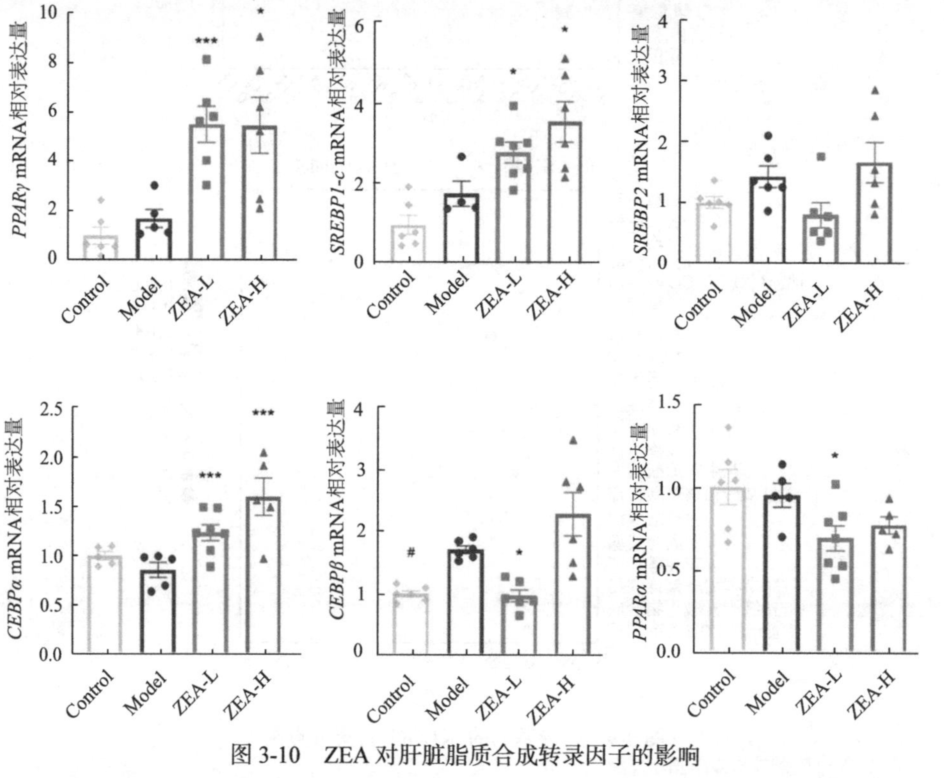

图 3-10 ZEA 对肝脏脂质合成转录因子的影响

肝细胞核因子（hepatocyte nuclear factors，HNFs）是调节肝脏基因特异性表达的一类转录因子，主要包括 *HNF1*、*HNF3*、*HNF4* 和 *HNF6* 等[19]，其表达水平对脂质代谢十分重要，*HNF1α* 可以调节肝脏脂质代谢，影响肝脏脂肪酸结合蛋白的功能；*HNF1β* 上调可以减少新脂肪酸合成和脂肪酸延伸，其在类雌激素污染物对糖脂代谢的干扰作用中起重要作用，并且可能是 *PPARγ* 的转录抑制因子，通过调节 *PPARγ* 的表达发挥其调节作用[20]；*HNF4α* 促进微粒体甘油三酸酯转移蛋白和载脂蛋白表达，进而促进富含甘油三酯的极低密度脂蛋白的 β 氧化和从肝脏的输出[21]。如图 3-11 所示，ZEA-H 组 *HNF1α* mRNA 水平显著上调（$P<0.05$），ZEA-L 和 ZEA-H 组 *HNF1β* 的 mRNA 水平极显著下调（$P<0.001$），*HNF4α* mRNA 水平在 ZEA 组中有下降趋势但无显著性（$P > 0.05$）。这提示 ZEA 可能通过抑制 *HNF1β* 的表达，进而降低其对 *PPARγ* 的抑制作用，促进肝脏脂质合成。

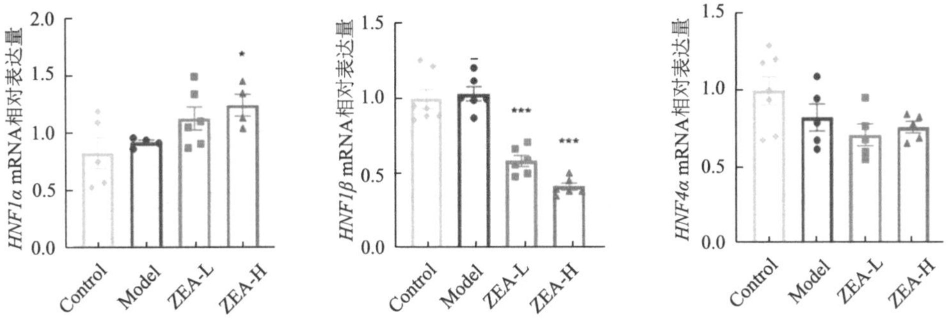

图 3-11 ZEA 对肝脏肝细胞核因子的影响

为了明确 ZEA 的雌激素效应，更直接探究这些转录因子对脂质代谢的影响，对雌激素受体 *ERα* 和转录因子下游影响脂质合成、分解、转运和脂滴形成的重要代谢酶的 mRNA 表达进行检测。结果显示（图 3-12），高剂量 ZEA 处理极显著

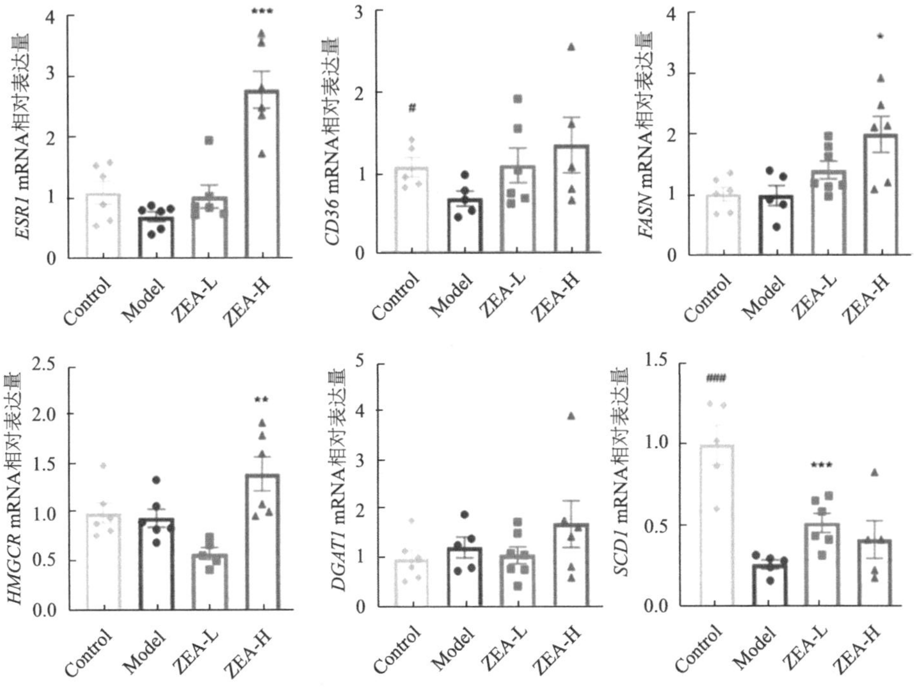

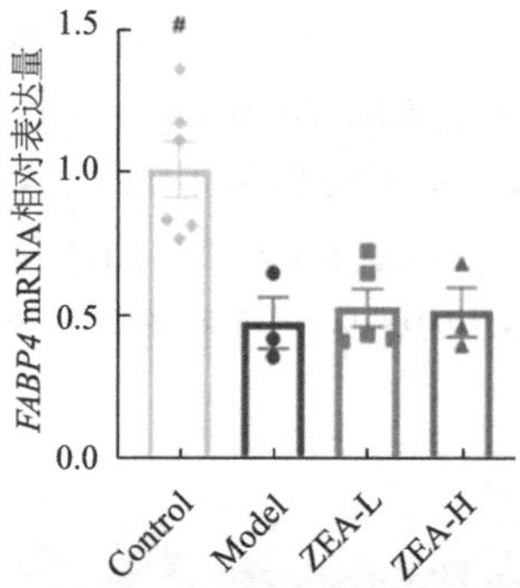

图 3-12　ZEA 对肝脏雌激素受体和脂质合成酶的影响

上调 *ESR1* mRNA 水平（$P<0.001$），显著上调脂质合成酶 FASN、HMGCR mRNA 水平（$P<0.05$ 或 $P<0.01$），低剂量 ZEA 处理极显著上调 *SCD1* mRNA 水平（$P<0.001$），而两个剂量 ZEA 处理对脂肪酸吸收蛋白 CD36、二酰甘油酰基转移酶 DGAT1 和脂肪酸结合蛋白 FABP4 mRNA 水平无显著影响（$P>0.05$）。

对脂滴形成蛋白相关基因进行测定，见图 3-13，高剂量 ZEA 处理极显著上调了 *PLIN3* mRNA 水平，提示 ZEA 可能通过增加脂滴相关蛋白表达促进脂滴形成和生长，从而促进肝脏细胞脂质累积。

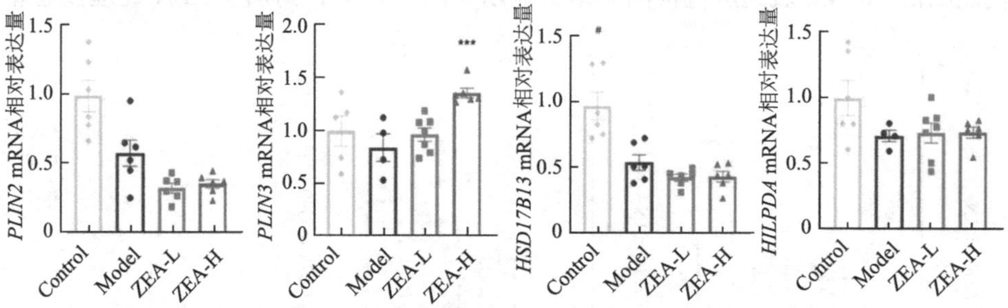

图 3-13　ZEA 对肝脏脂滴形成蛋白的影响

与 qRT-PCR 结果一致，本研究进一步使用 Western Blot 手段在蛋白水平上验证了 ZEA 对其中脂质合成和脂滴形成关键蛋白的调控作用。如图 3-14 所示，低剂量 ZEA 处理显著促进脂质合成相关蛋白 FASN、FABP4 表达增加（$P<0.05$），高剂量 ZEA 处理显著促进脂质合成相关蛋白 FASN、HMGCR、FABP4 和脂滴形成相关蛋白 HSD17B13、PLIN3 表达增加（$P<0.05$ 或 $P<0.01$），SREBP-1c 蛋白表达有升高趋势但无差异显著性（$P>0.05$）。

以上结果在转录和蛋白水平表明，长期较低水平暴露于 ZEA 促进高脂饮食诱导肥胖小鼠肝脏脂质合成和脂滴形成关键基因的表达，可能通过 HNF1β-PPARγ-FASN/HMGCR 和 SREBP1c-HSD17B13/PLINs 信号通路促进脂质合成和累积加剧高脂饮食诱导的脂质代谢紊乱。

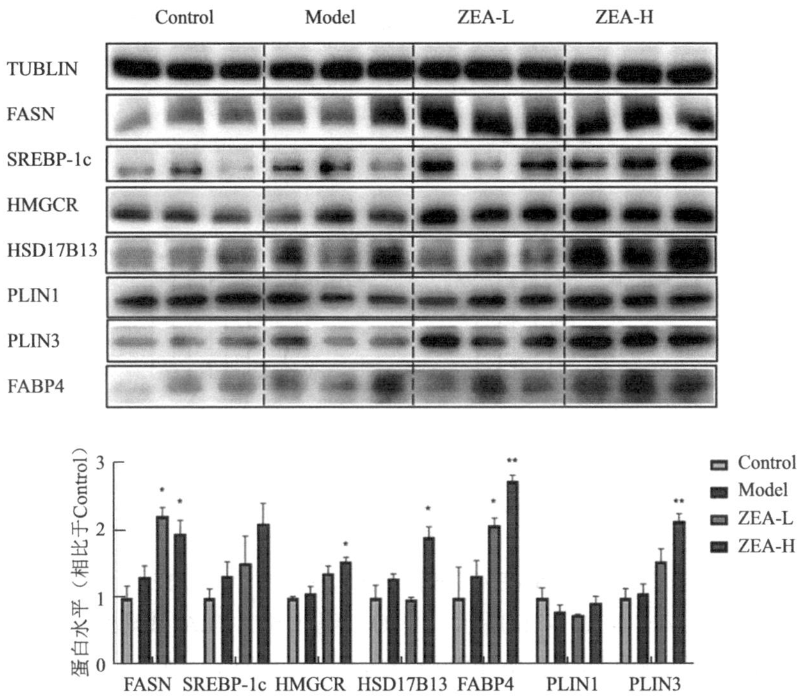

图 3-14　ZEA 对肝脏脂代谢蛋白表达的影响

iv）ZEA 对油酸诱导的肝细胞脂质堆积的加剧作用研究。

在体外细胞实验中，选取 AML-12 小鼠肝细胞为肝脏脂质堆积模型对象，选用油酸（OA）刺激诱导 AML-12 细胞脂质堆积。选择无明显细胞增殖毒性的 ZEA（10μmol/L、20μmol/L）进行进一步评估，明确 ZEA 在无明显毒性作用下是否对 AML-12 细胞的脂质代谢造成不良影响。

为了确定在 200 μmol/L OA 诱导脂质堆积 AML-12 细胞模型中 10μmol/L、20μmol/L ZEA 对其脂质代谢的影响，首先使用油红染色评估了细胞中性脂质累积，如图 3-15 所示，与 Control 组相比，OA 组细胞脂滴明显增加，分布在细胞周围，ZEA 处理进一步加剧了细胞脂质累积，脂滴数目更多，体积呈现剂量依赖性增大，且油红定量结果也显示，OA 相对于 Control 组极显著增加了细胞中性脂质的含量（$P<0.001$），ZEA 处理组相对于 OA 组脂质含量又进一步显著升高（$P<0.001$）；TG 含量测定显示，OA 处理极显著升高了细胞中甘油三酯的含量（$P<0.001$），而 ZEA 处理进一步加剧了这种变化（$P<0.01$ 或 $P<0.001$）。以上结果表明，与动物体内结果相似，ZEA 加剧了肝脏细胞中的脂质堆积。

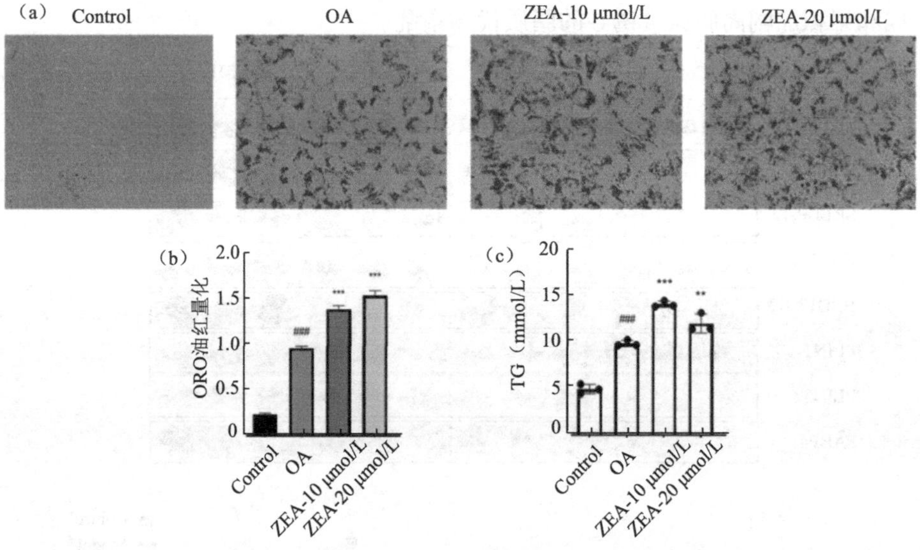

图 3-15　ZEA 对 AML-12 细胞脂质含量的影响

进一步采用 RT-PCR 评估 ZEA 处理对 OA 诱导的 AML-12 细胞脂质代谢基因 mRNA 水平的影响。如图 3-16 所示，与 OA 组相比，ZEA 处理组显著下调了转录因子 *Hnf1β* 和脂解基因 *Pgc1α* mRNA 水平（$P<0.05$），显著上调了脂合基因

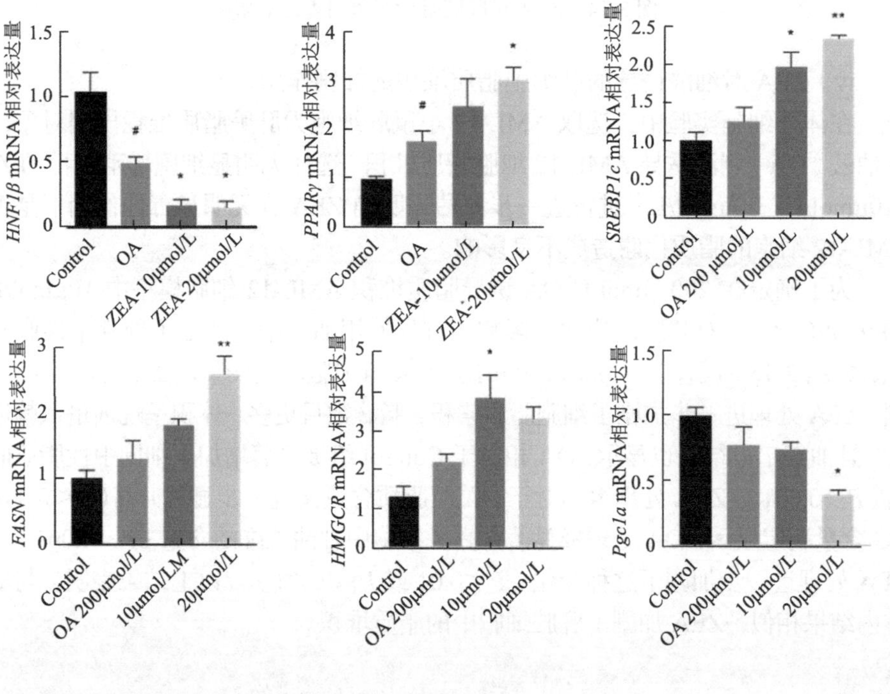

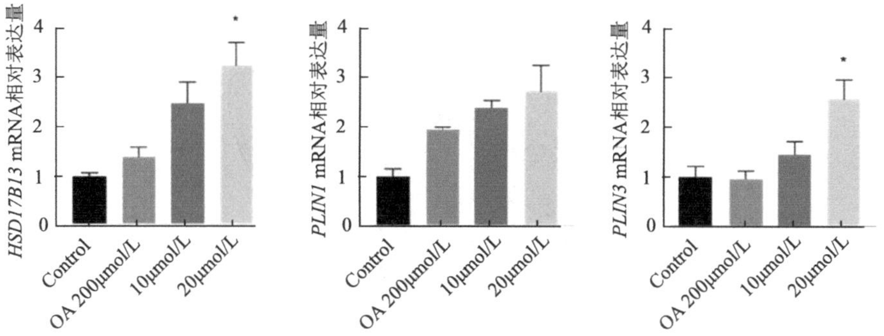

图 3-16 ZEA 对 AML-12 细胞脂质代谢基因的影响

FASN、*HMGCR* 和脂滴相关蛋白 *HSD17B13*、*PLIN1*、*PLIN*3 的 mRNA 水平（$P<0.05$ 或 $P<0.01$）。体外细胞实验结果提示，ZEA 能上调脂质合成和脂滴形成相关基因 mRNA 表达水平，下调脂质分解基因表达，从而加剧 OA 诱导的脂质代谢紊乱，造成肝脏细胞脂质堆积。

3）ZEA 对肥胖小鼠肠道菌群的影响

越来越多的研究表明，肠道菌群与机体代谢密切相关， ZEA 作为真菌毒素，其首先影响的部位就是肠道，ZEA 与肠道菌群的关系也越来越受到人们的重视。肠道菌群也能参与机体内大量代谢途径，包括糖代谢、脂质代谢和机体免疫等，对维持健康和机体代谢稳态具有重要意义。另外，近年来随着对毒素多器官毒性效应的重视以及肝脏-肠道之间相互作用影响研究的深入，明确 ZEA 对肠道微生物的影响也至关重要，上面探究了 ZEA 对肝脏脂质代谢基因的表达，并且由转录组数据也发现 ZEA 不仅影响脂质代谢，还影响机体胆汁酸代谢，胆汁酸是肝脏与肠道联系的重要途径之一，也就是说 ZEA 可能直接或间接地影响肠道微生物稳态，但 ZEA 影响肠道微生物是否也加剧了肝脏脂质代谢紊乱是未知的，所以探究 ZEA 对高脂饮食诱导肥胖小鼠肠道菌群的影响，并且分析其与肝脏脂质代谢相关性，从肠道菌群角度探究 ZEA 加剧脂质代谢紊乱的作用机制。

（1）ZEA 对肥胖小鼠粪便中肠道菌群结构和多样性的影响。

为探究 ZEA 对小鼠肠道菌群的影响，通过 16S rRNA 基因测序研究小鼠的肠道菌群组成。Venn 图可用于统计多组或多个样本中所共有和独有的物种（如 OTU）数目，可以比较直观地展现不同环境样本中物种组成相似性及重叠情况。如图 3-17 所示，Control 组、Model 组、ZEA-L 组和 ZEA-H 组的小鼠粪便样品肠道菌群中的 OTUs 数目分别是 164 个、161 个、145 个和 149 个，其中四组共有 OTU 103 个，特有 OTUs 分别是 25 个、5 个、2 个和 5 个。

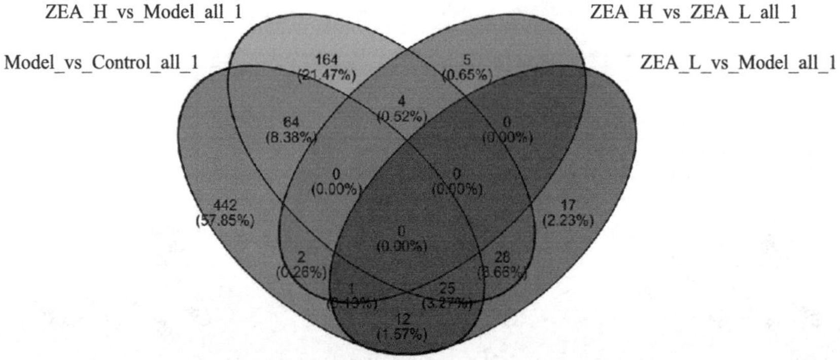

图 3-17　粪便样本 OTUs 序列 Venn 图

Alpha 多样性是指一个特定区域或者生态系统内的多样性，常用的度量标准有 Chao、Shannon、Ace、Simpson 指数等。分析各组小鼠肠道菌群的 α 多样性指数，结果显示（图 3-18），Model 组小鼠与 Control 组小鼠相比，Ace 和 Chao 指数极显著降低（$P<0.01$），ZEA-H 组小鼠与 Model 组相比，Chao 指数显著降低（$P<0.05$），

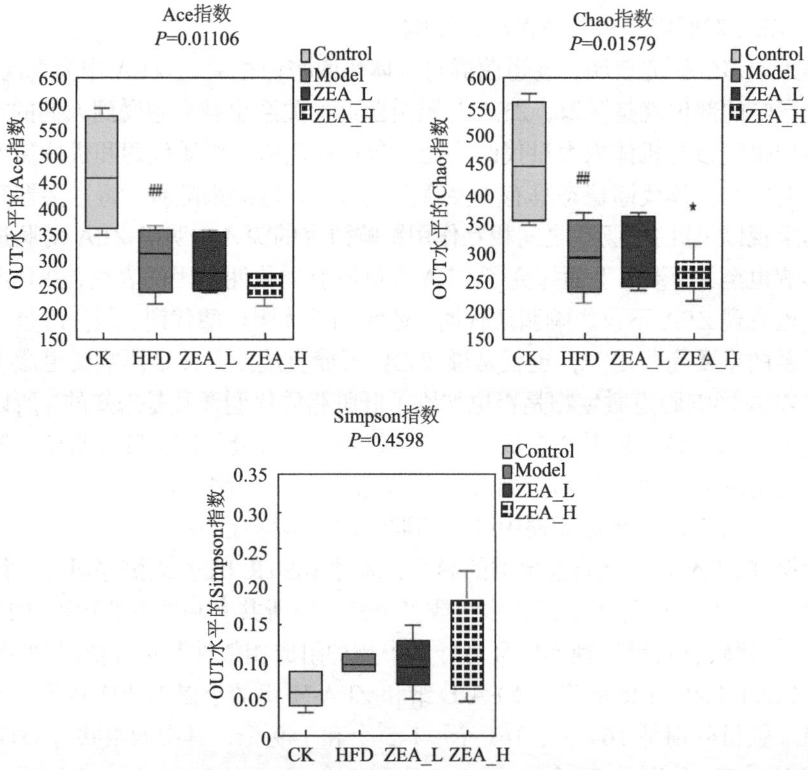

图 3-18　粪便样本 OTUs 序列 Venn 图

其余各组小鼠粪便肠道菌的 Chao、Ace、Simpson 各指数组间均无显著性差异（$P>0.05$）。肠道菌群 α 多样性的结果表明 ZEA 处理后小鼠肠道菌群多样性下降。

（2）LEfSe 分析 ZEA 对肥胖小鼠粪便菌群的影响。

LEfSe 分析是一种用于发现高维生物标识和揭示基因组特征的分析手段。包括基因、代谢和分类，用于区别两个或两个以上生物条件（或者是类群）。该软件首先使用非参数克鲁斯卡尔-沃利斯秩和检验，筛选出具有显著丰度差异的特征，并识别出与丰度存在显著性差异的类群。最后，LefSe 通过线性判别分析（LDA）评估各组分（物种）丰度对差异效应的影响程度。其强调统计意义和生物相关性，可用于寻找处理组之间具有统计学差异的物种。

图 3-19 为 LEfSe 对应的进化分支图，用于识别不同丰度特征和相关联的菌群类型，其中由内至外的圆环依次对应门、纲、目、科、属、种 6 个类别。无显著差异的物种统一着色为黄色，差异物种 Biomarker 跟随组进行着色，红色节点表示在 Control 组中起到重要作用的微生物类群，绿色节点表示在 ZEA-L 组中起到重要作用的微生物类群，蓝色节点表示在 Model 组中起到重要作用的微生物类群，紫色节点表示在 ZEA-H 组中起到重要作用的微生物类群。分析结果显示 ZEA 作用下部分微生物菌种产生显著差异。

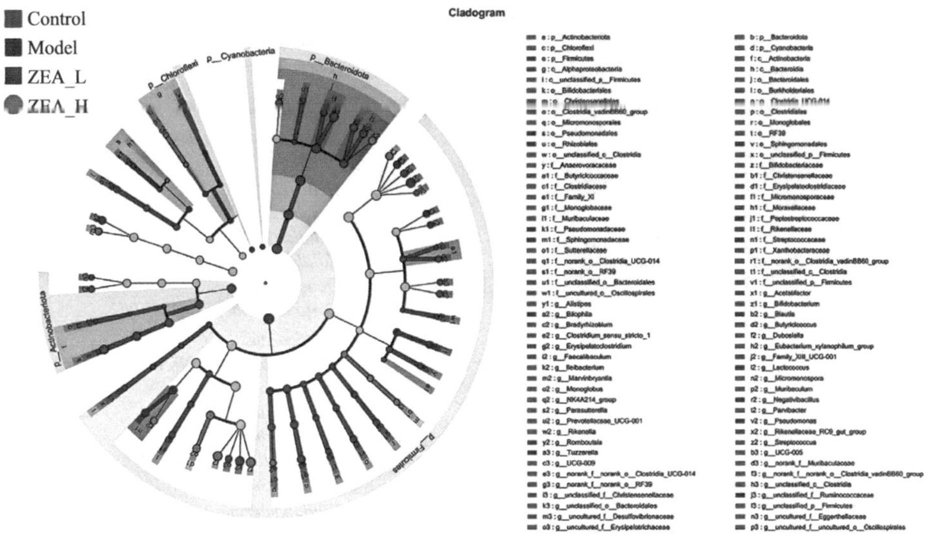

图 3-19　LEfSe 分析进化分支图

在门水平上，相比于 Model 组，ZEA-L 组厚壁菌门（Firmicutes）和放线菌门（Actinobacteriota）平均相对丰度显著升高，拟杆菌门（Bacteroidota）丰度显著降低，ZEA-H 组厚壁菌门丰度显著降低；在属水平上，相比于 Model 组，ZEA-L 组相对丰度显著升高的有布劳特氏菌属（*Blautia*）、粪杆菌属（*Faecalibaculum*），显著降低的有杜氏乳杆菌属（*Dubosiella*）、乳球菌属（*Lactococcus*）、理研菌属（*Rikenella*）；ZEA-H 组相对丰度显著升高的有杜氏乳杆菌属、*norank_f__Muribaculaceae* 菌属、粪杆菌属、丹毒荚膜菌属（*Erysipelatoclostridium*），显著降低的有布劳特氏菌属、回肠杆菌属（*Ileibacterium*）、理研菌属。其中粪杆菌属和理研菌属在 ZEA 处理组中的变化趋势与 HFD 组相较于 Control 组一致，有报道称粪杆菌属在高脂高糖饮食小鼠中显著增多[22]，理研菌属的丰度与目前评估动脉硬化程度的“金标准”PWV 呈负相关关系[23]，ZEA 可能通过显著上调小鼠肠道菌群中粪杆菌属相对丰度，下调理研菌属相对丰度，导致脂质代谢紊乱，加剧高脂饮食诱导的脂质堆积。

（3）ZEA 导致肥胖小鼠菌群变化与脂质代谢紊乱基因变化的相关性分析。

为了探究 ZEA 影响肠道菌群变化与脂质代谢的关系，采用 Spearman 相关分析对小鼠粪便属分类水平上相对丰度前 30 的肠道菌群与小鼠肝脏脂质代谢指标进一步进行相关性分析，肠道菌群与小鼠肝脏脂质代谢指标相关分析可视化结果见图 3-20，结果显示，大多数菌属与脂质合成及脂滴相关蛋白表达呈正相关的关

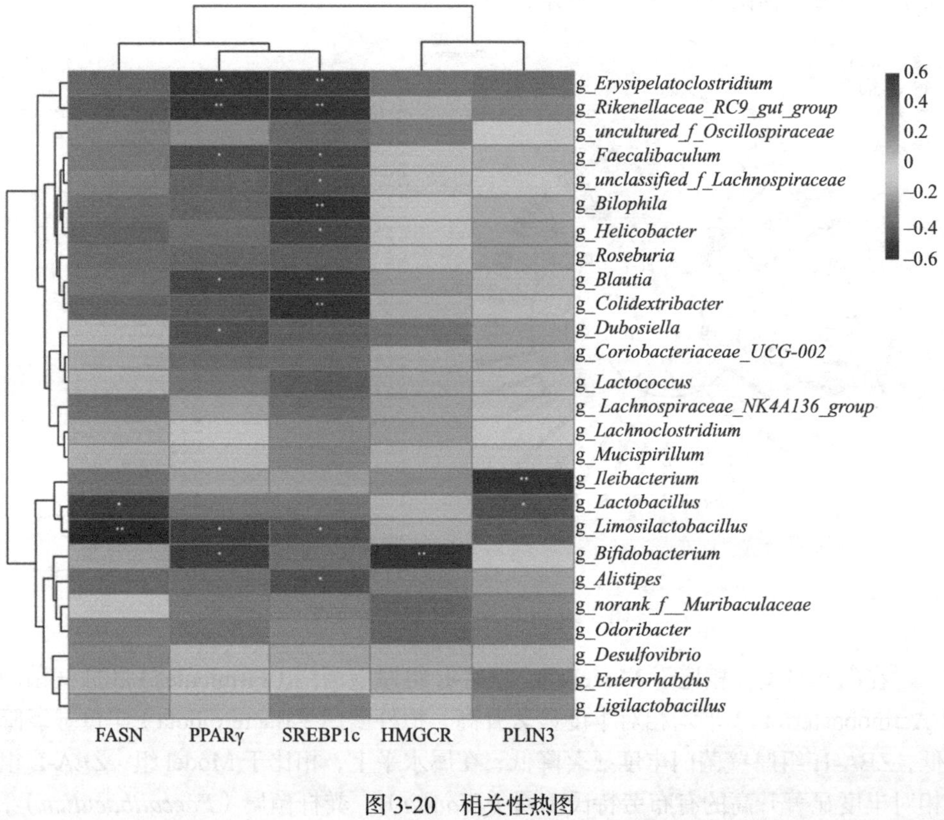

图 3-20　相关性热图

系，少部分呈负相关，且大多数菌属与脂质合成转录因子显著正相关，如丹毒荚膜菌属（*Erysipelatoclostridium*）、理研菌属（*Rikenellaceae_RC9_gut_group*）、粪杆菌属、未分类的毛螺菌属（*unclassified_f__Lachnospiraceae*）、嗜胆菌属（*Bilophila*）、螺杆菌属（*Helicobacter*）、布劳特氏菌属、大肠杆菌属（*Colidextribacter*）、杜氏乳杆菌；呈显著负相关的有：回肠杆菌属、乳杆菌属（*Lactobacillus*）、罗伊氏乳杆菌（*Limosilactobacillus*）、双歧杆菌属（*Bifidobacterium*）、另枝菌属（*Alistipes*）。

其中，丹毒荚膜菌属是潜在有害细菌，可能促进脂代谢紊乱；有研究显示，*Lachnospiraceae_NK4A136_group* 和 *uncultured_bacterium_f_Muribaculaceae* 与血脂水平负相关，*Faecalibaculum* 与血脂水平正相关[24]。*unclassified_f__Lachnospiraceae* 与体重呈负相关[25]；沃氏嗜胆菌（*Bilophila wadsworthia*）加重高脂饮食诱导的小鼠代谢功能障碍[26]；*Blautia* 属，特别是 *Blautia wexlerae* 确定为与肥胖和 2 型糖尿病（T2DM）呈负相关的共生细菌[27]。这些研究结论均与本研究得出的相关性一致。

两两相关性分析结果显示（图 3-21），粪杆菌属与 PPARγ、SREBP-1c 和 FASN 有显著正相关关系（$P<0.05$），理研菌属与 PPARγ（$P<0.05$）、SREBP-1c（$P>0.05$）呈正相关关系，布劳特氏菌属与 SREBP-1c 呈显著正相关关系（$P<0.05$）；回肠杆菌属和罗伊氏乳杆菌属与 PPARγ、SREBP-1c 呈负相关关系，但不显著（$P>0.05$）。

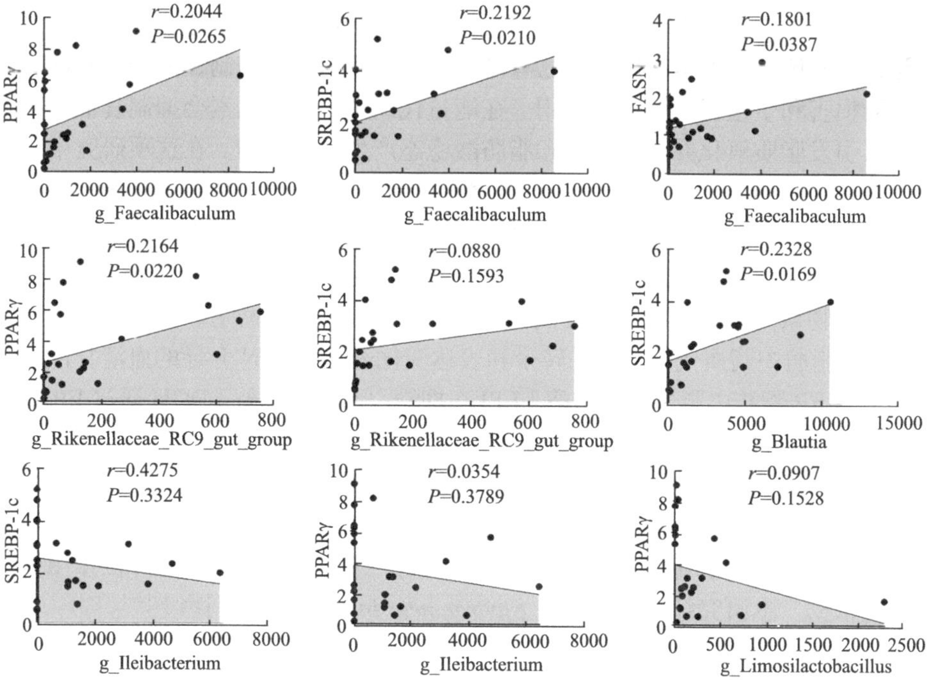

图 3-21　相关性分析

3. 结论

ZEA 加剧高脂饮食诱导的小鼠全身脂质代谢紊乱。通过对小鼠生理表型、血生化、脏器系数及病理切片的分析，发现 ZEA 处理在不改变小鼠能量摄入的情况下，增加小鼠体重、全身脂肪含量及脂肪累积，提高肝脏质量和甘油三酯、胆固醇的含量，造成肝脏脂质沉积。ZEA 通过增加肝脏脂质合成、促进脂滴积累加剧肝脏脂质沉积。ZEA 改变了高脂饮食诱导肥胖小鼠的肝脏转录谱，GO 和 KEGG 富集分析显示，ZEA 暴露显著影响脂质代谢功能，影响多条与脂质代谢相关的信号通路和基因，在小鼠肝脏转录和蛋白分子水平以及体外细胞实验中进行验证发现，ZEA 上调 Pparγ、SREBP-1c 等脂质合成转录因子的表达，上调下游 FASN、HMGCR、FABP4 等脂质合成酶，上调 HSD17B13、PLIN3 等脂滴形成相关蛋白的表达，加剧肝细胞脂质沉积。ZEA 可以通过影响小鼠肠道菌群结构，并与肝脏脂质代谢关联协同加剧脂质代谢紊乱。ZEA 暴露降低了小鼠肠道菌群多样性，增加厚壁菌门/拟杆菌门的比例，降低乳酸杆菌相对丰度，增加回肠杆菌属、粪杆菌属和理研菌属相对丰度，与脂质代谢基因表达变化有关，加剧全身和肝脏脂质代谢紊乱及脂肪堆积。

二、案例 2：呕吐毒素加剧高血脂症

呕吐毒素是一种单端孢霉烯毒素，主要由镰刀菌属菌株产生。DON 污染分布广泛，对全球食品安全有威胁。已有研究阐述了其对生长抑制、内分泌紊乱、免疫功能损害和生殖毒性等有害作用。在能量代谢中，呕吐毒素会抑制食欲、减轻体重、引发脂质氧化并对胆固醇和脂肪酸稳态产生负面影响。在这项研究中，高脂肪饮食（HFD）诱导的 C57BL/6J 肥胖小鼠口服 0.1 mg/kg B.W.和 1 mg/kg B.W. DON 治疗 4 周，探讨小鼠脂质代谢及其分子机制。研究结果表明，虽然 DON 降低了 HFD 小鼠的体重和脂肪量，但它显著增加了它们的血清甘油三酯浓度，血清脂质代谢物紊乱、葡萄糖耐量受损，并导致小鼠胰岛素不耐受。此外，肝脏和附睾（EP）脂肪中脂质代谢基因的转录和表达变化表明，DON 介导的血清甘油三酯升高是由 EP 脂肪中脂蛋白脂肪酶（LPL）抑制引起的。此外，DON 通过 EP 脂肪中的 PPARγ 信号通路下调 LPL 的表达。血清脂质组学结果证实了这些发现。综上所述，DON 作用于白色脂肪的 PPARγ 通路，抑制 LPL 的表达，介导肥胖小鼠血清甘油三酯的升高，扰乱脂质代谢的稳态，增加患心血管疾病的风险。该研究揭示了 DON 对肥胖小鼠脂质代谢的干扰机制，为其对肥胖个体的毒性作用提供了理论依据。本研究结果已发表在 *Environment International* 刊物上[28]。

1. 实验方案

DON 和肥胖都会对甘油三酯含量和脂质代谢产生不利影响。考虑到人类 DON

暴露的高患病率和肥胖的高发病率，研究 DON 暴露和高脂饮食诱发的肥胖的综合影响具有重要意义。这项研究提供的证据表明，DON 暴露会加剧肥胖引起的甘油三酯代谢异常。本研究从以下三方面开展（图 3-22）。

1）60%高脂饮食诱导的肥胖模型中探究 DON 对肥胖小鼠的毒性

其中一组饲喂以维持饲料（Control）；另外三组饲喂以 60%高脂饲料（HFD）。9 周后食用维持饲料小鼠的平均体重是 27.58 g，而所有食用高脂饲料小鼠体重均超过 35 g，表明 HFD 诱导肥胖小鼠造模成功[29]。对两组 HFD 小鼠分别灌胃以 0.1mg/kg B.W.[HFD + DON（L）]或 1mg/kg B.W. DON[HFD+DON（H）]四周，另外两组小鼠灌胃等量无菌水。测定体重、口服葡萄糖耐量和胰岛素耐量、脏器系数、血清生化分析和病理切片 H&E 染色等表型指标。

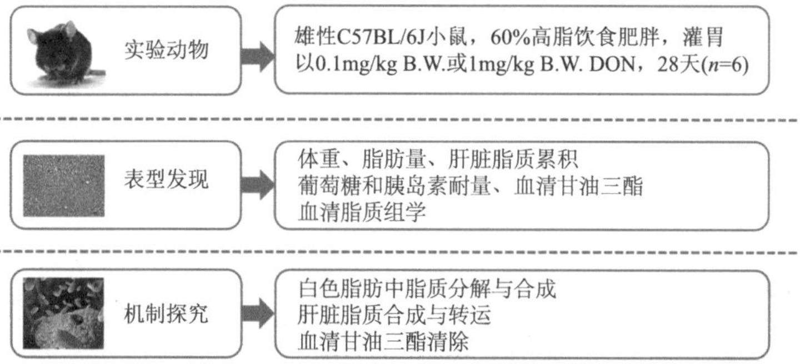

图 3-22　技术路线图

2）转录和蛋白水平探究 DON 介导肥胖小鼠高脂血症的机制

进一步结合 qRT-PCR 技术和蛋白质印迹在转录水平和蛋白水平分析 ZEA 对肝脏、白色脂肪中脂质合成、分解和转运的调控。

3）血清脂质组学探究 DON 对肥胖小鼠脂类代谢物的影响

利用 LC-MS 对样本进行非靶向代谢组学分析，以测定其脂质组学特征。进行 PCA 分析和差异代谢物分析-多元统计，绘制维恩图，进行 KEGG 化合物分类、KEGG 功能通路富集，开展相关性分析和绘制热图。

2. 实验结果

1）DON 显著降低 HFD 小鼠体重和脂肪量

如图 3-23 所示，60%高脂饮食喂养 9 周后的小鼠体重显著高于对照组（$P<0.001$）。给药 2 周后，接受 1 mg/kg B.W. DON 灌胃组小鼠体重极显著地低于 HFD 组（$P<0.05$）。DON 对高脂饮食肥胖小鼠的减重效果是剂量依赖性的。尽管接受 0.1 mg/kg B.W. DON 灌胃组小鼠体重也呈下降趋势，但与 HFD 组没有显

著性差异。

此外，HFD 饮食显著（$P<0.001$）增加了小鼠脂肪在总体重中占比。1 mg/kg B.W. DON 处理后，白色脂肪（附睾脂肪和皮下脂肪）相较于 HFD 组显著（$P<0.001$）减少。0.1 mg/kg B.W. DON 处理组脂肪量相较于 HFD 组有下降趋势但没有显著性差异。DON 处理未影响棕色脂肪在总体重中占比。由 H&E 染色病理切片可观测到，DON 处理剂量依赖性地减少了肝脏中由脂质累积形成的空泡[图 3-23（d）]和附睾白色脂肪的脂滴大小。在肝脏和白色脂肪的病理中均未观察到 DON 处理造成的炎性浸润。

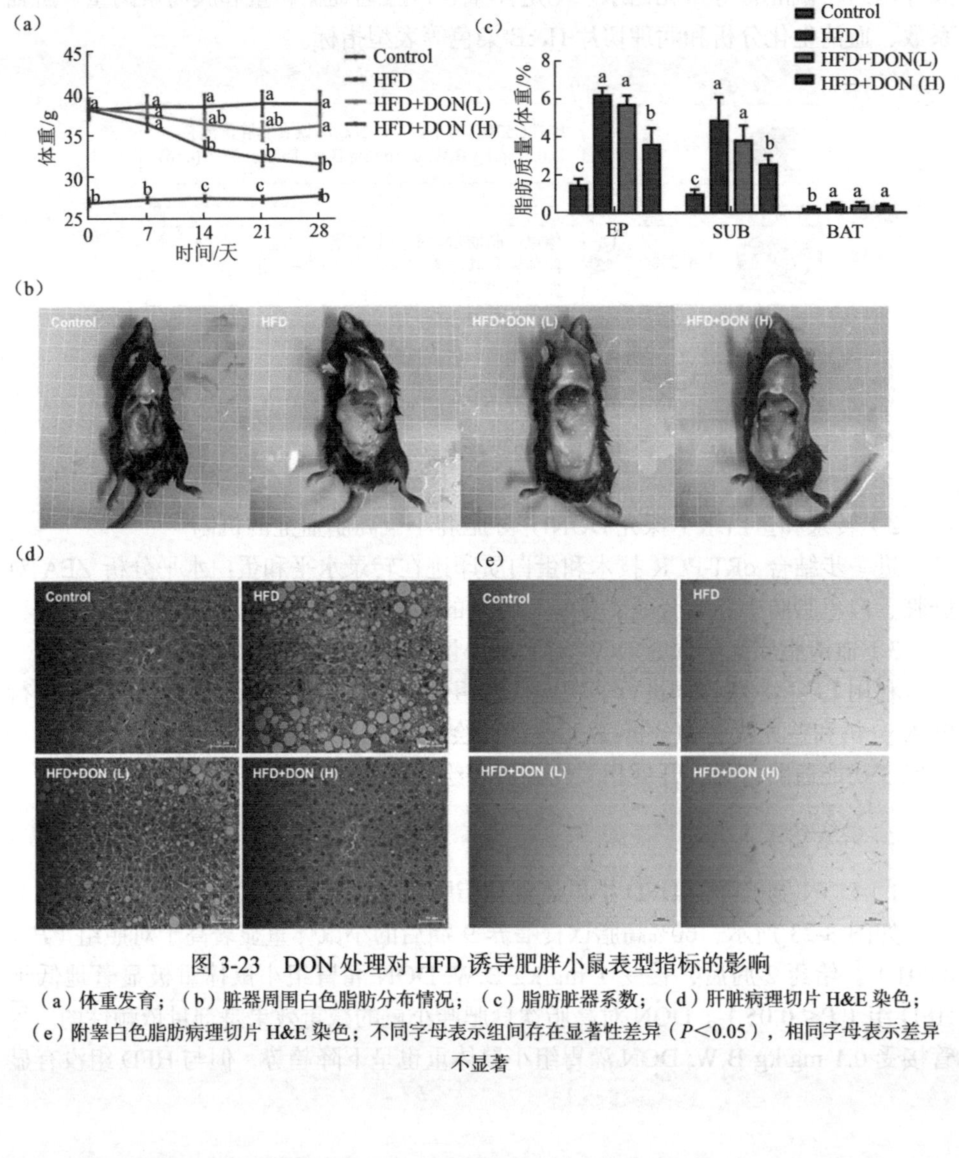

图 3-23　DON 处理对 HFD 诱导肥胖小鼠表型指标的影响

（a）体重发育；（b）脏器周围白色脂肪分布情况；（c）脂肪脏器系数；（d）肝脏病理切片 H&E 染色；（e）附睾白色脂肪病理切片 H&E 染色；不同字母表示组间存在显著性差异（$P<0.05$），相同字母表示差异不显著

2）DON 损害 HFD 小鼠葡萄糖耐量和胰岛素耐量

如图 3-24 所示，分别在试验结束前 6 天和 3 天对小鼠进行口服葡萄糖耐量试验（OGTT）和胰岛素耐量试验（ITT）。OGTT 结果显示，未暴露于 DON 小鼠（Control，HFD 组）的血糖峰值出现在 15 min，而暴露于 DON 的小鼠血糖峰值偏移至 30 min。依据 Virtue 和 Vidal-Puig 建议的方法计算 OGTT 和 ITT 的量化[30]。OGTT 量化的计算公式为曲线下面积–空腹血糖 × 120；AOC 值越大则糖耐量越差。ITT 量化的计算公式为空腹血糖 × 120–曲线下面积；AOC 越小则胰岛素敏感性越差。量化结果显示，HFD 饮食明显（$P<0.05$）使 AOC 面积相较于 Control 组升高。而接受 1 mg/kg B.W. DON 灌胃组小鼠的 AOC 显著高于 HFD 组（$P<0.05$）。OGTT 和 ITT 测试是衡量葡萄糖耐量和胰岛素抵抗的重要指标，上述发现表明 DON 处理在 HFD 饮食的基础上进一步损害了小鼠的胰岛素敏感性。ITT 显示，两组 DON 处理小鼠的 AOC 都显著低于 HFD 组（$P<0.05$）。这表明 DON 暴露使小鼠的胰岛素敏感性受损。

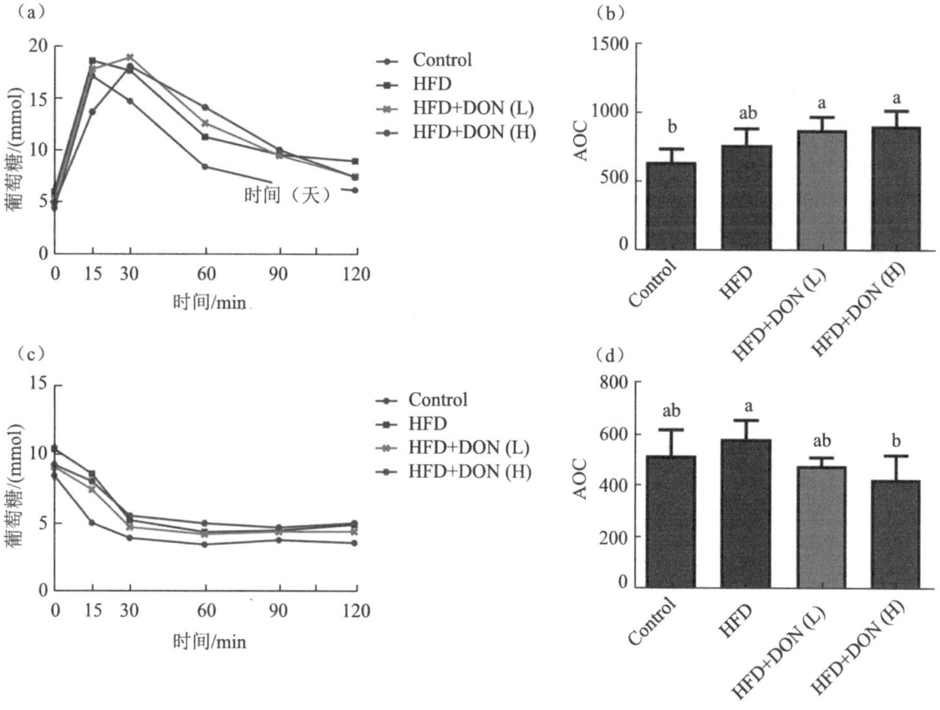

图 3-24 DON 处理对 HFD 诱导肥胖小鼠口服葡萄糖耐量和胰岛素耐量的影响

（a） OGTT 血糖值变化曲线；（b） OGTT 的量化结果；（c） ITT 血糖值变化曲线；（d） ITT 的量化结果

3）DON 处理未损伤肝脏功能，但使脂代谢紊乱

本研究利用全自动生化分析仪检测体现肝功和脂代谢水平的空腹血清生化指

标。如图 3-25 所示，HFD 饮食使小鼠血清的丙氨酸转氨酶（ALT）和天冬氨酸转氨酶（AST）浓度升高。而给予 1 mg/kg B.W. DON 后，HFD 饮食小鼠的血清 ALT 和 AST 显著下降至与 CK 相似的水平。相似地，DON 处理均显著改善 HFD 引起的 AST/ALT 改变，表明在该剂量下 DON 未引起肝功能损伤。相反，DON 对肝脏功能改善作用可能与其减少肝脏中的脂质累积相关。

在脂代谢方面，HFD 饮食显著升高小鼠血清中的葡萄糖（GLU）、胆固醇（CHO）、低密度脂蛋白（LDL）和高密度脂蛋白（HDL）。DON 处理后，这些指标均明显降低。然而，暴露于 DON 显著升高 HFD 小鼠的血清（TG）浓度。1 mg/kg B.W.的给药剂量下，小鼠血清 TG 浓度是 HFD 组的 1.71 倍且相较于 CK 和 HFD 组均显著升高（$P<0.001$）。TG/HDL 是评估胰岛素抵抗和心血管疾病风险的关键指标[31]。DON 处理组的 TG/HDL 相较于 HFD 组显著升高，表明 DON 诱导 HFD 小鼠产生脂代谢紊乱，增加罹患代谢综合征的风险。

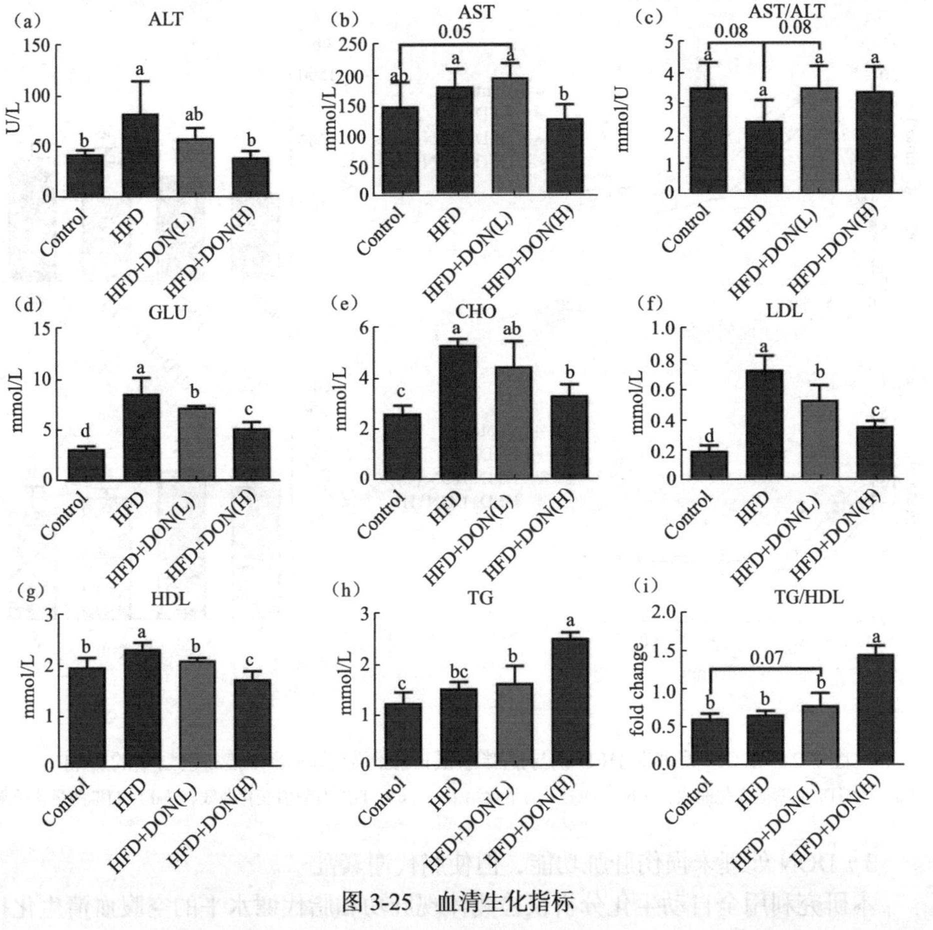

图 3-25　血清生化指标

4）DON 处理对小鼠血清脂质组学的影响

基于脂质组学数据分别进行主成分分析（PCA）和偏最小二乘判别分析（PLS-DA），结果表明给予 0.1 mg/kg B.W. DON 的高脂饮食小鼠血清中脂质成分和阳性对照（仅给予 HFD）相似；其余各组间均具有明显差异[图 3-26（a、b）]。尽管 1 mg/kg B.W. DON 暴露剂量显著降低小鼠体重，但其血清中的脂质成分组成没有在 PCA 和 PLS-DA 中向 CK 迁移的趋势且明显偏离于 HFD 组，表明较高浓度的 DON 暴露介导小鼠血清中脂质紊乱。维恩图[图 3-26(c)]提示了相似的结果。KEGG 化合物分类将 1 mg/kg B.W. DON 组相较于 HFD 组的差异脂质代谢物归类于鞘磷酯、神经酰胺、甘油磷酸胆碱、三自由基甘油和二自由基甘油[图 3-26（d）]。

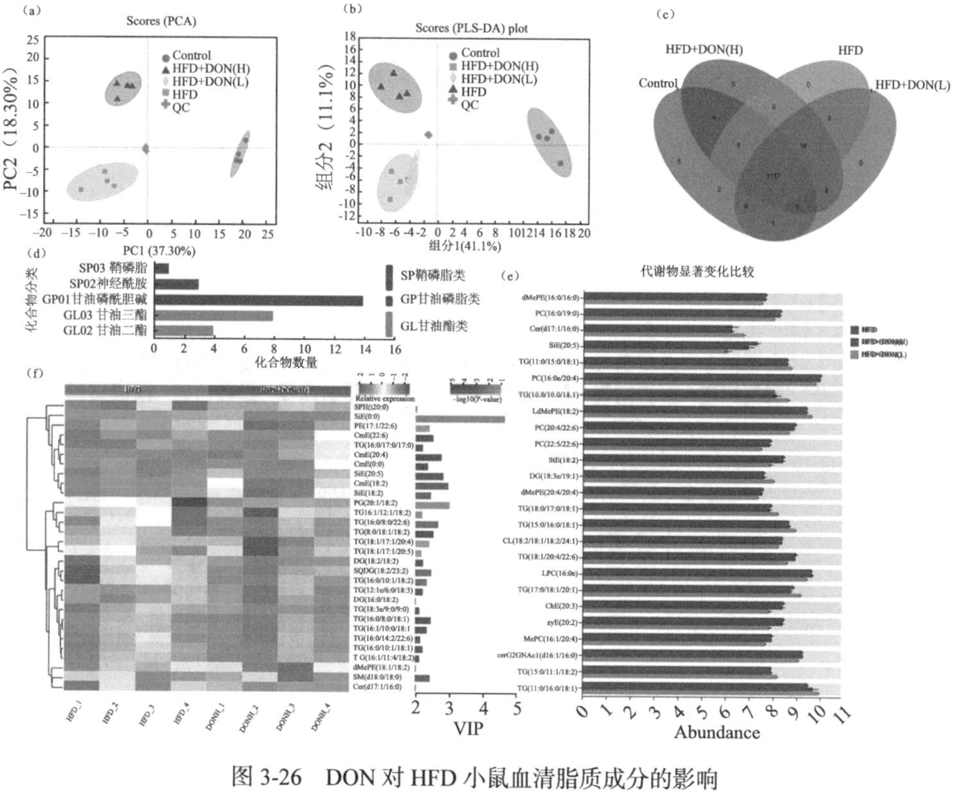

图 3-26　DON 对 HFD 小鼠血清脂质成分的影响

（a）血清脂质成分的主成分分析；（b）血清脂质成分的偏最小二乘判别分析；（c）维恩分析；（d）脂质生物功能层次水平的 KEGG 化合物分类；(e)单因素方差分析中显著改变的代谢物；(f) HFD 和 HFD + 1mg/kg B.W. DON 处理小鼠之间的关键差异变量

为进一步探究口服 DON 对肥胖小鼠血清成分的影响，对 HFD 组和两个 DON 暴露组小鼠血清中脂质成分进行单因素方差分析，并依据 *P* 值排序。图 3-26（e）显示了差异最显著的 25 个代谢物。与血清生化指标结果相似，大多数类型的甘油三酯[如 TG（11:0/15:0/18:1）、TG（16:0/10:0/18:1）、TG（18:0/17:0/18:1）、TG（15:0/16:0/18:1）]随着 DON 暴露量增加而增加，呈剂量依赖模式。图 3-26（f）中，投影中重要的变量（VIP）检验表明，1 mg/kg B.W. DON 介导的甘油三酯升高使其在 OPLS-DA 比较分析中明显偏离于 HFD。血液中甘油三酯过度累积是高血脂的重要标志之一，并在临床上诱发动脉粥样硬化[32]。此外，小鼠血清中部分种类的磷脂酰胆碱（PC）、菜油甾醇酯（CmE）和谷甾醇酯（SiE）在 DON 暴露下显著减少[图 3-26（e）、（f）]，这些脂类代谢物具有降低血甘油三酯的作用，进一步说明 DON 介导肥胖小鼠血清中脂质紊乱和增加它们罹患高脂血症的风险。

5）DON 介导的血清甘油三酯上升，因其阻碍白色脂肪细胞清除血清的甘油三酯

禁食期间血液循环中的甘油三酯在肝脏中形成并装载极低密度脂蛋白输送[33]。因此，本研究探究了 DON 对肝脏中的脂质生成和极低密度脂蛋白组装的影响（图 3-27）。

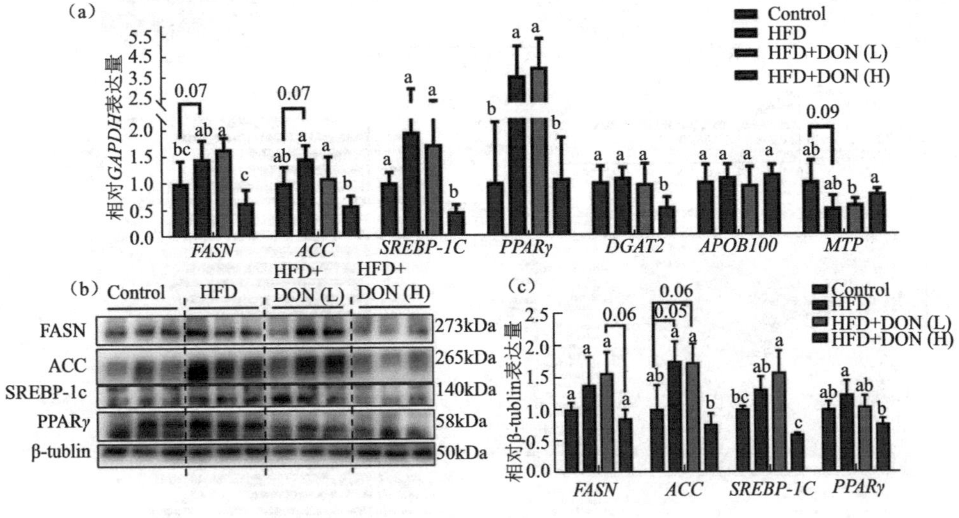

图 3-27　DON 对 HFD 诱导的肥胖小鼠肝脏脂肪生成和 VLDL 组装的影响

（a）脂肪生成基因和 VLDL 组装基因在转录水平表达的变化；（b、c）脂肪生成基因在蛋白质水平表达变化

在转录和蛋白水平上，较低剂量（0.1 mg/kg B.W.）DON 相较于 HFD 组没有显著改变肝脏脂质生成；较高剂量（1 mg/kg B.W.）DON 显著抑制脂质生成。肝脏中，载脂蛋白 B 100（APOB100）和微粒体甘油三酯转移蛋白（MTP）在极低密度脂蛋白（VLDL）组装中发挥关键作用[34]。相较于高脂饮食诱导肥胖的小鼠，DON 对肝脏中 *APOB100* 和 *MTP* 基因表达没有显著差异，表明 DON 没有增加肝脏的甘油三酯以 VLDL 的形式向血液中转移。因此，DON 介导的血清甘油三

酯上升，不是由过量脂质生成和释放导致的。

与对照组小鼠相比，HFD 处理小鼠附睾（EP）脂肪中的脂肪生成和脂质生成基因（*DGAT2*、*SREBP-1c*、*CEBPα*、*CEBPβ*、*PPARγ*、*FASN*）上调。然而，每天 1.0 mg/kg B.W.的 DON 暴露会抑制 *DGAT2*、*SREBP-1c*、*CEBPα* 和 *PPARγ*；而 *CEBPβ* 和 *FASN* 保持稳定。此外，蛋白质印迹分析显示，1.0 mg/（kg B.W.·d）DON 在蛋白质水平上显著抑制小鼠 EP 脂肪中的 *SREBP-1c* 和 *PPARγ* 表达水平，但不影响 *CEBPβ* 水平。这些结果表明，口服摄入 1.0 mg/（kg B.W.·d）DON 在 HFD 的饮食状况下抑制了附睾脂肪的血浆 TG 清除，导致血浆中 TG 积累。相应地，0.1 mg/（kg B.W.·d）和 1.0 mg/（kg B.W.·d）DON 处理可在转录本和蛋白质水平上促进脂解基因，包括甘油三酯水解（*HSL*、*ATGL*）并增强线粒体能量产生（*PGC1α*）（图 3-28）。

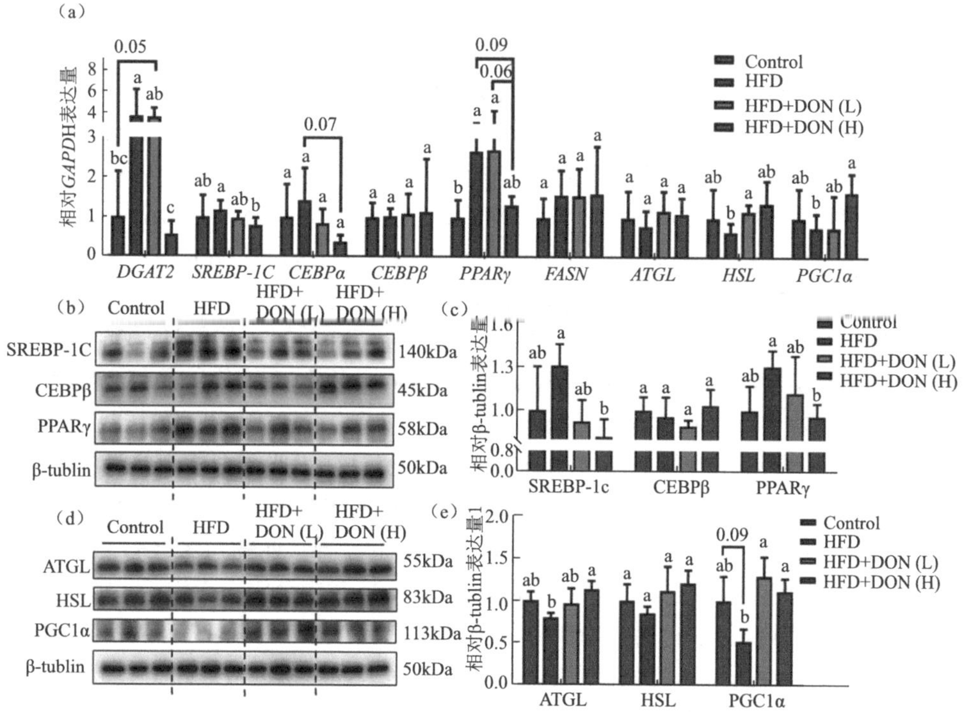

图 3-28　DON 对 HFD 诱导的肥胖小鼠 EP 脂肪中 TG 积累和消耗的影响

（a）转录水平的脂肪生成、脂肪生成和脂肪分解基因表达；（b，c）蛋白质水平的脂肪生成和脂肪生成基因表达；（d、e）蛋白质水平的脂肪分解

除了 TG 清除受损之外，更多的 TG 消耗还导致接受 DON 治疗的小鼠附睾脂肪尺寸减小。综上所述，1.0 mg/（kg B.W.·d）DON 抑制了 EP 脂肪对 HFD 引起的高血甘油三酯的清除。此外 0.1 mg/（kg B.W.·d）和 1.0 mg/（kg B.W.·d）DON

处理增强了脂肪细胞中的 TG 的分解和消耗。

6）DON 通过 PPARγ 通路抑制 LPL 表达阻碍血清甘油三酯清除

为探究 DON 抑制白色脂肪细胞清除血清的甘油三酯的作用机制，对把血液循环中的甘油三酯转化为脂肪酸并转运到白色脂肪中发挥关键作用的脂蛋白脂肪酶（LPL）和分化簇 36（CD36）进行验证。LPL 发挥将血液中甘油三酯分解成脂肪酸的作用；CD36 是脂肪组织中的关键长链脂肪酸（LCFA）转运蛋白[35, 36]。结果显示，DON 显著地在转录和蛋白水平上抑制了 LPL 的表达，且较高剂量下（1 mg/kg B.W.）抑制效果更强。该趋势与小鼠血清甘油三酯变化一致。此外，DON 未显著影响 *CD36* 的转录，表明 DON 通过抑制 LPL 减弱甘油三酯-脂肪酸的转化率，从而阻碍白色脂肪组织对血清甘油三酯的清除。

LPL 的表达与前脂肪细胞分化正相关，且受到 *PPARγ* 正向调控[37]。1 mg/kg B.W. DON 显著抑制了 *PPARγ* 的 RNA 及蛋白量。已有研究发现，DON 通过降低 H3K4 甲基化水平抑制白色脂肪中 *PPARγ* 的表达[2]，表明 DON 可能通过抑制 *PPARγ*，直接下调其下游的 LPL 表达。此外，*VLDLr* 受 *PPARγ* 正向调控[38]。VLDLr 在促进 LPL 表达与维持其活性中发挥关键作用[39]。如图 3-29（d）所示，0.1mg/kg B.W. DON 相较于 HFD 组未显著改变 *VLDLr* 的 RNA 水平，而 1mg/kg B.W. DON 处理组小鼠白色脂肪中的 *VLDLr* 在转录水平降低。该趋势与 DON 对 *PPARγ* 的调控一致，表明 DON 可能通过作用于 *PPARγ* 直接或间接（PPARγ-VLDLr-LPL）抑制 LPL 在白色脂肪中的表达，从而阻碍它清除血清中的甘油三酯。

脂质组学结果进一步证实了上述假设。甘油三酯（TG）和甘油二酯（DG）是 LPL 的主要底物[40]。暴露于 1 mg/kg B.W. DON 的小鼠血清中 TG 和 DG 相较于 HFD 组更高。本实验在采集小鼠血液前对其禁食 14 h，因此血清中 TG 和 DG 的含量不受饮食摄入因素干扰；肝脏脂质生成和极低密度脂蛋白质组装没有增加。LPL 的表达量降低是 DON 抑制肥胖小鼠血清 TG 和 DG 清除的原因。对 HFD 组和 1 mg/kg B.W. DON 组小鼠血清质谱鉴定得到的差异代谢物与 KEGG 数据库进行对比，绘制代谢物参与的代谢功能通路图。DON 对内分泌、脂代谢、内分泌代谢疾病和心血管病等多种对生物新陈代谢造成影响。这些生物功能异常与白色脂肪对血液中甘油三酯的清除受阻密切相关。对两组代谢物进行通路富集分析，代谢物显著富集的通路如图 3-29（f）所示。其中，*PPARγ* 在鞘脂的从头合成，脂肪细胞因子的分泌，胰岛素抵抗发展，脂肪酸吸收和激活产热中发挥重要作用[41-46]。它与图 3-29（f）中的鞘脂类信号通路、脂肪细胞因子信号通路、胰岛素抵抗、脂肪消化和吸收以及生热作用密切相关。这些结论与上面所述的白色脂肪中 *PPARγ* 是 DON 抑制 LPL 清除血清中甘油三酯的潜在靶点相符。

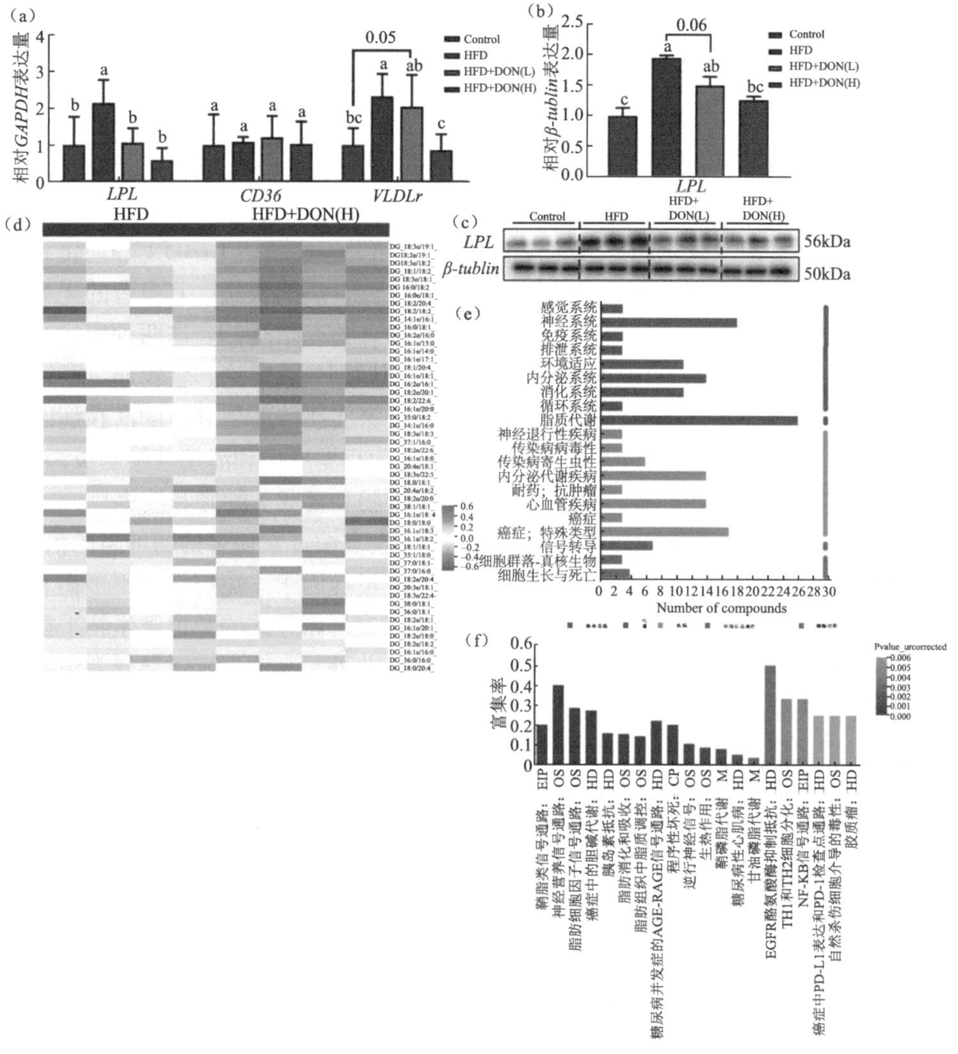

图 3-29　DON 通过抑制 LPL 的表达减弱血清甘油三酯的清除

（a）EP 脂肪中 *CD36*、*LPL* 和 *VLDLr* 表达水平在 RNA 水平上的变化；（b、c）EP 脂肪中 LPL 在蛋白质水平的变化；（d）HFD 组和 1.0 mg/（kg B.W.·d）组之间的差异 DG；（e）血清代谢物的功能；（f）血清代谢物的通路富集

3. 结论

对 HFD 诱导的肥胖小鼠给予 DON，通过 PPARγ 信号通路抑制 EP 脂肪中 LPL 的表达，并使血液中的 LPL 充分水解 TG，从而阻止它们进入脂肪，从而显著提高其血浆 TG 水平。DON 的这种毒性作用是剂量依赖性的，与 0.1 mg/（kg B.W.·d）的剂量相比，在 1.0 mg/（kg B.W.·d）的剂量下观察到的毒性作用更显著。本文首

次探讨了 0.1 mg/（kg B.W.·d）和 1.0 mg/（kg B.W.·d）DON 暴露对肥胖小鼠模型能量代谢的毒性，并阐明了 DON 毒性机制。

第二节　肠易激综合征与炎症性肠病

近年来，真菌毒素与肠易激综合征（IBS）和炎症性肠病（IBD）等消化系统疾病间的关系逐渐受到关注。IBS 和 IBD 均属于慢性肠道疾病，其患者的主要症状均为排便习惯发生变化、腹泻、腹痛、腹胀和直肠有黏液[47]。这两种疾病在病因上存在差异。IBS 是一种功能性疾病，其确切病因尚未定论，食物通过肠道的速度过快或过慢、肠道神经过度敏感、压力以及家族遗传都是 IBS 的潜在病因。IBD 的典型病症是肠道炎症或慢性肿胀。IBD 分为克罗恩病和溃疡性结肠炎两类，前者引起消化道疼痛和肿胀，后者导致大肠（结肠和直肠）肿胀和溃疡。

真菌毒素可能会促进 IBS 和 IBD 的发生发展。真菌毒素损害的肠屏障的信息，包括肠完整性（物理）、黏液层变薄（化学）、炎症因子（免疫学）不平衡和功能失调的细菌体内平衡（微生物）[48]。由真菌毒素暴露导致的肠道微生物平衡破坏和肠道通透性增加，都间接加剧 IBS 的症状。此外，真菌毒素诱导异常免疫反应所介导的炎症是许多慢性疾病发生发展的触发因素之一。真菌毒素可能通过激活肠道免疫系统，增加炎症细胞的浸润和炎症因子的释放，进一步加剧 IBD 的炎症反应。已有研究发现，DON 和 ZEA 具有诱发 IBD 的潜力，其具体表型为肠道组织形态变化和结肠炎症增加[49]。除了在体内诱发或引发 IBD 的潜力之外，DON 还会加剧结肠炎大鼠病症恶化[50]。暴露于 DON 后，与岩藻糖降解有关的微生物丰度下降，导致动物十二指肠肠黏蛋白低聚糖谱中岩藻糖部分的相对丰度呈下降趋势进而促进慢性结肠炎的发展[51]。

IBS 和 IBD 患者可能由于其特有的肠道状况和免疫反应，对真菌毒素表现出更高的敏感性。首先，由于 IBD 患者的肠道屏障功能通常受损，他们可能更容易受到真菌毒素的影响，毒素更易穿过肠壁进入血液循环，从而造成周身毒性。在此基础上，IBD 患者的免疫系统可能对真菌毒素产生过度反应，从而加剧炎症和症状。IBS 患者的肠道通常对包括真菌毒素在内的各种不利因素刺激更敏感，这使得毒素的存在可能加剧 IBS 的症状。最后，肠道微生物对真菌毒素的代谢与真菌毒素对肠道菌群的组成相互影响。相较于健康人群，IBS 和 IBD 患者的肠道菌群构成有别于健康人群，他们处理霉菌毒素的能力也可能相应下降[52]（图 3-30）。

虽然真菌毒素与 IBS 和 IBD 之间的确切关系仍需进一步研究，但现有证据表明，这些毒素可能对这两种疾病的患者构成更严重的健康风险。因此，仍有待进一步在这两种疾病的细胞和动物模型中开展研究，并进行相关的人群调研。

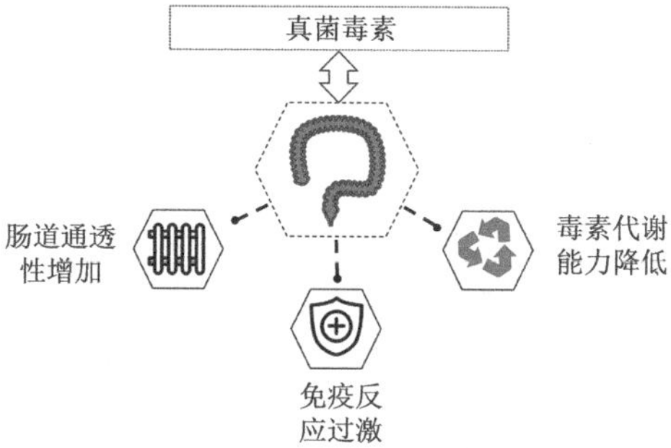

图 3-30　真菌毒素与 IBS 和 IBD 之间的关联

第三节　肿瘤与癌症

现今真菌毒素与癌症之间的关联已被广泛证实。被视为致癌物的真菌毒素包括黄曲霉毒素、赭曲霉毒素、伏马菌素和玉米赤霉烯酮等。这些真菌毒素的致癌机制是诱变、发挥基因毒性并使染色体畸变[53]。其中，黄曲霉毒素 B_1（AFB_1）是在某些物种中已知的最有效的天然存在的化学性肝癌致癌物。天然存在的黄曲霉毒素混合物已被国际癌症研究机构列为 1 类致癌物，并已证明对啮齿类动物、非人类灵长类动物和鱼类等许多物种具有致癌性[54]。

一些未被明确归类于致癌物的真菌毒素也具有增加癌症风险的潜在毒性。例如，由镰刀菌产生的呕吐毒素能引起免疫抑制和 DNA 损伤，从而增加患胃肠道癌症的风险。此外，暴露于真菌毒素可能会通过与其他致癌因素协同诱发肿瘤的发生发展。DON 可增加饮食或微生物群中存在的基因毒素的致癌潜力，在未转化的肠上皮细胞系 IEC-6 中，DON 本身不具有遗传毒性，但是它能够加重多种遗传毒性剂如依托泊苷、顺铂和平阳霉素诱导的 DNA 损伤[53]。相似地，摄入 DON 后大肠杆菌在大鼠肠道中的定植和其产生的可烷化 DNA 的大肠杆菌素（一种聚酮肽）相应增加，诱发大鼠的肠 DNA 损伤[53]。黄曲霉毒素对丙型肝炎病毒（HCV）诱导的肝癌也有潜在的协同作用。

肿瘤患者的免疫系统通常由于疾病本身或治疗过程（如化疗、放疗）而受到抑制。这使得他们对各种感染，特别是由真菌产生的毒素引发的感染，更为敏感。例如，化疗和放疗可能会破坏肠道屏障，增加肠道微生物群失衡的风险，从而使患者更容易受到真菌毒素的影响。肿瘤患者的营养状况和代谢可能因为肿瘤本身或治疗的副作用而受到影响。营养不良或代谢紊乱可能降低机体对真菌毒素的抵抗力。例如，长期饮食营养状态中的脂质和维生素的不足可能在伏马菌素诱导的肝癌发生中起重要的调节作用[55]。

第四节 行为学与精神异常

近年来，研究表明真菌毒素可能与一些行为学和精神异常之间存在联系。例如，真菌毒素的毒理学作用与一些孤独症特征（如氧化应激、肠漏和炎症）的相关性是显著的，而炎症反过来又会损害微生物群-肠-脑轴。真菌毒素与细胞因子以及趋化因子的关联，是参与基因-环境相互作用的扰动剂，表明真菌毒素可能参与孤独症儿童医学合并症的恶化[56]。首先，真菌毒素具有神经毒性，能够影响大脑功能和神经传导。例如，呕吐毒素和黄曲霉毒素等被认为可能对神经系统产生负面影响，从而影响行为和认知。例如，AFB_1通过在大脑中产生氧化应激，从而诱发类似抑郁的行为[57]。

有研究指出，长期暴露于某些真菌毒素可能与焦虑、抑郁和其他心理健康问题有关，这可能是由于真菌毒素对大脑化学物质平衡的干扰。暴露于真菌毒素后，在所有大脑区域中，去甲肾上腺素、多巴胺和血清素浓度均有所增加。例如，T-2毒素使多巴胺和去甲肾上腺素水平显著升高；食用了受镰刀菌毒素污染的谷物后，猪和肉鸡大脑皮层5-羟色胺浓度呈线性增加[58]。由于这些化学物质的持续性增加，动物展现出焦虑与过度活跃等行为学异常[58]。此外，真菌毒素还有可能诱发精神混乱、神经过敏或过度紧张等症状。

行为学和精神异常的患者可能由于其特殊的生理和心理状况而对真菌毒素表现出更高的敏感性。第一，精神疾病患者可能由于长期的心理压力或特定疾病的生理影响，导致免疫系统功能降低。这使得他们对各种污染物，包括真菌毒素的暴露更为敏感。第二，精神疾病患者的饮食（通常当人们感到沮丧或疲劳时，会渴望摄入碳水化合物，进而增加真菌毒素暴露的风险）和生活方式可能不规律，这可能增加他们接触被真菌污染的食物的风险。第三，精神疾病患者常需长期服用药物，这可能影响他们对环境毒素的代谢和排泄，从而增加对真菌毒素的敏感性。目前，关于此方面的研究仍有欠缺，需要进一步探索。

第五节 不耐受与过敏

食物过敏是一种免疫系统对食物中特定蛋白质的异常反应。当一个人对某种食物过敏时，他的免疫系统错误地将这种食物中的一种或多种蛋白质识别为有害物质。人们对食物产生不良反应的机制有多种，也称食物不耐受，这些反应可被视为有毒或无毒（图 3-31）。在非毒性反应中，酶缺陷等非免疫介导的反应比免疫介导的反应更为常见。然而，免疫介导的反应也影响着数百万人，并且通常导致严重的病症，产生严重的危及生命的反应，甚至最终导致死亡。

在这种背景下，理解真菌毒素如何影响食物过敏尤为重要。真菌毒素不仅加剧现有的食物过敏反应，而且在某些情况下，它们还通过改变肠道微环境和免疫系统的响应，成为诱发新的过敏反应的因素。例如，霉菌毒素通过影响肠道屏障的完整性，增加过敏原通过肠道进入血液的可能性，从而引发免疫系统的异常反应。此外，真菌毒素还可能通过改变免疫细胞的功能，如树突状细胞的活性，进一步复杂化过敏反应的机制。因此，深入了解这些毒素在食物过敏中的角色，对于发展更有效的预防和治疗策略至关重要。

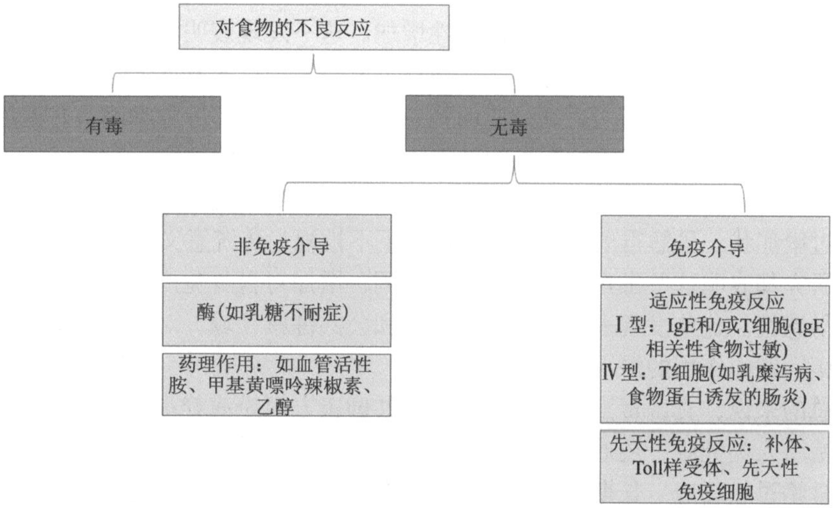

图 3-31　食物不耐受的分类

首先，霉菌毒素可能通过直接作用于免疫系统，尤其是影响树突状细胞（DC）的功能，来改变免疫细胞的反应方式，进而影响对特定物质的敏感性。例如，在一项研究中，小鼠通过气道暴露于胶霉毒素和通过肠道暴露于棒曲霉素，发现这些霉菌毒素能促进成熟树突状细胞中 IL-12 的产生，并通过增强 Th2 细胞因子水平和减少 IFN-γ 的产生来增强小鼠的过敏性免疫反应。这种机制表明，霉菌毒素可能不仅增加了对常见过敏原如卵清蛋白（OVA）的敏感性，还可能导致更加严重的过敏反应，如气道高反应性和嗜酸性肺部炎症。此外，该研究还指出长期接触霉菌毒素可能加剧慢性气道炎症和气道重塑，进一步证明了霉菌毒素对免疫系统和过敏性疾病的深远影响。

其次，真菌毒素对食物过敏的影响是间接且重要的。这些毒素并不直接引发食物过敏，而是通过削弱肠道屏障的功能，增加肠道通透性，从而间接影响过敏反应。肠道屏障作为人体的一个关键免疫防线，其主要作用是防止有害物质，如大分子食物蛋白进入血液。然而，真菌毒素的干预会降低这一屏障的有效性，允许原本应被阻挡的物质通过，进入血液循环。当免疫系统将这些外来蛋白识别为潜在威胁时，就会启动免疫反应，导致红肿、瘙痒和呼吸困难等过敏症状。

Ventura 等的研究显示，与健康对照组相比，21 名食物过敏患者和 20 名接受无过敏原饮食 6 个月的食物过敏患者的肠道通透性增加了约 3 倍。这种增加的肠道通透性可能会加剧已有食物过敏症状，使反应更为严重。对于原本没有食物过敏的个体而言，如果长期处于真菌毒素的环境中，其肠道屏障的持续受损可能诱导免疫系统对某些食物蛋白产生过敏反应，最终可能导致食物过敏的发展。值得注意的是，Järvinen 等研究发现，在严格排除饮食的条件下，仍有 38%的患有食物过敏的无症状儿童显示出肠道通透性增加。这一发现表明，增加的肠道通透性不仅可能加剧现有的食物过敏症状，而且可能是食物过敏发展的一个重要危险因素。细胞因子和蛋白酶等炎症介质的释放可能进一步破坏屏障功能，并增加过敏原的渗透，因此肠道通透性在食物过敏中也起到关键作用。

长期接触低剂量的霉菌毒素可能以复杂方式影响免疫系统，导致慢性炎症并加剧过敏症状。虽然霉菌毒素在通常情况下不被视为传统意义上的过敏原，Kraft 等的研究却表明这些毒素可能引起免疫失调，增加对自身免疫性疾病和哮喘等疾病的易感性。这些发现表明，在食物安全和公共健康领域，对霉菌毒素在免疫相关健康问题中作用的深入理解十分重要。

总的来说，真菌毒素在食品安全和公共健康方面扮演着重要角色。它们不仅直接威胁人类健康，还通过破坏肠道屏障和影响免疫系统功能等间接机制加剧或诱发食物过敏反应。长期低剂量接触真菌毒素与慢性炎症性疾病和过敏症状的增加有关。这些发现强调了预防食品中真菌毒素污染的重要性，特别是对于易感人群如食物过敏者来说，确保食品安全至关重要。

参 考 文 献

[1] Creppy E E. Update of survey, regulation and toxic effects of mycotoxins in Europe [J]. Toxicology Letters, 2002, 127 (1-3): 19-28.

[2] Zhao Y R, Tang S L, Lin R Q, et al. Deoxynivalenol exposure suppresses adipogenesis by inhibiting the expression of peroxisome proliferator-activated receptor gamma 2 (PPARγ2) in 3T3-L1 Cells [J]. International Journal of Molecular Sciences, 2020, 21 (17): 6300.

[3] Pan P Q, Ying Y F, Ma F F, et al. Zearalenone disrupts the placental function of rats: A possible mechanism causing intrauterine growth restriction [J]. Food and Chemical Toxicology, 2020, 145: 111698.

[4] Wang T W, Ye Y L, Ji J, et al. Diet composition affects long-term zearalenone exposure on the gut–blood–liver axis metabolic dysfunction in mice [J]. Ecotoxicology and Environmental Safety,

2022, 236: 113466.
[5] Nagl V, Grenier B, Pinton P, et al. Exposure to zearalenone leads to metabolic disruption and changes in circulating adipokines concentrations in pigs [J]. Toxins, 2021, 13 (11): 790.
[6] Szkudelska K, Szkudelski T, Nogowski L. Daidzein, coumestrol and zearalenone affect lipogenesis and lipolysis in rat adipocytes [J]. Phytomedicine, 2002, 9 (4): 338-345.
[7] Yilmaz B, Terekeci H, Sandal S, et al. Endocrine disrupting chemicals: Exposure, effects on human health, mechanism of action, models for testing and strategies for prevention [J]. Reviews in Endocrine and Metabolic Disorders, 2020, 21 (1): 127-147.
[8] Bechynska K, Kosek V, Fenclova M, et al. The effect of mycotoxins and silymarin on liver lipidome of mice with non-alcoholic fatty liver disease [J]. Biomolecules, 2021, 11 (11): 1723.
[9] Mauro T, Hao L, Pop L C, et al. Circulating zearalenone and its metabolites differ in women due to body mass index and food intake [J]. Food and Chemical Toxicology, 2018, 116 (Pt B): 227-232.
[10] González-Alvarez M E, Mcguire B C, Keating A F. Obesity alters the ovarian proteomic response to zearalenone exposure† [J]. Biology of Reproduction, 2021, 105 (1): 278-289.
[11] 韩笑. 玉米赤霉烯酮加剧高脂饮食诱导的肝脏脂质代谢紊乱分子机制探究[D]. 北京：中国农业大学, 2023.
[12] Xiao X, Tang J J, Peng C, et al. Cholesterol modification of smoothened is required for hedgehog signaling [J]. Molecular Cell, 2017, 66 (1): 154-162,e10.
[13] Li P S, Fu Z Y, Zhang Y Y, et al. The clathrin adaptor Numb regulates intestinal cholesterol absorption through dynamic interaction with NPC1L1 [J]. Nature Medicine, 2014, 20 (1): 80-86.
[14] Zhang Y Y, Fu Z Y, Wei J, et al. A LIMA1 variant promotes low plasma LDL cholesterol and decreases intestinal cholesterol absorption [J]. Science (New York), 2018, 360 (6393): 1087-1092.
[15] Elgawish R A, El-beltagy M A, El-sayed R M, et al. Protective role of lycopene against metabolic disorders induced by chronic bisphenol a exposure in rats [J]. Environmental Science and Pollution Research International, 2020, 27 (9): 9192-9201.
[16] Park J, Choi K, Lee J, et al. The effect of Korean red ginseng on bisphenol a-induced fatty acid composition and lipid metabolism-related gene expression changes [J]. The American Journal of Chinese Medicine, 2020, 48 (8): 1841-1858.
[17] Porse B T, Pedersen T A, Xu X, et al. E2F repression by C/EBPalpha is required for adipogenesis and granulopoiesis *in vivo* [J]. Cell, 2001, 107 (2): 247-258.
[18] Cao H, Wen Y, Xu X, et al. Investigation of the CEBPA gene expression pattern and association analysis of its polymorphisms with meat quality traits in chickens [J]. Animal Biotechnology, 2022, 33 (3): 448-456.
[19] 米洁，孟繁森，孙全贵,等.肝细胞核因子的调控作用研究新进展[J]. 现代生物医学进展, 2017, 17 (3): 598-600, 584.
[20] Long Z, Fan J, Wu G, et al. Gestational bisphenol A exposure induces fatty liver development in male offspring mice through the inhibition of HNF1b and upregulation of PPARγ [J]. Cell Biology and Toxicology, 2021, 37 (1): 65-84.

[21] Li P, Chen X, Dong M, et al. Gut inflammation exacerbates high-fat diet induced steatosis by suppressing VLDL-TG secretion through HNF4α pathway [J]. Free Radical Biology & Medicine, 2021, 172: 459-469.
[22] Wu H J, Ivanov I I, Darce J, et al. Gut-residing segmented filamentous bacteria drive autoimmune arthritis via T helper 17 cells [J]. Immunity, 2010, 32 (6): 815-827.
[23] Kaye D M, Shihata W A, Jama H A, et al. Deficiency of prebiotic fiber and insufficient signaling through gut metabolite-sensing receptors leads to cardiovascular disease [J]. Circulation, 2020, 141 (17): 1393-1403.
[24] Mu H, Zhou Q, Yang R, et al. Naringin attenuates high fat diet induced non-alcoholic fatty liver disease and gut bacterial dysbiosis in mice [J]. Frontiers in Microbiology, 2020, 11: 585066.
[25] Ma Q, Li Y, Wang J, et al. Investigation of gut microbiome changes in type 1 diabetic mellitus rats based on high-throughput sequencing [J]. Biomedecine & Pharmacotherapie, 2020, 124: 109873.
[26] Natividad J M, Lamas B, Pham H P, et al. Bilophila wadsworthia aggravates high fat diet induced metabolic dysfunctions in mice [J]. Nature Communications, 2018, 9 (1): 2802.
[27] Hosomi K, Saito M, Park J, et al. Oral administration of Blautia wexlerae ameliorates obesity and type 2 diabetes via metabolic remodeling of the gut microbiota [J]. Nature Communications, 2022, 13 (1): 4477.
[28] Jin J, Huangfu B X, Xing F G, et al. Combined exposure to deoxynivalenol facilitates lipid metabolism disorder in high-fat-diet-induced obesity mice [J]. Environment International, 2023, 182: 108345.
[29] Finucane O M, Reynolds C M, Mcgillicuddy F C, et al. Macrophage migration inhibitory factor deficiency ameliorates high-fat diet induced insulin resistance in mice with reduced adipose inflammation and hepatic steatosis [J]. PLoS One, 2014, 9 (11): e113369.
[30] Virtue S, Vidal-puig A. GTTs and ITTs in mice: Simple tests, complex answers [J]. Nature Metabolism, 2021, 3 (7): 883-886.
[31] Gong R P, Luo G, Wang M X, et al. Associations between TG/HDL ratio and insulin resistance in the US population: A cross-sectional study [J]. Endocrine Connections, 2021, 10 (11): 1502.
[32] Miao J Y, Zang X L, Cui X L, et al. Autophagy, hyperlipidemia, and atherosclerosis [J]. Autophagy: Biology and Diseases: Clinical Science, 2020, 1207: 237-264.
[33] Alves-Bezerra M, Cohen D E. Triglyceride metabolism in the liver [J]. Comprehensive Physiology, 2017, 8 (1): 1-8.
[34] Blom D J, Raal F J, Santos R D, et al. Lomitapide and mipomersen—inhibiting microsomal triglyceride transfer protein (MTP) and apoB100 synthesis [J]. Current Atherosclerosis Reports, 2019, 21(12): 48.
[35] Grzegorczyk E A, Harasim-Symbor E, Lukaszuk B, et al. Lack of pronounced changes in the expression of fatty acid handling proteins in adipose tissue and plasma of morbidly obese humans [J]. Nutrition & Diabetes, 2018, 8 (1): 3.
[36] Walton R G, Zhu B B, Unal R, et al. Increasing adipocyte lipoprotein lipase improves glucose metabolism in high fat diet-induced obesity [J]. Journal of Biological Chemistry, 2015, 290 (18):

11547-11556.

[37] Wang H, Eckel R H. Lipoprotein lipase: From gene to obesity [J]. American Journal of Physiology-Endocrinology and Metabolism, 2009, 297 (2): E271-E288.

[38] Go G W, Mani A. Low-density lipoprotein receptor (LDLR) family orchestrates cholesterol homeostasis [J]. The Yale Journal of Biology and Medicine, 2012, 85 (1): 19-28.

[39] Goudriaan J R, Espirito Santo S M S, Voshol P J, et al. The VLDL receptor plays a major role in chylomicron metabolism by enhancing LPL-mediated triglyceride hydrolysis [J]. Journal of Lipid Research, 2004, 45 (8): 1475-1481.

[40] Kovrov O, Landfors F, Saar-Kovrov V, et al. Lipoprotein size is a main determinant for the rate of hydrolysis by exogenous LPL in human plasma [J]. Journal of Lipid Research, 2022, 63 (1): 100144.

[41] Ma S, Zhou B, Yang Q, et al. A transcriptional regulatory loop of master regulator transcription factors, PPARG, and fatty acid synthesis promotes esophageal adenocarcinoma [J]. Cancer Research, 2021, 81 (5): 1216-1229.

[42] Tiongco R E, Basilio H, Camacho D R, et al. Association of the rs3856806 polymorphism in the PPARG gene with type 2 diabetes mellitus: A meta-analysis of 11811 individuals [J]. Laboratory Medicine, 2022, 54(2): 193-198.

[43] Małodobra-Mazur M, Cierzniak A, Kaliszewski K, et al. PPARG hypermethylation as the first epigenetic modification in newly onset insulin resistance in human adipocytes [J]. Genes, 2021, 12 (6): 889.

[44] Li J, Lv Q W, Sun H L, et al. Combined association between *ADIPOQ*, *PPARG,* and *TNF* genes variants and obstructive sleep apnea in Chinese Han population [J]. Nature and Science of Sleep, 2022, 14: 363-372.

[45] Wu R F, Chen Y S, Liu Y H, et al. M6A methylation promotes white-to-beige fat transition by facilitating Hif1a translation [J]. EMBO Reports, 2021, 22 (11): e52348.

[46] Sabaté-Pérez A, Romero M, Sànchez-Fernàndez-De-Landa P, et al. Autophagy-mediated NCOR1 degradation is required for brown fat maturation and thermogenesis [J]. Autophagy, 2023, 19(3):904-925.

[47] Spiller R C. Overlap between irritable bowel syndrome and inflammatory bowel disease [J]. Digestive Diseases, 2009, 27 (Suppl. 1): 48-54.

[48] Alassane-Kpembi I, Pinton P, Hupé J F, et al. Saccharomyces cerevisiae boulardii reduces the deoxynivalenol-induced alteration of the intestinal transcriptome [J]. Toxins, 2018, 10 (5): 199.

[49] Kraft S, Buchenauer L, Polte T Mold, mycotoxins and a dysregulated immune system: A combination of concern? [J]. International Journal of Molecular Sciences, 2021, 22 (22): 12269.

[50] Payros D, Ménard S, Laffitte J, et al. The food contaminant, deoxynivalenol, modulates the Thelper/Treg balance and increases inflammatory bowel diseases [J]. Archives of Toxicology, 2020, 94(9): 3173-3184.

[51] Djouina M, Waxin C, Caboche S, et al. Low dose dietary contamination with deoxynivalenol mycotoxin exacerbates enteritis and colorectal cancer in mice [J]. Science of the Total Environment, 2023, 900: 165722.

[52] Liew W P P, Mohd-Redzwan S. Mycotoxin: Its impact on gut health and microbiota [J]. Frontiers in Cellular and Infection Microbiology, 2018, 8: 60.

[53] Ekwomadu T, Mwanza M, Musekiwa A. Mycotoxin-linked mutations and cancer risk: A global health issue [J]. International Journal of Environmental Research and Public Health, 2022, 19 (13): 7754.

[54] Liu Y, Wu F. Global burden of aflatoxin-induced hepatocellular carcinoma: A risk assessment [J]. Environmental Health Perspectives, 2010, 118 (6): 818-824.

[55] Gelderblom W C, Abel S, Smuts C M, et al. Fumonisin-induced hepatocarcinogenesis: Mechanisms related to cancer initiation and promotion [J]. Environmental Health Perspectives, 2001, 109 (suppl 2): 291-300.

[56] De Santis B, Raggi M E, Moretti G, et al. Study on the association among mycotoxins and other variables in children with autism [J]. Toxins, 2017, 9 (7): 203.

[57] Subramaniam S, Sabran M R, Stanslas J, et al. Effect of aflatoxin B1 exposure on the progression of depressive-like behavior in rats [J]. Frontiers in Nutrition, 2022, 9: 1032810.

[58] Al-Hazmi M A, Waggas A M. Neurophysiological and behavioral effects of mycotoxin deoxynivalenol and fumonisin [J]. African Journal of Microbiology Research, 2013, 7 (15): 1371-1377.

第四章

外泌体介导的真菌毒素毒性机制研究

本章提要： 外泌体是由细胞分泌的小膜泡，参与细胞间的通信和物质传递。在真菌毒素毒性研究中，外泌体的作用越来越受到关注。本章主要聚焦于外泌体介导的真菌毒素毒性机制研究，首先从外泌体来源、特征及表征、主要应用对外泌体进行概述，再从外泌体作为信号传导载体、毒素转运载体以及其他作用机制进行探讨，深入了解外泌体参与真菌毒素的毒性作用过程。

第一节　外泌体概述

外泌体是一种直径约为 30～200 nm 的细胞外囊泡，具有脂质双分子层结构，密度约为 1.12～1.19 g/mL，从细菌、植物到人类，几乎所有细胞都能分泌外泌体，并且外泌体能有效进入细胞进而发挥一定的作用。外泌体是 1983 年被 Harding 和 Pan 等在体外培养的羊网织红细胞上清中发现的一种细胞外囊泡[1, 2]，1985 年 Pan 等用电镜确认其结构，1987 年被命名为“外泌体”[1]。外泌体在透射电镜下的典型形状为具有膜结构的扁平球杯状形态，这种形态可能是由于在电镜制样过程中的脱水处理步骤造成的。最新研究表明，来自同一类型细胞分泌的外泌体具有不同的形态，通过电镜可以将 HMC-1 细胞分泌的外泌体根据其大小和形状分为九种不同类型，并且不同的外泌体亚群体可能有不同的功能[3]。最初，外泌体被认为是一种排出细胞废弃物的途径，因此并没有得到足够的重视，但越来越多的研究表明外泌体能在细胞间传递不同的组分，如核酸、脂质及蛋白质，并且在正常细胞稳态调节及病理学发展中扮演重要角色[4]。外泌体在真菌毒素毒性研究中具有多方面的重要作用，首先，外泌体可以携带真菌毒素，并在细胞间传递这些毒素。这种运输机制可能影响毒素在体内的分布，增强毒素的毒性或改变其作用方式。通过研究外泌体如何携带和传递真菌毒素，可以更好地理解毒素的致病机制。其次，外泌体含有丰富的生物分子，如蛋白质、脂质和 RNA，这些分子可以反映细胞的状态。在接触真菌毒素后，细胞释放的外泌体成分可能发生变化，研究这些变化可以为真菌毒素毒性提供新的生物标志物，有助于早期检测和诊断。外泌体在某些情况下可能起到保护细胞的作用，细胞可以通过分泌外泌体将毒性物质排出体外，从而减少毒素对细胞的直接伤害，这种机制在细胞应对真菌毒素暴露时可能非常重要。外泌体在免疫系统中发挥调节作用，真菌毒素可以通过外泌体影响免疫细胞的功能，改变免疫反应的强度和性质，这方面的研究有助于理解真菌毒素如何引发或抑制免疫反应。基于外泌体的研究可能为治疗真菌毒素中毒提供新思路，通过工程化外泌体，可以设计出特定的外泌体来中和毒素或增强细胞的解毒能力。深入研究外泌体的功能和机制，可以为理解真菌毒素的毒性提供新视角，并可能带来新型的诊断和治疗方法。

一、主要来源

细胞外囊泡主要有三种类型（图 4-1），根据它们的大小以及释放机制可以分为微囊泡（microvesicles）、凋亡小体（apoptotic bodies）和外泌体（exosomes）。微囊泡直径约为 100～1000 nm，由细胞膜直接出芽释放；凋亡小体直径约为 500～2000 nm，只能被凋亡细胞释放；外泌体直径约为 30～200 nm，本质上来讲，外泌体是多泡核内体成熟过程中由核内体膜出芽形成的管腔内小泡，是核内体系统的中间产物，随后通过多泡小体与细胞膜融合，被释放到细胞外环境中[5]。具体而言，外泌体囊泡由早期内体限制膜向内出芽形成，在此过程中成熟为多泡体（multivesicular body，MVB）。早期内体起源于细胞质膜的向内出芽，MVB 参与细胞物质的内吞和运输功能。MVB 最终被送入溶酶体，与其所有成分一起降解，或与细胞的质膜融合，将其内容物（包括外泌体）释放到细胞外空间。决定特定 MVB 命运的因素尚不清楚。然而，已经进行的研究表明，特定 MVB 的命运取决于 MVB 中的胆固醇水平。具体来说，分泌一个富含胆固醇的囊泡，而一个形态相同的缺乏胆固醇的囊泡被送到溶酶体进行降解。MVB 和外泌体形成和释放的调节是通过转运所需的内体分选复合物（endosomal sorting complexes required for transport，ESCRT）通路进行的。虽然确切的机制尚不完全清楚，但生长因子似乎可以刺激 MVB 的形成，细胞根据需要调整其外泌体的产生。

外泌体的形成与释放主要经历 3 个阶段：①细胞质膜初次内陷形成内吞小体，多个内吞小体相互融合形成早期核内体；②早期核内体内陷包裹细胞内物质形成多个腔内小囊泡（ILVs），ILVs 进一步转变成多泡体；③多泡体与细胞质膜融合后释放 ILVs 到细胞外，即外泌体。

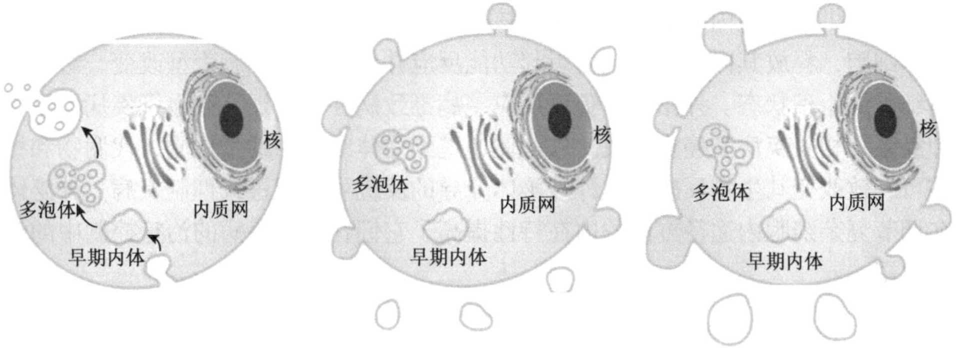

图 4-1　外泌体、微囊泡和凋亡小体分泌示意图[5]

外泌体上的整联蛋白能与黏附分子（如受体细胞表面的细胞间黏附分子）相互作用，另外整联蛋白与细胞外基质蛋白（主要是纤维粘连蛋白和层粘连蛋白）的相互作用，已被证明在外泌体与受体细胞的结合中具有重要作用，即细胞外基质蛋白在外泌体的整联蛋白与靶细胞之间扮演一个拉链的角色。在体内，外泌体可能通过整联蛋白异二聚体特异性地靶向靶器官。靶细胞释放的外泌体能根据其整联蛋白的组成靶向特定的器官如肺或肝脏，促进转移前生态位的形成。外泌体的四分子交联体家族也能调节细胞靶向，并且与整联蛋白相互影响，促进外泌体与受体细胞的接触和摄取。外泌体的靶向作用也受其脂质组成的影响，如磷脂酰丝氨酸能吸引特定的脂质结合蛋白（如半乳凝素 5 或膜联蛋白 5），从而诱导囊泡与靶细胞细胞膜的接触。被释放到细胞外环境中的外泌体附着到受体细胞后，可能停留在质膜，也可能通过网格蛋白介导或内吞作用（如巨胞饮、吞噬作用以及细胞膜内陷和脂质筏的内吞）被细胞内化。外泌体的组成成分也对其靶向性有影响。在神经母细胞瘤细胞分泌的外泌体中，含有淀粉样前体蛋白的外泌体亚型能特异性地靶向神经细胞，而富含 CD63 的外泌体亚型能与神经细胞和神经胶质细胞结合；滋养层细胞分泌的外泌体表面带有合胞体蛋白 1，这种蛋白可以促进细胞对其的摄取。与此同时外泌体表面也存在一些可抑制细胞对外泌体的摄入的信号如 CD47。

外泌体作为一种新兴的细胞外囊泡，在细胞间通过表面配体或在细胞间转运内容物来直接或间接参与细胞间通信[2]。外泌体内容物由蛋白质、脂质、核酸和一些代谢小分子构成，根据亲代细胞的不同，外泌体携带了不同的功能因子，包括蛋白质、可溶性因子、信使 RNA（mRNA）、微 RNA（miRNA）、长非编码 RNA（lncRNA）等。当机体受到外界刺激时，相应组织中的细胞收到信号会产生更多的外泌体或外泌体分泌受到抑制，当外泌体排出被释放到细胞外时，能选择性地包裹供体细胞内的部分蛋白质、核酸、细胞因子等活性物质，并且可以进入受体细胞，释放其内容物，从而引起功能反应并促进受体细胞表型改变，影响受体细胞的生理状态。外泌体与免疫反应、病毒致病性、妊娠、心血管疾病、中枢神经系统相关疾病和癌症有关。外泌体递送到受体细胞中的蛋白质、代谢物和核酸可有效改变其生物反应。这种外泌体介导的反应可以促进或抑制疾病。外泌体在调节复杂细胞内途径方面的内在特性提高了它们在许多疾病的治疗控制中的潜在效用。

1. 动物源性外泌体

动物源性外泌体的生物学特性和功能可能会根据产生它们的细胞类型和状态而变化。例如，由免疫细胞产生的外泌体可能会携带免疫相关的蛋白质和RNA，通过这种方式，它们可以影响其他免疫细胞的行为，从而调节免疫反应。而肿瘤细胞产生的外泌体可能会携带促进细胞增殖和迁移的信号分子，通过这种方式，它们可以促进肿瘤的发展。动物源性外泌体也被广泛应用于生物医学研究和临床治疗。例如，它们可以作为生物标记物，用于疾病的早期诊断和预后评估。此外，由于它们可以携带各种生物分子并将这些分子传递到目标细胞，因此，它们也被用作药物递送系统，用于抗癌、免疫疗法等治疗。同时，外泌体也存在于母乳、牛乳、猪乳、骆驼乳以及尿液和汗液等动物代谢物中，其中关于乳源外泌体的研究较多。在原料乳和经过加工处理的巴氏杀菌乳以及脱脂乳中均提取出了结构完整的外泌体。乳源外泌体主要来自乳腺上皮细胞和其他乳腺细胞（包括免疫细胞等）。研究表明，通过口服和静脉注射牛乳外泌体给小鼠后，可在小鼠的肝脏、肺部、肾脏、胰腺、脾脏、结肠、大脑和卵巢中检测到荧光标记外泌体。研究表明，母乳和牛乳外泌体可以抵抗新生儿胃肠道消化过程，具有生物活性的牛乳外泌体可以到达婴儿体内发挥作用。肠道细胞通过内吞作用对牛乳外泌体进行摄取，此过程与外泌体表面糖蛋白有关，用胰蛋白酶去除外泌体表面糖蛋白后，观察到肝脏内外泌体累积现象消失。牦牛乳外泌体在缺氧状态下，被肠上皮细胞大量摄取后通过调节低氧诱导因子信号通路，可促进肠上皮细胞的增殖。猪乳外泌体在促进肠道细胞增殖的同时还可提高肠道组织的绒毛高度、隐窝深度等，影响肠道发育。此外，牛乳外泌体表面蛋白与人血管内皮细胞表面蛋白生物相容，表明牛乳外泌体在被肠道细胞吸收后，可以通过血液转运到外周组织发挥作用。

2. 植物性外泌体

近年来，研究人员分别从葡萄、柠檬、椰子、生姜、西柚、花椰菜等果蔬中提取出了外泌体，其常被称作植物源性外泌体样纳米颗粒。植物源外泌体在真菌毒素研究中的作用是一个新兴且具有潜力的领域，经鉴定发现其内容物含有蛋白质、核酸和脂质等，但仍不清楚它们具体来源于哪些细胞。植物源外泌体的研究相比动物源外泌体的研究较少，但近年来随着研究的深入，人们对植物源外泌体的理解也在逐步增加。例如，研究发现，植物源外泌体在植物的应答环境压力（如干旱、盐渍、病害等）中起着关键作用，它们可以携带相关的信号分子传递到其他细胞，从而调节植物的应答反应。此外，植物源外泌体也被发现可以与其他生物相互作用。例如，一些植物病原体可以通过外泌体将毒素或效应子传递到植物细胞，从而破坏植物的防御系统。相反，植物也可以通过外泌体将抗病相关的蛋白质或 RNA 传递到病原体，从而抵抗病原体的侵害。植物能够通过外泌体将抗病相关蛋白质或 RNA 转运至病原体，通过抑制其活性或增强自身防御机制，从而有效抵御病原体侵害。此外，西柚外泌体对胃蛋白酶、肠胰酶和胆汁提取液具有抗性，表明某些植物源外泌体能抵抗体内消化作用。研究发现，植物源外泌体能够在肿瘤细胞、肠道干细胞、RAW264.7 巨噬细胞、肝细胞和树突状细胞中积累，但是不同类型细胞对植物源外泌体的吸收具有特异性，摄取量也会随受体细胞状态的变化而发生改变。研究人员喂食姜外泌体给小鼠，在小鼠肝脏和肠淋巴结中检测到了荧光标记姜外泌体[6]。因此，植物源外泌体能够进入消化道，被肠道细胞吸收，并运送至其他器官发挥作用。研究表明，植物源外泌体在调节肠道健康与骨健康、抑制肿瘤生长和改善炎症免疫性疾病症状等方面具有重要作用。植物源外泌体因其廉价易得的性质能够在真菌毒素领域的解毒过程中发挥作用，通过包裹和运输真菌毒素，使其失去活性或被植物细胞代谢降解，这种机制可以帮助植物减少真菌毒素的积累和毒害。

3. 微生物源外泌体

微生物源外泌体是指由微生物分泌到外部环境，携带遗传信息、蛋白质和其他活性分子的一种外泌体。根据来源不同，微生物源外泌体可分为真菌外泌体、细菌外泌体、病毒外泌体等。根据功能不同，微生物源外泌体又分为分泌型外泌体、诱导型外泌体两种。微生物源外泌体具有重要的研究价值和应用前景。微生物源外泌体可参与宿主细胞的生理及病理过程，如免疫调节、组织愈合、代谢、繁殖发育等，此外还具有抗炎、促进伤口愈合、修复皮肤等多种生物活性，在药物载体、再生医学、基因治疗、食品、医美修复、科研试剂等领域应用前景广阔。肠道细菌（致病菌和共生菌）产生外泌体并与其宿主进行交流，这些球形膜包裹的颗粒将亲本细菌的一些生物组分传递到细胞外环境。外泌体通过不同的合成途径和机制在宿主中执行不同的生物学功能。微生物源外泌体主要由革兰氏阴性菌释放的外膜囊泡（OMV）和革兰氏阳性菌释放的膜囊泡（MV）组成[7]。对革兰氏阴性菌的研究表明，OMV 在宿主细胞中内化，并通过递送细胞毒性因子以及干扰免疫系统介质来促进毒力。目前，微生物群囊泡被认为是肠黏膜信号转导过程中的关键参与者。革兰氏阴性菌遵循两种主要的囊泡形成途径。第一种形成途径涉及细菌包膜外膜起泡以产生 OMV；第二种途径需要爆炸性细胞裂解以形成外内膜囊泡（OIMV）和爆炸性外膜囊泡（EOMV）。细胞质膜囊泡（CMV）由革兰氏阳性菌通过内溶素触发的细胞死亡产生。而 OMV 被广泛定义为外泌体，起泡膜过程导致 OMV 破坏外膜。此外，越来越多的研究表明，益生菌外泌体在宿主细胞和微生物的交流中充当重要桥梁并发挥调控作用。

二、外泌体特性与表征

外泌体及其生物学功能为基础研究和临床应用提供了新的研究方法。作为探究其潜在生物学功能的第一步，如何从血液、尿液、细胞培养上清、腹水、脑脊液等复杂的生物样品中稳定、高效地分离外泌体成为首要考虑的关键步骤。目前，外泌体的分离技术可大致分为五种方法，包括超速离心法、超滤法、免疫亲和捕获法、共沉淀分离法以及基于微流控的分离方法。每种分离方法都利用了外泌体的一个或多个性质特征，如密度、形状、大小、溶解性和表面标志性蛋白等，并且每种方法都有其各自的优缺点。另外，外泌体的纳米级尺寸给外泌体分离后的鉴定与表征带来了挑战。

1. 外泌体的物理特征

大小：外泌体的直径通常在 30～200 nm 之间，这使得它们比大多数细胞小得多，但比许多蛋白质大。然而，这个范围可能会根据产生外泌体的细胞类型和状态而变化。

形状：外泌体的形状通常是杯托状球体，尽管在某些情况下，它们可能会显示出其他形状。这主要取决于它们的脂质膜以及内部包含的生物分子。

密度：外泌体的密度通常在 1.13～1.19 g/mL 之间，这取决于其脂质和蛋白质的含量。这种特性使得可以通过梯度离心等方法来分离和纯化外泌体。

稳定性：在体液中，如血液和尿液中，外泌体可以保持相对稳定的状态，这使得它们可以作为生物标记物。然而，其稳定性也可能受到储存和处理条件的影响。

负载物：外泌体可以携带各种生物分子，这取决于产生它们的细胞的类型和状态。例如，肿瘤细胞产生的外泌体可能会含有不同的蛋白质和 RNA[8]，这些负载物可以影响其他细胞的行为，促进肿瘤的生长和扩散。

2. 外泌体的生物学特征

脂质双层膜：外泌体被一层脂质双层膜包围。这种膜主要由磷脂、胆固醇、鞘磷脂和甘油磷脂等脂质分子组成。这种双层膜结构不仅保护了外泌体内部的生物分子免受外部环境的破坏，而且还使得外泌体可以与目标细胞的膜融合，从而将其携带的生物分子传递到目标细胞内。

生物分子负载：外泌体可以携带各种生物分子，包括蛋白质、RNA（如 mRNA、miRNA、lncRNA 等）、DNA 和脂质。这些负载物可以反映产生外泌体的细胞的状态，也可以影响接收细胞的行为[9]。

表面蛋白：外泌体的膜上表达有一些特定的蛋白质，如四跨膜蛋白（tetraspanins，如 CD9、CD63 和 CD81）、内质网蛋白（如 calnexin）和热休克蛋白（如 HSP70）。这些蛋白质不仅可以作为外泌体的标记物，而且也可能参与外泌体与目标细胞的相互作用[10]。

酶活性：外泌体中也含有一些具有酶活性的蛋白质，如 GTP 酶和 ATP 酶。这些酶可能对外泌体的生成、释放和功能有影响[9]。

非蛋白质负载：除了蛋白质、RNA 和 DNA，外泌体也可以携带各种非蛋白质负载，如脂质、代谢物和糖[11]。

外泌体具有扁平的球状杯形，具有膜结构，直径为 30～200 nm，目前常通过表 4-1 所示的几种方法，从形态、粒径、生物学特征三个方面进行鉴定与表征。现在的检测手段除了透射和扫描电子显微镜之外，还缺乏用于可视化、量化和表征纳米级外泌体的成熟技术平台。2011 年，纳米颗粒跟踪分析（NTA）最初被描述为表征纳米级外泌体的有用技术。此外，还可以采用纳米技术领域的其他方法，这些方法已经或可能用于外泌体的表征。

表 4-1　外泌体表征常用方法

技术	测量原理	获得信息
扫描和透射电子显微镜	散射电子束	形态、颗粒大小
纳米颗粒跟踪分析	散射光	颗粒大小、粒径分布、浓度、表型（有局限性）
动态光散射	散射光强度随时间的变化	颗粒的尺寸通常在亚微米尺度上，尺寸分布
流式细胞术	散射灯和荧光灯	颗粒的表型、绝对数量和大小（有限制）

3. 外泌体的表征

1）外泌体形态鉴定——透射/扫描电子显微镜

透射电子显微镜（transmission electron microscope，TEM）把经加速和聚集的电子束投射到非常薄的样品上，电子与样品中的原子碰撞而改变方向，从而产生立体角散射。散射角的大小与样品的密度、厚度相关，因此可以形成明暗不同的影像。透射电子显微镜的分辨率为 0.1 ~ 0.2 nm，放大倍数为几万到百万倍，用于观察超微结构，即小于 0.2 μm、光学显微镜下无法看清的结构，又称“亚显微结构”，因此 TEM 是表征纳米颗粒尺寸和形态的重要方法，比较适合观察外泌体的形态（图 4-2）。扫描电子显微镜（scanning electron microscope，SEM）是介于 TEM 和光学显微镜之间的一种微观形态观察手段，主要是利用二次电子信号成像来观察样品的表面形态，即用极狭窄的电子束去扫描样品，通过电子束与样品的相互作用产生各种效应，其中主要是样品的二次电子发射。它可直接利用样品表面材料的物质性能进行微观成像。此法的优点是分辨率可以＜1 nm；大小和形态可以确定。缺点是不能分析异质外泌体群体，多分散样品成像条件苛刻，且通量低。

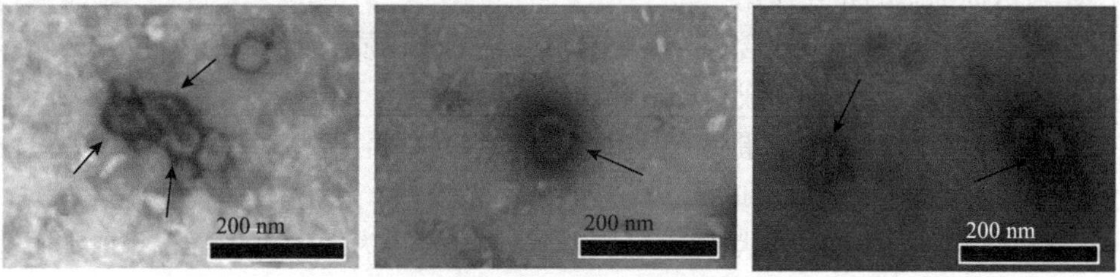

图 4-2　TEM 观察外泌体示意图[12]

电镜可以直观看到粒子的形态，因此可以用于鉴定外泌体的存在和完整性，但是包括支原体、铁蛋白聚团、聚乙二醇蛋白聚团、溶酶体等的电镜图片与外泌体都十分相似，并且电镜只能展示局部景象。因此，电镜成像无法区分外泌体及形态相近的纳米粒子，且不能反映样品中的外泌体数量。

2）外泌体粒径鉴定——纳米颗粒跟踪分析技术

纳米颗粒跟踪分析技术（nanoparticle tracking analysis，NTA）是近年来新兴的纳米级别测量技术之一。纳米颗粒在其悬浊液中受到周边溶液分子的撞击而做无规则的布朗运动，然后通过斯托克斯-爱因斯坦方程，观察溶液中的颗粒运动轨迹，得出与之相关的颗粒粒径数据。同时，通过仪器内置的高速相机和软件，对观察到的每一个颗粒进行跟踪分析，最终提供与常规粒度仪所不同的粒径数量分布以及颗粒物浓度的分析结果。通过纳米颗粒示踪分析技术，可以对 10～2000 nm 范围内的纳米颗粒进行快速实时动态检测，测量参数包括颗粒粒径、散射光强、浓度等，可对抽提获得的外泌体进行粒径大小及数量统计，以及初步质量评估（图 4-3）。该技术易用、快速、稳健、准确，是对现有外泌体鉴定方法的一个良好补充。

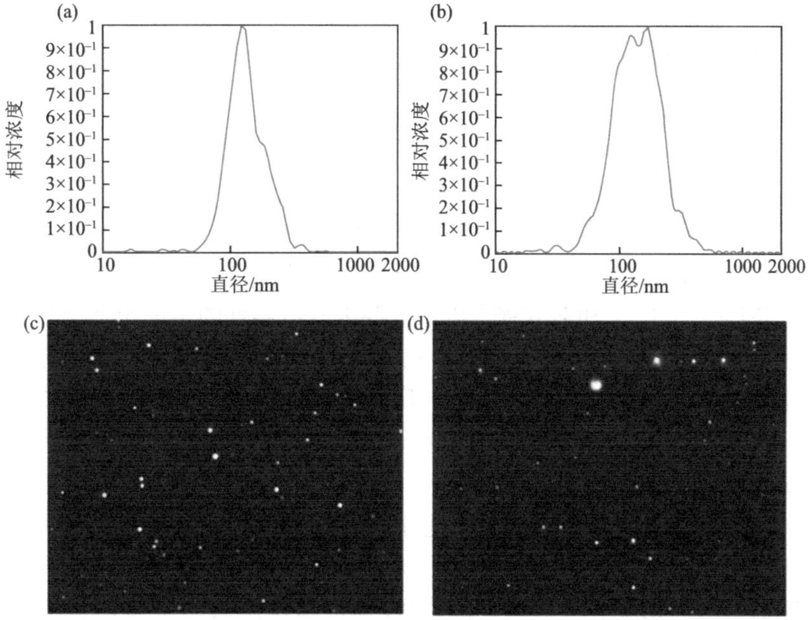

图 4-3　外泌体 Nanosight 检测分析粒径及运动图[12]

3）外泌体粒径鉴定——动态光散射

动态光散射（dynamic light scattering，DLS）是一种测量外泌体大小的替代技术。DLS 的工作原理是单色相干激光束通过颗粒悬浮液，然后观察到由样品中粒子的相对布朗运动引起的建设性和破坏性干涉引起的散射强度随时间的涨落（图 4-4）。这种方法使用起来很简单，但不能将粒子形象化，这种方法的优点是它能够测量从 1 nm 到 6 μm 大小的颗粒，它最适合于测量悬浮液（单分散悬浮液）中的颗粒。DLS 跟 NTA 的主要区别在于浓度范围，当浓度过低时，NTA 可以非常圆满地完成检测任务，而 DLS 只能检测浓度较高的样品。

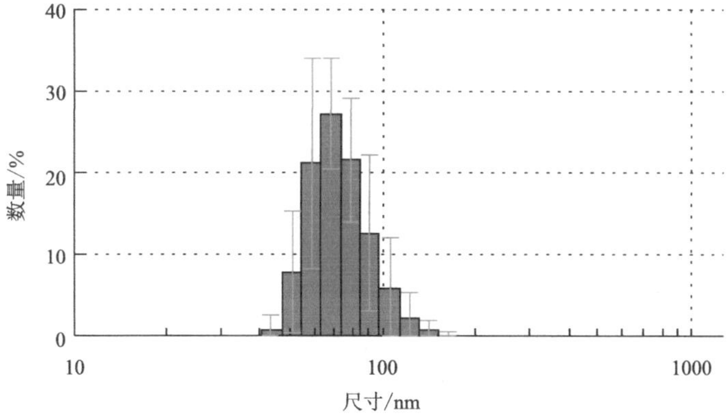

图 4-4　外泌体 DLS 检测分析粒径图[13]

4）外泌体生物学鉴定——蛋白质免疫印迹

鉴定外泌体首先需要通过蛋白质免疫印迹来鉴定外泌体的标志蛋白是否存在于样品中。外泌体形成于早期胞内体，在内吞体转运复合体（ESCRT）及一些相关蛋白的调控下，早期胞内体发生内出芽形成多个腔内小囊泡，构成多泡体（MVB），MVB 最后在 GTPase 家族中的 RAB 酶调解下与细胞膜融合向外界释放囊泡。外泌体的形成过程决定了外泌体的特征性蛋白，外泌体膜上富含参与外泌体运输的四跨膜蛋白家族（CD63、CD81 和 CD9）、热休克蛋白家族（HSP60、HSP70、HSPA5、CCT2 和 HSP90）以及一些细胞特异性的蛋白包括 A33（结肠上皮细胞来源）、MHC-Ⅱ（抗原提呈细胞来源）、CD86（抗原提呈细胞来源）以及乳凝集素（不成熟的树突状细胞）。其中 CD63、CD9、CD81 以及 TSG101、HSP70、ALIX 等是最常用到的细胞外囊泡标志物[14]。这些标志物蛋白主要涉及囊泡的形成和分泌过程，产生于细胞中，定位于胞内的膜结构附近，如四旋蛋白（CD9、CD63 和 CD81）直接参与细胞外囊泡内容物的分选；TSG101 是 ESCRT 相关的蛋白，而 ESCRT 是膜形成和断裂的驱动器；ALIX 直接涉及膜泡在形成过程中切割脱离质膜形成独立膜结构的过程。通过提取外泌体总蛋白，用蛋白质免疫印迹方法对目的蛋白进行相对定量，了解其在外泌体中的富集情况，或通过特有外泌体标志物的蛋白质免疫印迹鉴定说明样本为外泌体（图 4-5）。

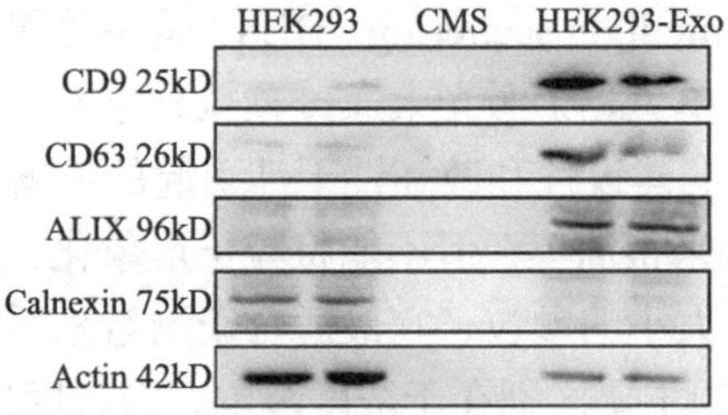

图 4-5　外泌体标志蛋白质免疫印迹分析[12]

HEK293-Exo 为 HEK293 细胞分泌的外泌体

5）外泌体生物学鉴定——流式细胞术

在过去的二十年中，流式细胞术一直被认为是最常用的外泌体分析技术之一，能够确定单个外泌体的细胞来源。尽管在检测外泌体方面存在局限性，但该方法能够在一个样品中分析数千个颗粒，同时测定多个标记物。在这种技术中，具有特定波长的激光束被引导通过含有悬浮颗粒的鞘液流，颗粒的存在会导致光散射。同时，所研究的颗粒用荧光染料标记，荧光染料可以引入其内部或固定在其表面（如通过单克隆抗体）。依靠记录的参数，流式细胞术能够分析所研究颗粒的相对大小和颗粒，以及可以从荧光染色中收集的所有其他数据，即特定荧光标记分子的含量。基于光散射信号检测小颗粒是传统流式细胞仪面临的主要挑战。这主要是由于流式细胞仪的灵敏度和分辨率有限。目前大多数流式细胞仪可以检测大于500 nm的颗粒，很少有参数改进的流式细胞仪能够检测200 nm的颗粒。通常，前向散射光（0.5°～5°）可以提供有关颗粒大小的近似信号[15]。低于500 nm的外泌体在电子噪声和鞘液范围内会散射激光，因此很难使用前向散射（FSC）阈值解析该尺寸范围内的颗粒。此外，前向散射是不同制造商的仪器之间变化最大的信号，其正确对准至关重要。它受鞘液与样品之间的折射率不匹配、光束几何形状、偏振、光束光阑位置和收集角的影。另外，侧向散射光（15°～150°）通常以90°角收集，并提供有关较小颗粒或内部结构粒度的信息。因此，侧向散射（SSC）被提议作为触发通道，因为大多数流式细胞仪使用SSC而不是FSC作为触发器分析小颗粒显示出更好的检测灵敏。以这种方式使用SSC可以再现190 nm乳胶颗粒的灵敏度水平，但是，它仍然可能导致与外泌体分辨率高于背景噪声相关的问题。新一代流式细胞仪使用多个角度进行FSC检测，从而提高颗粒的分辨率。另一种流式细胞术方法已经应用于检测外泌体。它包括根据荧光参数触发外泌体检测，而不是光散射，以增加外泌体信号与背景的分离。虽然这确实有助于解决外泌体的收集，但它需要对所有外泌体使用荧光标记物，如亲脂性染料（如PKH26）。

6）其他方法

还有一些方法在此类研究中不经常使用，包括拉曼光谱、电阻脉冲传感（TRPS）、荧光相关光谱（FCS）、脉冲激光激活细胞分选仪（PLACS）、X射线显微镜、受激发射损耗显微镜（STED）或酶联免疫吸附测定[16]。拉曼光谱属于一组光散射技术，它检测非弹性散射光，可以询问和识别样品分子的振动状态。因此，它可以提供所研究样品的分子指纹图谱，并能够监测分子键结构中发生的变化。基于这些测量，可以获得单个外泌体的化学成分。另一种方法是使用可调电阻脉冲传感，这是一种基于阻抗的方法（库尔特原理）。在该系统中，电压施加在充满电解质的可调谐纳米孔上，从而产生离子电流。当通过孔隙时，颗粒的阻力增加，进而产生与颗粒体积成正比的脉冲。TRPS用于表征外泌体的物理特性，如绝对尺寸、浓度和表面电荷（ζ电位）。该方法消除了具有强度加权偏斜的集成技术（如DLS）的局限性。另外，荧光相关光谱是DLS的替代技术，它使用荧光强度波动分析来确定荧光颗粒的尺寸。与DLS相比，FCS的主要优势在于它能够检测单个荧光标记的分子。这一特征使检测限低于50 nm，并且在存在较大颗粒的情况下不易出现错误结果，此外该技术不仅可以用于确定平均参数，如颗粒的浓度和大小，还可以确定每个外泌体的结合抗体（抗CD63）的数量，这对应于特定膜受体的相对表达水平。

最近，现有流式细胞仪的进一步发展产生了带有微流控装置的脉冲激光激活细胞分选仪，它能够以大概30000 s^{-1}的速率通过高速流体射流对具有所需荧光特性的单个外泌体进行分选[17]。这些流体射流由皮升（＜100 pL）气泡产生，由脉冲激光诱导空化触发，有助于消除蜂群现象。

X 射线显微镜是一种相对较新的成像方式，也称显微计算机断层扫描（micro-CT），它能够以介于光学显微镜和电子显微镜之间的分辨率分析样品[18]。X 射线显微镜的高分辨率是通过将其波长降低到几纳米来实现的（较短的波长降低了衍射极限）。X 射线在所有类型的样品中的散射要少得多，因此可以对较厚的样品进行成像[19]。对于外泌体，X 射线显微镜是一种很有前途的方法，可以检测生理状态下囊泡的大小和形态。

受激发射损耗显微镜（STED）是一种通过选择性灭活荧光团来提供高分辨率图像的方法。在这种技术中，激光调谐到荧光染料的吸收光谱，将分子激发到上电子态。在第一个脉冲之后，立即施加第二个脉冲，该脉冲的频率红移到染料的发射光谱上。光子能量的这种变化导致激发染料分子的猝灭。第一个脉冲聚焦在样品上，而第二个脉冲则以甜甜圈模式排列。这导致存在于甜甜圈外围的分子完全猝灭。中心部分不受猝灭的影响，从而提高分辨率。通过这种方式，STED 过程使我们能够获得超过衍射极限的分辨。该方法的典型分辨率极限约为 50 nm，但有很少研究组报告分辨率约为 10 nm。这些测量提供了有关外泌体表面存在的荧光标记抗原的囊泡大小和分布的信号。

广泛使用的酶联免疫吸附测定（ELISA）也可以用于检测外泌体。该试剂盒通常由预涂有专有泛外泌体抗体的 ELISA 板组成，这些抗体可从不同的生物样品（包括细胞培养上清液和人类生物体液）中捕获外泌体[20]。随后使用针对外泌体相关抗原的适当检测抗体（无论是通用的还是细胞/组织特异性的）进行外泌体蛋白的定量和表征。这些试剂盒还含有冻干外泌体作为测定校准标准品。

Yoshioka 等描述了一种称为 ExoScreen 的超灵敏方法，用于检测结直肠癌患者血清中的肿瘤来源的外泌体，而无需纯化步骤[21]。该方法基于扩增的发光邻近均相测定，该测定使用光敏剂微球，并利用链霉亲和素包被的供体微珠来捕获泛外泌体特异性生物素化抗体，如抗 CD63 和受体微珠偶联到识别外泌体的组织/细胞特异性表位的二抗。负载有酞菁的供体珠子用 680 nm 的激光激发，将内源性双原子氧转化为单线态氧，从而激发受体珠（硫代负载）中放大的荧光信号。受体微珠发出 615 nm 的光，由发光酶标仪检测到。仅当受体珠在供体珠的约 200 nm 范围内时才会发生发射，从而消除了来自较大囊泡和可溶性蛋白质的信号。通过这种方法，能够在低至 5 μL 患者血浆的体积中检测到肿瘤来源的外泌体。在这之中又以流式细胞技术法应用最为广泛，实际上流式细胞仪的粒度下限为 300 nm 左右，虽然通过荧光标记可以扩展该检测限值，但粒度较小时，准确测定这类颗粒大小的能力严重受限。流式细胞术的原理是不同来源的外泌体会带有特有的表面分子标志，该特性与外泌体的靶向运输有重要关联。通过与珠子绑定的方式，用流式细胞仪分析样品中不同来源的外泌体比例，或检测不同样本分泌外泌体量的差异。外泌体粒径太小，折射率低，低于常规流式细胞仪分析的阈值，因此不能准确区分粒子与噪声。采用常规的流式细胞仪进行检测时往往需要将外泌体与微珠连接以增大表面积、增强反射，或者加入纳米金颗粒来增加外泌体粒径之后再检测。

三、外泌体的生物学作用

1. 外泌体是一种新发现的细胞间信号传递者

外泌体在细胞间通过表面配体或在细胞间转运内容物来直接或间接参与细胞间通信。外泌体被释放到细胞外后，可以进入受体细胞，并释放其内容物，引起功能反应并促进表型改变，从而影响受体细胞的生理或病理状态。外泌体介导的细胞间通信需要外泌体与质膜的相互接触，随后激活靶细胞表面受体和信号，通过内吞作用或与靶细胞融合进入细胞内，但其与细胞表面相互作用的模式及诱导外泌体转运的机制并不十分清楚。靶细胞特异性可能取决于外泌体表面囊泡表面丰富的蛋白和受体细胞表面受体之间的特异性相互作用[9]，如滤泡树突状细胞、肠上皮细胞、树突细胞、神经细胞以及肝、肺和淋巴结。另外，受体细胞也可能是分泌外泌体的细胞自身，即自分泌应答。目前已知四分子交联体家族成员、整联蛋白、脂质、凝集素、类肝素硫酸蛋白聚糖类、细胞外基质成分能诱导这种相互作用，但靶向受体细胞具体的细胞和分子基础并不完全清楚。外泌体与质膜接触后，能通过结合和激活受体细胞上的受体引起功能性应答。B 细胞和树突细胞来源的外泌体能呈递抗原到 T 细胞，进而诱导抗原特异性反应。胚胎干细胞产生并分泌的外泌体可以通过滋养层进入母体组织，通过外泌体层粘连蛋白和纤维粘连蛋白与滋养层表面的整联蛋白的相互作用介导和促进胚胎移植。神经细胞分泌外泌体这一生理过程与突触活动有关。神经细胞分泌外泌体后，这些外泌体没有被胶质细胞捕获，而是与其他神经细胞结合，直接通过其携带的脂质、蛋白质和 RNA 影响受体细胞的蛋白表达和信号转导。这种现象表明，外泌体可能是神经系统中一种新的神经元间的信号传导方式。

2. 外泌体作为药物靶向递送的介质

近年来，纳米药物递送系统由于其靶向性、高效性和特异性获得了广泛关注。与人工合成的纳米材料相比，细胞内吞起源的纳米药物递送系统由于其具有更好的生物相容性从而能达到更好的递送和治疗效果。外泌体粒径 40～150 nm，具有脂质双分子层膜，起源于多泡小体，与质膜融合后，被释放到细胞外环境，并能有效进入细胞。与人工合成的纳米载体相比，外泌体由于其体积小可以更深地进入组织内部，微弱的负 Zeta 电位更有利于其长时间的体内运输，外层包被膜可变形并且与细胞膜的组成基本没有差异。此外，研究证明某些外泌体能有效地逃脱免疫细胞的识别、清除或降解[9]。外泌体膜上携带着一些特异性分子使其能靶向受体细胞，并能被受体细胞选择性吸收。由于免疫原性低、先天性和获得性靶向性以及稳定性，外泌体已被研究作为各种疾病的药物递送系统。此外植物的器官还分泌外泌体（植物衍生的外泌体样纳米颗粒），植物外泌体相对来讲是一种价格合理，性价比较高的一类生产来源[7, 11]。因此，外泌体是临床应用中理想的治疗药物递送者。

1）递送 RNA

合成 RNA 和 siRNA 是治疗基因调控疾病领域的一种新方法，将 RNA 递送到相应的靶细胞是这种治疗方法成功的关键。这种治疗作用主要发生在细胞质基质，并且 RNA 在体内运输的过程中面临着被 RNA 酶降解等诸多阻碍。因此，碳纳米管、阳离子脂质体、阳离子聚合物颗粒、纳米免疫脂质体等可以运输 RNA 的载体被逐渐开发应用[22]，但是由于存在稳定性差、安全性低、易脱靶以及核酸降解等问题，上述材料都不是临床应用的理想材料。而外泌体可以被多种细胞释放，是一种天然的纳米级囊泡介质，能降低递送介质的免疫特性，减少酶对递送药物的降解。其在外泌体介导的体内递送系统的应用研究中，几乎没有明显毒副作用。

2）递送蛋白质

蛋白质被转运到外泌体内主要有两种方法，一种是将蛋白质定向装载到外泌体上，另一种是对供体细胞利用基因工程使其分泌的外泌体含有目的蛋白。Matthew 等将外泌体作为一种新的药物递送系统来运输抗氧化剂过氧化氢酶以治疗帕金森病[23]。过氧化氢酶是一种氧化还原酶，能够装载到巨噬细胞分泌的外泌体中，实验结果表明外泌体能够将药物递送至小鼠脑部并发挥治疗效果。装载有过氧化氢酶的外泌体对急性脑损伤小鼠的神经有保护作用，能显著降低小鼠脑的星形细胞和小胶质细胞增生以及阿朴吗啡诱导产生的毒副作用。

3）递送小分子药物

一些疏水性或亲水性小分子药物可以通过装载到外泌体中被运送到指定位置。一般情况下，以外泌体为递送介质可以使小分子在靶细胞更多地聚集，增加药物在血液循环中的存在时间，提高小分子的稳定性，从而增加小分子药物的治疗效率。利用外泌体封装姜黄素，通过鼻腔给药将姜黄素靶向递送至小胶质细胞，在脂多糖诱导的脑炎症模型以及实验性自身免疫脑炎模型中，均发现封装姜黄素的外泌体对脑炎有保护作用，并且能抑制髓鞘少突胶质细胞糖蛋白诱导的实验性自身免疫脑脊髓炎[6]。

3. 外泌体作为疾病诊断标志物

外泌体研究的一个共同兴趣是研究它们作为疾病生物标志物载体的能力。例如，已发现血浆和脑脊液中的外泌体含有 α 突触核蛋白，这是一种与帕金森病相关的蛋白。最近的一篇综述将外泌体作为胶质母细胞瘤的标志物。从尿液中分离的外泌体已被证明能够反映急性肾损伤。在外泌体中发现胰腺癌和肺癌的标志物也取得了成功。使用外泌体作为生物标志物的载体是理想的，因为这些囊泡存在于体液中，如血液和尿液，这允许使用微创到非侵入性的“液体活检”类型的方法来诊断甚至监测患者对治疗的反应[24]。外泌体监测患者反应的能力是这些囊泡在临床环境中的另一种潜在应用[25]。如果疾病标志物与疾病状态直接相关，并且患者的治疗有效，则应在患者接受治疗时观察生物标志物存在的变化。其他人认为外泌体可用于疫苗开发和其他免疫学目的[26]。由于外泌体本质上是抗原呈递囊泡，因此可以利用这种固有特性。此外，外泌体具有较长的循环半衰期，对人体具有良好的耐受性，不仅能够穿透细胞膜，还可能靶向特定的细胞类型，这使它们成为此类免疫学应用的更好候选者[27]。此外，由于外泌体的这些固有优势，它们也是开发药物递送系统的理想选择。虽然将 RNA 和蛋白质引入外泌体以及将这些外泌体靶向身体特定区域的方法仍在开发中，但将蛋白质和遗传物质加载到外泌体中的能力是使外泌体成为有吸引力的药物递送系统的另一个优势[28]。最后，已经证明间充质干细胞外泌体本身可以作为一种治疗实体，帮助减少组织损伤。虽然外泌体在临床上有广泛的潜在应用和用途，但需要更标准化的外泌体分离和分析方法，以满足 FDA 和其他监管机构对使用外泌体作为生物标志物、疫苗、药物递送设备和治疗工具的监管要求。

研究学者对外泌体越来越大的兴趣，为外泌体作为生物标志物，追踪各种病理状态进展提供了可能。由于外泌体在一定程度上反映了亲代细胞的某些特征，所以肿瘤细胞分泌的外泌体同样也反映了亲代肿瘤细胞的某些特征，因此对外泌体蛋白质或 RNA 的表达分析可以作为疾病诊断的有力工具。在前列腺癌中，外泌体中两种不同的生物标志物 PCA-3 以及 TMPRSS2 均与发病率有直接联系[8]。来源于尿液外泌体中的蛋白质可作为尿路疾病、膀胱癌的诊断标志物。同样有研究表明，外泌体 miRNA 可作为生物标志物诊断肾脏纤维化和心血管疾病。与正常患者相比，良性肿瘤患者血清外泌体水平有轻微上调，但在癌症患者中显著上调。肿瘤细胞和外泌体约有 175 种 miRNA 相同，并且外泌体中上调的 miRNA 分布与不同阶段的卵巢癌患者上调 miRNA 分布相匹配，但是这种方法不足以完全区分癌症的不同阶段[29]。因此，开发可以富集疾病相关（如肿瘤来源）的外泌体，并确定其特异性成分，从而显著提高外泌体作为生物标志物灵敏度的相关技术就显得尤为重要。

第二节 外泌体介导的真菌毒素的毒性机制

外泌体是一种新发现的细胞间信号传递者，而真菌毒素可以影响细胞间信号转导，诱导氧化损伤和细胞凋亡，具有明显的肾脏和肝脏毒性、神经毒性以及生殖毒性。因此，外泌体很可能参与了真菌毒素的致毒过程，并在其中起到重要作用。在毒理作用机制中，外泌体对受体细胞和细胞表面受体的表达会因毒素种类及靶细胞不同而不同，并且这种功能异质性可以导致一组外泌体诱导细胞存活，另一组诱导细胞凋亡，第三组诱导免疫调节，所有这些特征的组合将有可能产生更高层次的真菌毒素毒性作用的复杂性和异质性[9]。众所周知，长期接触毒素会引发或加重各种神经系统疾病、癌症和其他不良健康影响。幼稚细胞摄取致病因素，如危险相关分子、mRNA、miRNA 或聚集蛋白，导致细胞稳态破坏，进一步导致炎症和疾病传播。尽管早期的研究倾向于关注外泌体去除不需要的细胞内容物，但最近的报告表明，这些纳米囊泡在细胞间信号传导中起着积极作用。外泌体携带的货物不仅具有特异性，而且在健康细胞和垂死细胞之间也存在差异。此外，当细胞摄取外泌体后，这些囊泡的内容物可以改变受体细胞的命运。由于外泌体可以长距离穿越，因此它们可以影响远处的细胞和组织。

一、外泌体作为信号传导载体

外泌体可以通过表面的蛋白分子或脂质配体直接激活靶细胞表面的受体，产生信号复合体并激活胞内信号通路。这种直接作用会导致受体细胞受到刺激后，其分泌的外泌体随之发生相应增多或降低的变化，从而进一步扩大胞内影响。霍乱毒素（CT）可以利用外泌体介导的细胞通信途径，以外泌体为载体直接激活靶细胞的细胞内腺苷酸激酶，同时也发现 CT 可以通过外泌体以生物活性形式繁殖，然后以典型的内质网逆行途径在 HSP90 和蛋白质辅助酶 PDI 的作用下进行转移，将病理生理作用从最初的肠道等宿主细胞扩展到多种细胞[13, 30, 31]。当给予人体 A594 细胞白喉毒素时，ATG 蛋白通过溶酶体和蛋白酶体非依赖性过程减少细胞表面 ADAM10，同时细胞分泌更多的外泌体，通过直接诱导膜上的毒素寡聚来保护细胞免受白喉毒素的侵害[32]。这种直接作用一般适用于毒素本身为蛋白结构或与细胞有直接的靶点。

以 OTA 的肾毒性机理为例，外泌体在形成过程中，会选择性地搭载供体细胞的胞浆蛋白和膜蛋白，这些物质可能是多种细胞表面的受体或配体，因此外泌体可以通过自分泌或旁分泌作用于自身或其他靶细胞，通过蛋白和受体之间特异性的相互作用，进入到受体细胞内，调节受体细胞的功能[33]（图 4-6）。例如来源于 OTA 处理细胞的外泌体处理细胞后，其线粒体膜电位荧光强度显著降低，约为对照组的 84%。线粒体呼吸链中的电子传递是产生 ROS 的来源之一，因此来源于 OTA 处理细胞的外泌体发挥毒性作用可能是通过诱导细胞内 ROS 的大量产生进而影响线粒体呼吸链，从而导致线粒体膜脂氧化，线粒体结构受到破坏，最终导致线粒体膜电位丧失。而给予细胞分泌出的外泌体 EXO-OTA 会比单纯给予 OTA 组激活了更多的潜在通路。通过这些富集的途径，可以预测 EXO-OTA 会干扰细胞增殖。同时，OTA 会诱导 HEK293 细胞对细胞外环境变化的一些反应，并会干扰 HEK293 细胞中的 DNA 复制（图 4-7）。这些在一定程度上证明了 HEK293 的 EXO-OTA 和 OTA 诱导的细胞毒性机制是不同的。

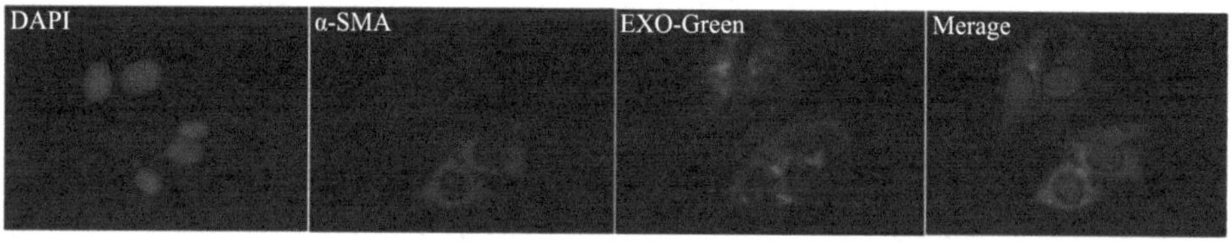

图 4-6　荧光标记外泌体蛋白质观察外泌体的摄取[12]

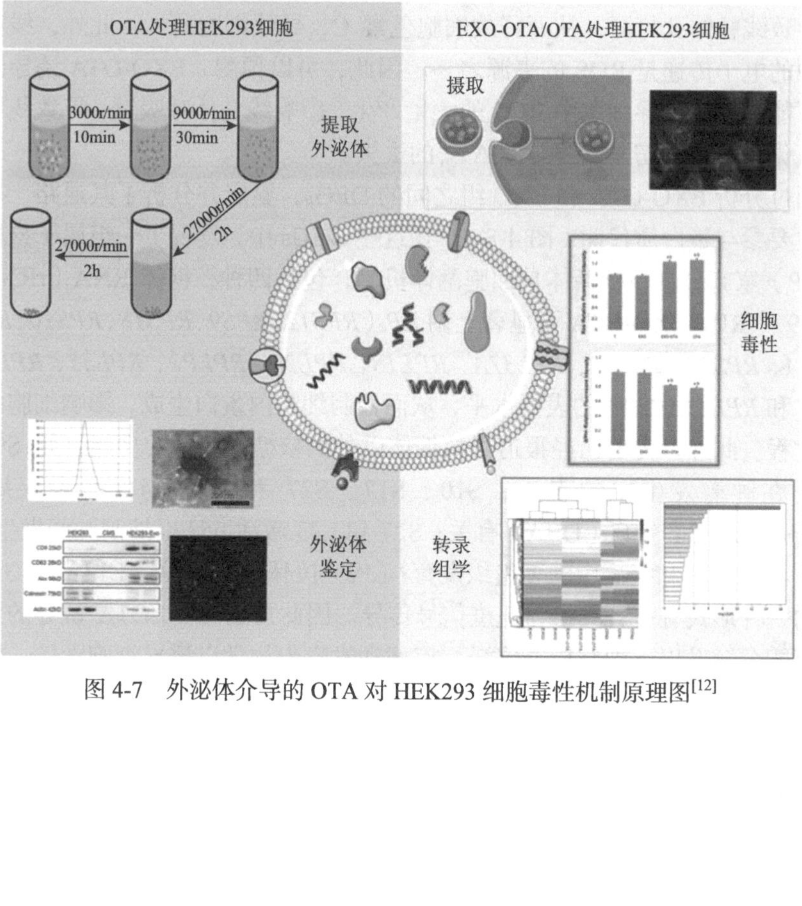

图 4-7　外泌体介导的 OTA 对 HEK293 细胞毒性机制原理图[12]

外泌体作为一种细胞间信号转导的介质，可以包裹供体细胞的某些活性物质，通过自分泌或旁分泌作用于自身或其他靶细胞，通过外泌体与细胞表面蛋白和受体之间特异性的相互作用，进入到受体细胞内，释放其内容物，调节受体细胞的功能。

2012 年，Wahlgren 等的研究表明，外源性 siRNA 被包装成各种人类外泌体，并且这些外泌体可以将 siRNA 递送到人单核血细胞中以抑制丝裂原活化蛋白激酶 1（MAPK1）[33]。此外，已经证明外泌体可以作为核酸的递送载体，从而影响受体细胞的生物活性，外泌体可以传递各种蛋白质和脂质。因此，很明显，外泌体可以被认为是一种有效的细胞间通信工具。此外，大量研究表明，外泌体在许多其他生物过程中传递核酸，包括肿瘤细胞侵袭和转移、干细胞治疗和免疫反应。该研究还发现，EXO-OTA 可诱导 HEK293 中 ROS 水平升高和线粒体跨膜电位（$\Delta\Psi_m$）降低。ROS 由过氧化氢、氧离子和自由基组成。它是细胞内氧化还原信号的培养基，是正常细胞代谢的产物。细胞内 ROS 的积累会破坏细胞结构和功能，导致氧化应激、脂质过氧化和 DNA 损伤。线粒体作为能量供应站，需要 $\Delta\Psi_m$ 作为确保它们在进行氧化磷酸化和合成 ATP 方面的正常功能的先决条件。$\Delta\Psi_m$ 的损失可导致线粒体孔打开，从而释放细胞色素 C，导致细胞凋亡。此外，线粒体呼吸链中的电子传递是 ROS 的来源之一。因此，可以预测，EXO-OTA 诱导的细胞毒性可能是由于诱导细胞中 ROS 的大量产生，影响线粒体呼吸链，导致线粒体膜脂质氧化和结构损伤，最终导致 $\Delta\Psi_m$ 的丢失。

通过分析 EXO-OTA 和 EXO 组之间的 DEGs，鉴定并分析了其通路，揭示了它们主要参与蛋白质代谢（图 4-8）。在这些 DEGs 中，发现了一组属于核糖体蛋白（RP）家族。真核核糖体是细胞翻译机制，包括四种核糖体 RNA（rRNA）物种和 79 种 RPs。EXO-OTA 可显著上调 *RPs*（*RPS12*、*RPS9*、*RPS18*、*RPS10*、*RPS17*、*RPS15A*、*RPS27*、*RPS11*、*RPL37A*、*RPL18*、*RPL24*、*RPLP2*、*RPL35*、*RPL23P8*、*RPL38* 和 *RPL13AP20*）的表达水平，从而控制细胞内蛋白生成，影响细胞的正常生命过程。此外，先前已经报道了核糖体以外的核糖体蛋白的功能，如 S9 诱导 *CDK1* 在肿瘤发生中的表达；S10、S17、S27 和 L35 与发育和疾病中的 Diamond-Blackfan 贫血（DBA）有关；S27 和 L23 激活 *p53* 以抑制肿瘤发生；L38 和 L24 参与发育和疾病中的多组织发育；LP2 与妇科肿瘤有关；L13A 与 GAIT 复合体的一种形式有关，其参与免疫信号传导。因此预测 EXO-OTA 诱导的蛋白质代谢可能会触发以下细胞周期停滞、疾病和发育生物学以诱导细胞毒性。然而，对 EXO-OTA 和 EXO 组之间顶级 DEG 的分析显示，一些 DEG 参与细胞周期。先前的研究表明，OTA 可以在体内和体外的不同细胞中诱导细胞周期停滞，如在大鼠 HK 细胞、HEK293 细和 HKC 细胞。在这项研究中，ROS 在 OTA 暴露 24h 后显著增加，并且由于 ROS 是氧化应激的引发剂，因此它是诱导循环停滞的原因之一。根据这项研究的结果，很明显，EXO-OTA 诱导的细胞毒性机制与 OTA 诱导的机制不同。对此的进一步解释可能会在对 EXO-OTA 内容的探索中揭示。此外，研究仅检测转录组的变化,以探讨 mRNA 在 EXO-OTA 诱导的细胞毒性中的作用。此外，蛋白质和 miRNA 在外泌体中的作用也需要进一步研究，因为它们都是外泌体的重要组成部分。总之，研究表明，部分 OTA 诱导的细胞毒性是由 EXO-OTA 传递的，并诱导蛋白质的代谢。然而，值得进一步研究的是外泌体是否含有 OTA 或其代谢物来诱导细胞毒性。

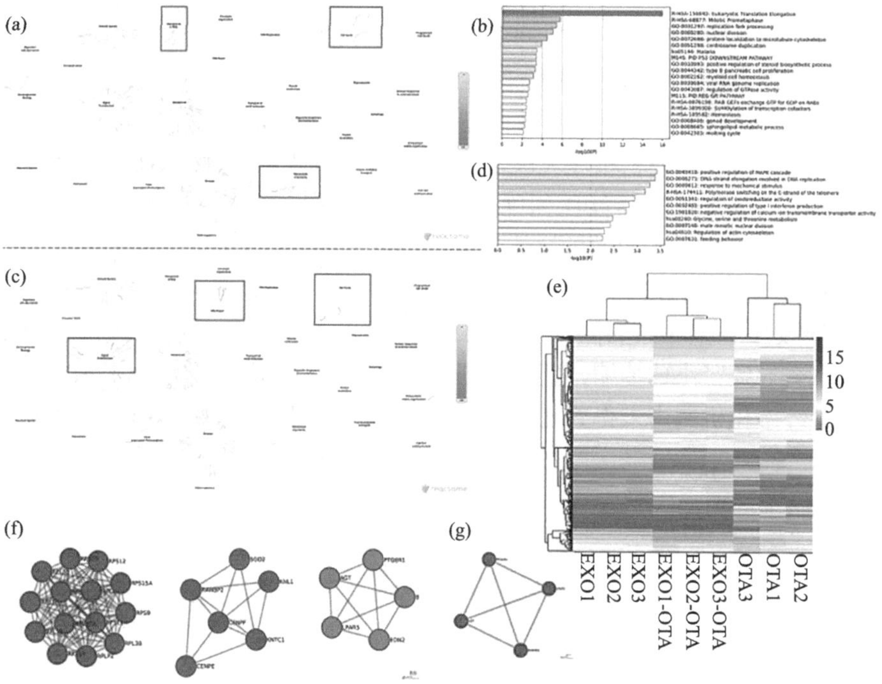

图 4-8　EXO 和 EXO-OTA 之间的 DEGs 分析图[12]

二、外泌体作为毒素运转载体

外泌体可以与靶细胞的质膜融合或内吞直接进入细胞,将自身携带的蛋白质、核酸、脂质等活性分子带到细胞内，进而调控细胞的功能及生物学行为。当受到外界刺激时，机体内的外泌体会传递小 RNA 发挥重要的作用来影响机体内毒素水平达到稳态。Margare 等给 LPS 处理的小鼠注射含有 *miR-146a* 和 *miR-155* 的外泌体，导致这些 miRNA 递送到多种小鼠组织，抑制靶基因和体内炎症反应改变，其中 *miR-15* 和 *miR-146a* 抑制炎症响应内毒素的表达[34]。*circANTXR1* 在有毒素导致的肝癌细胞的外泌体中表达，通过表达的外泌体 *circANTXR1* 促进 HCCLM3 细胞增殖和转移，外泌体参与了 *circANTXR1* 的细胞间转运，从而影响 HCC 细胞的生物学功能[35]。外泌体可以作为载体参与毒素之间的信号转导。由于大部分外泌体是由细胞分泌出来的，当真菌毒素引起机体产生毒性诱导细胞凋亡时，外泌体也会相应发生改变。来自 Stx2 处理的 THP-1 细胞的外泌体包含 Stx2，并被 Gb3 阳性细胞吞噬，在这个过程中外泌体选择性诱导与 Caspase3/7 激活相关的 Gb3 依赖性细胞凋亡，同时分泌出的外泌体 Stx2-Exo 含有大量编码促炎细胞因子 IL-1β 和 IL-8 的 Exo-mRNA，可加重受体细胞的促炎症状态，Stx2-Exo 还会影响与内质网应激相关的标志物和 MAPK 通路。

研究表明，大鼠暴露于 OTA 可以增加外泌体的生物发生及其在尿液中的释放（图 4-9）。此外，暴露 OTA 的大鼠尿液来源的外泌体可以通过激活 TGF-β1/SMAD2/3 信号通路诱导正常肾细胞的促纤维化变。这些发现将有助于更深入地了解 OTA 诱导的肾毒性。研究表明，雄性大鼠暴露于 OTA 会导致核增大、肾小管细胞变性、肾小球萎缩、细胞增多、肾组织中胶原和糖原的积累；尿液中外泌体的分泌增加。体外研究表明，OTA 来源的外泌体外源性暴露于细胞中抑制细胞增殖和生长，细胞外基质的产生和 TGF-β1/SMAD2/3 信号通路的激活可能参与这些过程的调节。OTA 会导致肾小管间质纤维化，包括炎症和 ECM 的积累，也有人认为，OTA 暴露于大鼠会导致肾小球萎缩，管型和胶原在管腔和肾间质中大量沉积。然而，OTA 诱导的肾纤维化机制尚未得到充分探索。

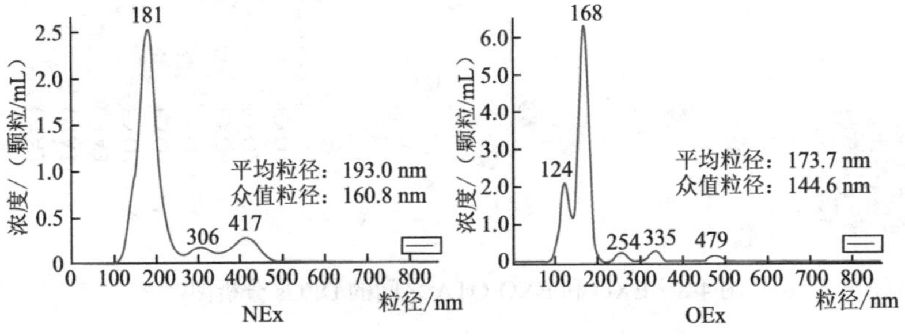

图 4-9　不同处理后大鼠尿液外泌体浓度图[13]

NEx 中外泌体的平均浓度为 1.23×10^8 颗粒/mL，OEx 中外泌体的平均浓度显著增加（2.44×10^8 颗粒/mL）

肾脏疾病最常用的生物标志物是血清肌酐、肾小球滤过率（GFR）、血尿素和蛋白质水平，但这些参数无法反映肾脏的早期功能变化，对预测慢性肾脏病的发生具有局限性。因此，需要确定反映早期肾脏疾病功能变化的新型生物标志物。尿外泌体、纳米级细胞外囊泡被发现在肾脏生理学和疾病进展中起重要作用。尿液来源的外泌体的独特之处在于，尿液是外泌体的储存库，外泌体来自肾脏的不同部位，即足细胞、肾小球和近端肾小管上皮细胞，因此代表了肾脏所有部分的生理状态。研究还发现，外泌体在环境毒物诱导的病理生理学中起着介质作用。研究发现，与正常大鼠相比，OTA 处理的大鼠的尿液中含有更多的外泌体。此结果与 Zhu 等的发现相似，这些研究提及，与正常葡萄糖浓度暴露于巨噬细胞相比，暴露于巨噬细胞的高浓度葡萄糖会导致外泌体释放增加。

越来越多的证据表明，细胞增殖在肾纤维化的发病机制和进展中起着重要作用。OEx 的外源性暴露导致正常大鼠肾（NRK52E）细胞的细胞增殖增强（图 4-10）。Cha 等也发现骨髓间充质干细胞（BMSC）衍生的外泌体的暴露可以增加细胞增殖和迁移[20]。此外，该研究报道了 BMSC 来源的外泌体可以调节细胞迁移、增殖和纤维化活性。因此，进一步研究来自 OTA 暴露大鼠的尿外泌体是否可以诱导 NRK52E 细胞的促纤维化变化。而结果表明，OEx 暴露于 NRK52E 细胞显著增加了集落形成、伤口愈合能力以及细胞外基质蛋白（纤连蛋白、胶原蛋白 1）的表达。

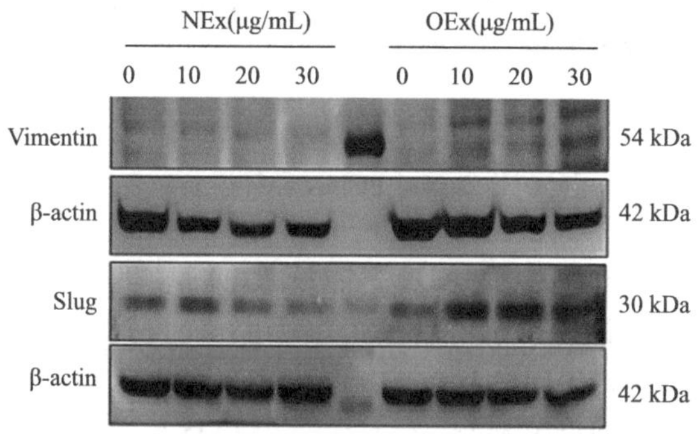

图 4-10　NEx 或 OEx 暴露对细胞中 α-SMA、波形蛋白等蛋白表达的影响[13]

众所周知，信号级联受各种生长因子的调节（如 EGF、PDGF、TGF-β1）并调节 ECM 的产生。其中，TGF-β1 被认为是调节细胞外基质沉积的关键驱动因素之一，其中 TGF-β1 作为激活 TGF-β1/SMAD2/3 信号通路的配体，TGF-β1/SMAD2/3 信号通路的激活调节平滑肌肌动蛋白、波形蛋白、蛞蝓和蜗牛的表达，这被认为是间充质转化（EMT）的标志物。在这方面要注意富含 TGF-β1 的外泌体可以调节肾小球内皮细胞和足细胞之间的串扰，介导 EMT，这是肾纤维化发展中的重要现象。研究结果表明，OEx 暴露导致 TGF-β1 蛋白表达增加，同时，TGF-β1 进一步引起 TGF-β1 受体的激活，随后调节其下游靶标 SMAD2 和 SMAD3（图 4-11）。

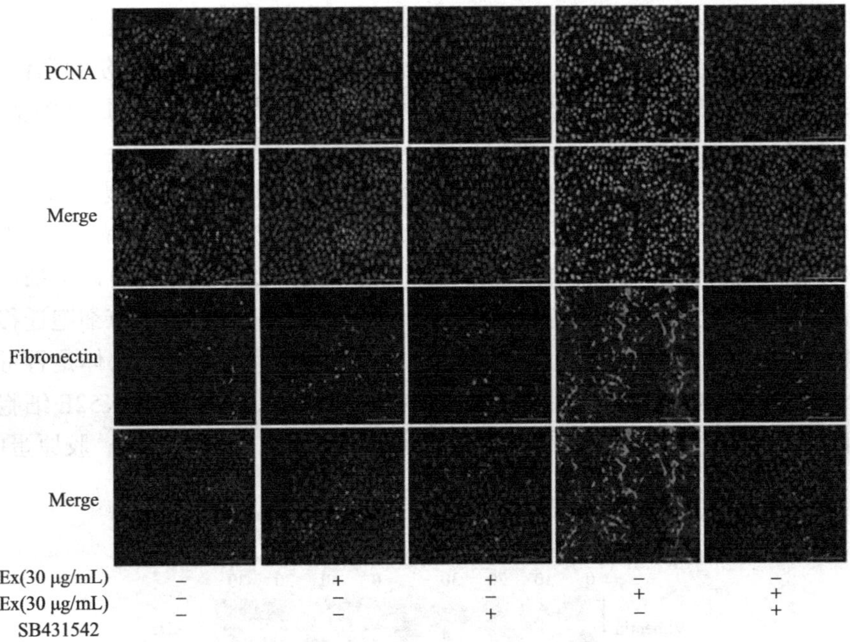

图 4-11　OTA-尿外泌体暴露对 PCNA 和纤连蛋白表达水平的影响[13]

此外，为了探究 TGF-β1/SMAD2/3 信号通路的具体调控机制，以及 EMT 介质，细胞与 TGF-β R1 抑制剂预孵后，用 30 μg/mL 的 NEx 或 OEx 处理细胞，检测 SMAD2、SMAD3 的磷酸化以及 PCNA、纤连蛋白和胶原蛋白 1 的表达（图 4-12）。观察到 TGF-β R1 抑制剂显著抑制 SMAD-2、SMAD-3 的磷酸化，降低 PCNA、纤连蛋白和胶原蛋白 1 的表达（图 4-13），提示 TGF-β1 信号转导调节增殖和纤维化相关介质。

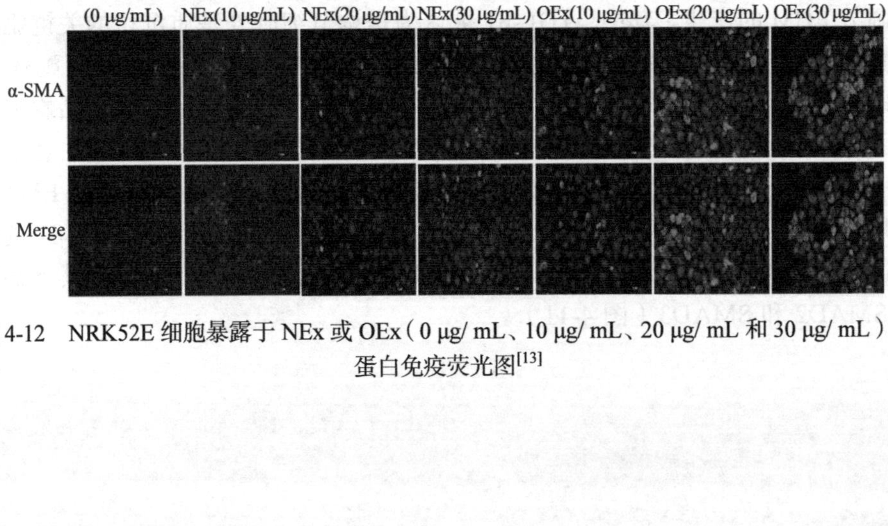

图 4-12　NRK52E 细胞暴露于 NEx 或 OEx（0 μg/ mL、10 μg/ mL、20 μg/ mL 和 30 μg/ mL）72h 蛋白免疫荧光图[13]

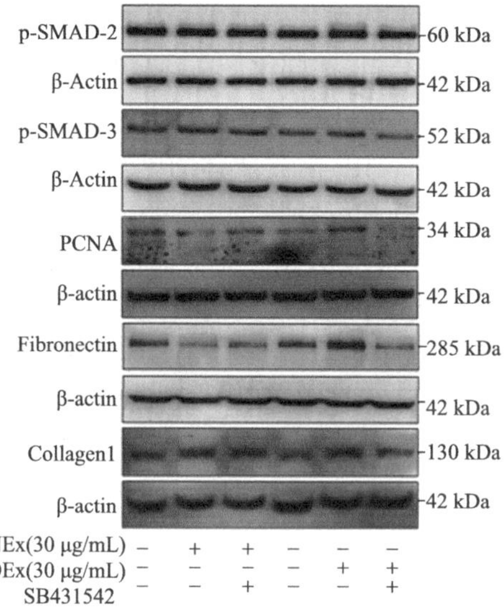

图 4-13　TGF-β1 通路抑制剂对 OTA -尿外泌体暴露 1NRK52E 细胞中的 SMAD 信号通路蛋白表达水平的影响[13]

三、外泌体其他作用机制

真菌毒素发挥毒性作用还会通过多种作用机制来实现，如诱导氧化损伤和细胞凋亡等一般途径，外泌体通常也会通过这种一般途径传递信号。氧化应激指的是机体在各种有害刺激下，产生大量自由基如活性氧（ROS）自由基和活性氮（RNS）自由基，这些自由基不能及时清除，导致机体内氧化和抗氧化体系失衡，引起组织和细胞氧化损伤[36]。ROS 作为细胞产生应激后最初产生的信号之一，可以通过脂质过氧化、降低抗氧化酶的活性以及诱导 DNA 损伤等在真菌毒素的致毒机制中发挥重要作用。另外，细胞内 ROS 通过抑制其在溶酶体中的降解来增加细胞内多泡体（MVBs）的数量，从而在可由氧化应激调节的外表面 GSH 消耗的协同作用下增强外泌体的释放。较高的 ROS 水平可以通过激活细胞自噬来降解 MVB 来降低外泌体的产量。已有研究证实，外泌体释放的调节依赖于由氧化应激调节的外表面 GSH 水平，香烟烟雾提取物（CSE）引起氧化应激并增强人支气管上皮细胞外泌体的释放[37]。作为通信器，外泌体连接肿瘤及其微环境，肺癌细胞分泌外小体通过转化生长因子-β（TGF-β）和 IL-10 导致肿瘤迁移，低氧条件下肺癌细胞产生的外泌体比常氧条件下数量和浓度不同。此外，缺氧肿瘤释放的外泌体往往会导致血管生成和血管渗漏。在来源于癌细胞的外体中发现了 HIF-1 的转录活性形式，利用外泌体作为受体细胞的安全转运体，通过外泌体传递 HIF-1α 已成为低氧肿瘤避免 HIF-1α 降解的一种新方法[38]。它可以调节其转录靶点并传递缺氧信号以实现免疫逃避。NF-κB 是缺氧诱导条件下的另一个重要信号分子，很少有研究表明它是外泌体的载物介质，它可能在外质体释放中起重要作用。鉴于上述发现可以推测 NF-κB 通路直接或间接调节缺氧肿瘤中 HIF-1α 的表达和外体释放过程。此外，未来的药物，如小分子（DAS）的肿瘤可以考虑外泌体和 NF-κB 途径的探索。总之，对缺氧、HIF 和外泌体的更好理解将有助于开发新的早期诊断和真菌治疗途径，以及治疗缺氧性肿瘤。然而，这是一个鲜为人知的领域。

在 T-2 毒素的免疫毒性中，涉及缺氧诱导因子（HIF）、外泌体和免疫逃避的潜在机制。T-2 毒素可能会诱导细胞产生携带免疫信号分子的外泌体。例如，外泌体可能包含 T-2 毒素诱导的炎症因子或其他免疫相关蛋白，这些外泌体可以被其他细胞摄取，从而引发或增强免疫反应[39]。T-2 毒素可以引发细胞的应激反应，包括自噬和凋亡，这些应激反应可能会导致外泌体的产生或改变外泌体的组成。例如，自噬过程中形成的自噬囊泡可能会与外泌体的形成有关，而凋亡细胞可能会释放含有细胞残骸的外泌体。T-2 毒素触发细胞缺氧，而线粒体在缺氧条件下产生丰富的 ROS，激活 HIF-1α 信号，并通过 NF-κB 途径调节 HIF-1α 的表达，以控制对缺氧的适应性生理反应。此外，T-2 毒素通过多种信号途径诱导 IL-1β 和 TNF-α 增加，这与抑制 AT hook 转录因子（AKNA）有关，可上调 HIF-1α 的表达。T-2 毒素通过 ROS/NF-κB/HIF-2α 途径改善软骨细胞分解代谢活性（图 4-14）。在缺氧肿瘤中，外泌体的释放与 HIF-1α 有关，这有利于免疫逃避。T-2 毒素抑制呼肠孤病毒感染引起的 IFN-γ 水平升高，从而降低宿主对病毒的抵抗力，因此 T-2 毒素帮助病毒实现免疫逃避。T-2 毒素可诱导内质网应激，从而阻碍肠黏蛋白的表达，氧感应 HIF 羟化酶抑制与 HIF 相关的黏蛋白，T-2 毒素影响的黏蛋白与羟化酶抑制 HIF 之间可能存在相关性。

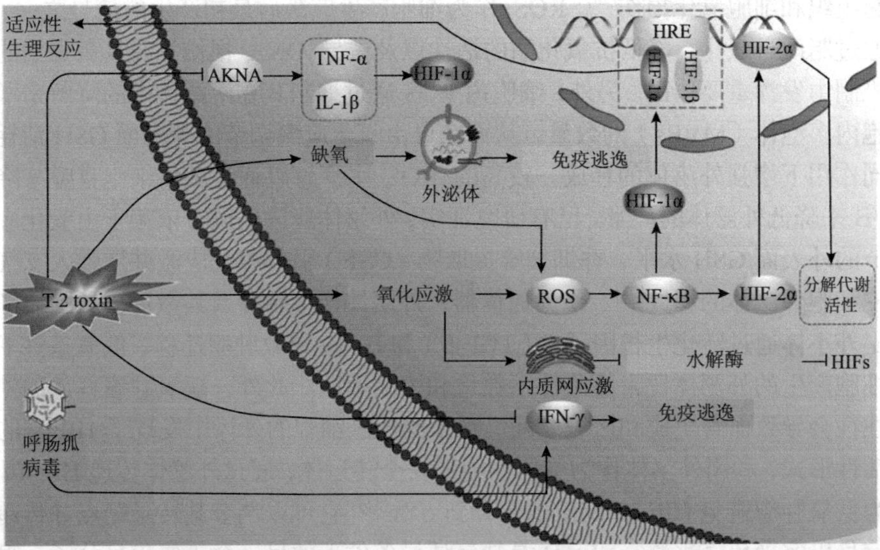

图 4-14　外泌体在 T-2 毒素免疫毒性机制中的作用[39]

值得注意的是，外泌体在免疫调节中发挥的作用不容忽视。外泌体的免疫作用可以概括为抗原呈递、调节宿主免疫应答、表达某些活化分子或补体因子引起免疫监视和增强肿瘤细胞侵袭。秋水仙碱就会通过抑制细胞内促炎信号级联、囊泡运输和炎症处的细胞因子释放防止免疫细胞的运动。事实上，免疫系统的许多不同细胞，包括树突细胞、B 和 T 淋巴细胞，已被证明可以释放具有免疫调节特性的外泌体。从 *B. maxima*（一种蟾蜍）皮肤分泌物中分离出来的 βγ-CAT，会刺激小鼠产生并释放功能性外泌体，增强小鼠骨髓来源的树突细胞递呈抗原的能力，通过分泌外泌体激活免疫 T 细胞反应，这也证明 βγ-CAT 可以通过囊泡转运和释放外泌体在细胞间转运膜整合蛋白和免疫因子（MHC-Ⅰ和 MHC-Ⅱ）[30]。外泌体还可以通过充当诱饵来捕获膜作用毒力因子（如成孔毒素）以防止靶组织损伤，从而提供以前未描述的对细菌感染的先天免疫反应[40]。这种“去质体”的作用类似工程化外泌体，即工程化外泌体可以中和革兰氏阳性细菌的毒素。此外，ATG 蛋白在宿主防御期间也会调节革兰氏阳性细菌诱导的外泌体产生，这种机制不同于 ATG16L1 在单核细胞增生李斯特菌感染期间促进血浆膜修复的作用。通过鉴定 EB 病毒（EBV）感染细胞释放的外泌体中重要的免疫因子（IL6、Caspase-1、IL-1β、IL-18 和 IL-33）提出了另一种有趣的毒性机制。细胞通过外泌体输出先天免疫传感器 STING（*IFN* 基因刺激物）、miRNA 和 mRNA，然后外泌体再携带这些内容物递送到未感染的细胞。这种方式具体的机制及功能意义尚不清楚，仍有待研究。

外泌体在真菌毒素神经毒性作用方面也有一定的潜力。神经元可以在氧化应激和缺氧条件下产生外泌体。循环外泌体自由穿过人体血脑屏障（BBB）进入外周循环，外周循环中的外泌体也通过 BBB 进入大脑发挥作用。此外，病原体转移外泌体有助于免疫逃避、细胞内扩增和促进感染。星状胶质细胞分泌的外泌体将载脂蛋白 D 转移到神经元并表达先天免疫受体，例如 TLR-4 和 NOD 样受体 3（NLRP3），它们可以通过释放细胞因子和炎症介质来响应组织损伤。新出现的证据表明，外泌体参与阿尔茨海默病（AD）中神经原纤维缠结的形成以及 Aβ 和 TAU 蛋白的产生和积累。含有炎症因子（促炎细胞因子、TLR4、RNA 和 miRNA）的外泌体在毒性或神经性刺激下释放并传递信号信息，导致神经退行性疾病。因此，基于外泌体的功能，我们怀疑真菌毒素激活了大脑中的外泌体，从而进一步激活了相关的信号通路和炎症反应。真菌毒素诱导的外泌体也可能在血脑屏障交叉过程中发挥作用。最近的研究表明，这些毒素在实验上与外泌体的产生有一定的关联。这些科学问题需要在不久的将来得到解决，以进一步揭示真菌毒素的神经毒性机制。

此外，外泌体在机体清除毒素中的作用也值得注意。当细胞受到毒素的侵害时，可能通过产生外泌体，将毒素排出细胞外，减少毒素对细胞的损害。外泌体在真菌毒素清除中的作用目前尚未有明确的研究结果，但根据已有的外泌体研究，可以推测一些可能的作用：①毒素清除。当细胞受到真菌毒素的侵害时，可能会通过产生外泌体，将毒素包裹并排出细胞外，减少毒素对细胞的损害。这一过程可能涉及细胞的自噬机制。②免疫反应。外泌体可能参与毒素引起的免疫反应。毒素进入细胞后，细胞可能会产生携带特定信号分子的外泌体，这些外泌体可以被免疫系统识别，从而诱发免疫反应，帮助清除毒素。③细胞间通信。外泌体可能通过细胞间通信的方式，传递毒素暴露的信息，帮助组织或系统级别的毒素清除。在真菌感染的情况下，真菌可能会产生毒素，这些毒素可以通过影响宿主细胞的生理功能来增强真菌的生存和传播。在这种情况下，宿主细胞可能会通过产生外泌体来响应这种感染。这些外泌体可能包含特定的蛋白质、核酸或脂质，这些物质可能有助于抵抗真菌的侵袭，或者有助于清除真菌毒素。例如，外泌体可能包含能够中和毒素的抗体或酶，或者包含能够诱导免疫反应的信号分子。此外，在毒素暴露的环境下，外泌体可能会聚集形成生物膜，保护细胞免受毒素的直接侵害。外泌体也可能将毒素从细胞内部转移到细胞外部，从而减少毒素对细胞内部结构和功能的损害。但这些作用仍需要进一步的实验研究来证实。

由于外泌体的组成和功能可能受到毒素类型、暴露剂量、细胞类型等多种因素的影响，因此对于不同的真菌毒素，外泌体可能会有不同的作用和机制，仍然需要进一步探究。外泌体含有特定类型的蛋白质、mRNA、miRNA 和脂质，而不是随机的细胞成分。这些成分为囊泡分选和生物发生的分子机制提供了有价值的信息，在真菌毒素毒性机制研究过程中，对这些复杂的外泌体成分研究促进了生理和病理条件下细胞间通信领域以及疾病特异性生物标志物发现的概念进步。转录组学是研究一个细胞中所有 RNA 分子的科学，包括信使 RNA、非编码 RNA 等。在外泌体研究中，转录组学可以帮助我们了解哪些基因在外泌体的形成和释放过程中发挥作用，以及外泌体如何通过携带和传递 RNA 分子来影响目标细胞的行为。例如，外泌体中的微小 RNA 和长非编码 RNA 被证实可以在接收细胞中调节基因表达。蛋白质组学是研究一个细胞中所有蛋白质的科学，包括它们的结构、功能和相互作用。在外泌体研究中，蛋白质组学可以揭示外泌体中的蛋白质负载物，以及这些蛋白质如何影响目标细胞的行为。某些外泌体蛋白质，如膜蛋白和细胞外基质蛋白，已经被证实可以调节细胞信号传导和细胞间的相互作用。基于质谱（MS）的蛋白质组学工具在提高我们对来自各种细胞类型和体液的细胞外囊泡蛋白质组成的理解方面发挥了特别重要的作用，在细胞外囊泡的早期基于 MS 的蛋白质组学研究中，使用凝胶电泳分离囊泡蛋白，然后通过 MS 鉴定高丰度外周蛋白、肌动蛋白、膜联蛋白、HSP 和四跨膜蛋白，在最近的高通量蛋白质组学研究中，通过 LC-ESI-MS/MS 分析结合蛋白质和肽分离技术，鉴定出越来越多的囊泡蛋白。脂质组学是研究一个细胞中所有脂质的科学。因为外泌体是由细胞膜包围的小囊泡，所以它们的脂质组成对它们的性质和功能有重要影响。脂质也可以作为信号分子，通过外泌体传递到目标细胞。此外，某些特殊的脂质，如磷脂酰肌醇-4,5-二磷酸（PIP2）和磷脂酰肌醇-3,4,5-三磷酸（PIP3），也可以调节外泌体的生成和释放。结合转录组学、蛋白质组学、脂质组学分析外泌体成分，能够帮助我们为外泌体介导的毒性作用机制提供一定的帮助，也能够认识到外泌体在真菌毒素毒性机制中的新型用途，为进一步诊断毒性生物标志物、解毒和治疗开发提供新的见解。

参考文献

[1] Mathivanan S, Fahner C J, Reid G E, et al. ExoCarta, 2012: Database of exosomal proteins, RNA and lipids[J]. Nucleic Acids Research, 2012, 40(D1): D1241-D1244.

[2] Kalluri R, LeBleu V S. The biology, function, and biomedical applications of exosomes[J]. Science, 2020, 367(6478): eaau6977.

[3] Stefańska K, Józkowiak M, Volponi A A, et al. The role of exosomes in human carcinogenesis and cancer therapy—Recent findings from molecular and clinical research[J]. Cells, 2023, 12(3): 356.

[4] Omrani M, Beyrampour-Basmenj H, Jahanban-Esfahlan R, et al. Global trend in exosome isolation and application: An update concept in management of diseases[J]. Molecular and Cellular Biochemistry, 2024, 479(3): 679-691.

[5] Colombo M, Raposo G, Théry C. Biogenesis, secretion, and intercellular interactions of exosomes and other extracellular vesicles[J]. Annual Review of Cell and Developmental Biology, 2014, 30: 255-289.

[6] Record M. Exosome-like nanoparticles from food: Protective nanoshuttles for bioactive cargo[J]. Molecular Therapy, 2013, 21(7): 1294-1296.

[7] Yang F, Liao X, Tian Y, et al. Exosome separation using microfluidic systems: Size-based, immunoaffinity-based and dynamic methodologies[J]. The Biotechnology Journal, 2017, 12(4): 1600699.

[8] Joyce D P, Kerin M J, Dwyer R M. Exosome-encapsulated microRNAs as circulating biomarkers for breast cancer[J]. The International Journal of Cancer, 2016, 139(7): 1443-1448.

[9] Dimik M, Abeysinghe P, Logan J, et al. The exosome: A review of current therapeutic roles and capabilities in human reproduction[J]. Drug Delivery and Translational Research, 2023, 13(2): 473-502.

[10] Zhang M, Zang X, Wang M, et al. Exosome-based nanocarriers as bio-inspired and versatile vehicles for drug delivery: Recent advances and challenges[J]. Journal of Materials Chemistry B, 2019, 7(15): 2421-2433.

[11] Hamzah R N, Alghazali K M, Biris A S, et al. Exosome traceability and cell source dependence on composition and cell-cell cross talk[J]. International Journal of Molecular Sciences, 2021, 22(10): 5346.

[12] Zhu L, Wang H, Yuhan J, et al. Exosomes mediated the delivery of ochratoxin A-induced

cytotoxicity in HEK293 cells[J]. Toxicology, 2021, 461: 152926.

[13] Szatanek R, Baj-Krzyworzeka M, Zimoch J, et al. The Methods of choice for extracellular vesicles (EVs) characterization[J]. International Journal of Molecular Sciences, 2017, 18(6): 1153.

[14] Hariharan H, Kesavan Y, Raja N S. Impact of native and external factors on exosome release: Understanding reactive exosome secretion and its biogenesis[J]. Molecular Biology Reports, 2021, 48(11): 7559-7573.

[15] Jafari D, Malih S, Eini M, et al. Improvement, scaling-up, and downstream analysis of exosome production[J]. Critical Reviews in Biotechnology, 2020, 40(8): 1098-1112.

[16] Deng S, Cao H, Cui X, et al. Optimization of exosome-based cell-free strategies to enhance endogenous cell functions in tissue regeneration[J]. Acta Biomaterialia, 2023, 171: 68-84.

[17] Yamashita T, Takahashi Y, Takakura Y. Possibility of exosome-based therapeutics and challenges in production of exosomes eligible for therapeutic application[J]. Biological and Pharmaceutical Bulletin, 2018, 41(6): 835-842.

[18] Mamalo A S, Alivirdiloo V, Sadeghnejad A, et al. Potential roles of the exosome/microRNA axis in breast cancer[J]. Pathology-Research and Practice, 2023, 251: 154845.

[19] Martinez-Espinosa I, Serrato J A, Ortiz-Quintero B. The role of exosome-derived microRNA on lung cancer metastasis progression[J]. Biomolecules, 2023, 13(11): 1574.

[20] Shukla S, Currim F, Singh R. Do different exosome biogenesis pathways and selective cargo enrichment contribute to exosomal heterogeneity?[J]. Biology of the Cell, 2023, 115(7): e2200116.

[21] Ullman E F, Kirakossian H, Switchenko A C, et al. Luminescent oxygen channeling assay (LOCI): Sensitive, broadly applicable homogeneous immunoassay method[J]. Clinical Chemistry, 1996, 42(9): 1518-1526.

[22] Lai J J, Chau Z L, Chen S Y, et al. Exosome processing and characterization approaches for research and technology development[J]. Advanced Science, 2022, 9(15): 2103222.

[23] Milane L, Singh A, Mattheolabakis G, et al. Exosome mediated communication within the tumor microenvironment[J]. Journal of Control Release, 2015, 219: 278-294.

[24] Ludwig N, Whiteside T L, Reichert T E. Challenges in exosome isolation and analysis in health and disease[J]. International Journal of Molecular Sciences, 2019, 20(19): 4684.

[25] Noonin C, Thongboonkerd V. Exosome-inflammasome crosstalk and their roles in inflammatory responses[J]. Theranostics, 2021, 11(9): 4436-4451.

[26] Li G, Tang W, Yang F. Cancer liquid biopsy using integrated microfluidic exosome analysis platforms[J]. Biotechnology Journal, 2020, 15(5): e1900225.

[27] Meldolesi J. Exosomes and ectosomes in intercellular communication[J]. Current Biology, 2018, 28(8): R435-R444.

[28] Duan L, Xu L, Xu X, et al. Exosome-mediated delivery of gene vectors for gene therapy[J]. Nanoscale, 2021, 13(3): 1387-1397.

[29] Wang Y, Ren L, Bai H, et al. Exosome-autophagy crosstalk in enveloped virus infection[J]. International Journal of Molecular Sciences, 2023, 24(13): 10618.

[30] Zhang F, Sun S, Feng D, et al. A novel strategy for the invasive toxin: Hijacking exosome-mediated intercellular trafficking[J]. Traffic, 2009, 10(4): 411-424.

[31] Zanetti C, Gallina A, Fabbri A, et al. Cell propagation of cholera toxin CTA ADP-ribosylating factor by exosome mediated transfer[J]. International Journal of Molecular Sciences, 2018, 19(5): 1521.

[32] Abrami L, Brandi L, Moayeri M, et al. Hijacking multivesicular bodies enables long-term and exosome-mediated long-distance action of anthrax toxin[J]. Cell Reports, 2013, 5(4): 986-996.

[33] Fabian M R, Sonenberg N. The mechanics of miRNA-mediated gene silencing: A look under the hood of miRISC[J]. Nature Structural & Molecular Biology, 2012, 19(6): 586-593.

[34] Ferragut Cardoso A P, Banerjee M, Nail A N, et al. miRNA dysregulation is an emerging modulator of genomic instability[J]. Seminars in Cancer Biology, 2021, 76: 120-131.

[35] Huang C, Yu W, Wang Q, et al. CircANTXR1 contributes to the malignant progression of hepatocellular carcinoma by promoting proliferation and metastasis[J]. Journal of Hepatocellular Carcinoma, 2021, 8: 1339-1353.

[36] Jiang S Z, Yang Z B, Yang W R, et al. Effect on hepatonephric organs, serum metabolites and oxidative stress in post-weaning piglets fed purified zearalenone-contaminated diets with or without Calibrin-Z[J]. Journal of Animal Physiology and Animal Nutrition, 2012, 96(6): 1147-1156.

[37] Wang M, Zheng L, Ma S, et al. Biogenesis and function of exosome lncRNAs and their role in female pathological pregnancy[J]. Frontiers in Endocrinology, 2023, 14: 1191721.

[38] Zhu H, He W. Ginger: A representative material of herb-derived exosome-like nanoparticles[J]. Frontiers in Nutrition, 2023, 10: 1223349.

[39] Bouaziz C, Bouslimi A, Kadri R, et al. The *in vitro* effects of zearalenone and T-2 toxins on vero cells[J]. Experimental and Toxicologic Pathology, 2013, 65(5): 497-501.

[40] Keller M D, Ching K L, Liang F X, et al. Decoy exosomes provide protection against bacterial toxins[J]. Nature, 2020, 579(7798): 260-264.

第五章

真菌毒素的毒性干预

本章提要：本章主要介绍了真菌毒素的毒性干预措施，从现代食品加工技术干预、天然产物干预、益生菌干预以及新型纳米材料干预毒素毒性四个方面进行介绍；同时介绍了真菌毒素的特异性脱除措施，对真菌毒素的毒性降解进行了研究展望。

第一节　现代食品加工技术干预毒素毒性

一、物理方法

1. 吸附法

通过使用活性炭、大孔树脂、纳米产品以及其他具备优秀吸附性的材质，吸附法可以去除受到污染的食品表面上的真菌毒素，并在吸附工作结束后把这些吸附剂与食品分离，以达到脱除毒素的目的。也有不将吸附剂与食品分离的吸附脱毒技术，其是通过吸附剂与毒素结合形成复合体，使毒素在胃肠道消化过程中不被吸收并最终随吸附剂排出到体外，从而减少毒素的吸收量并减少毒素在靶器官和血液的积累，进而减轻毒素对机体的损伤[1]。沸石、磁性氧化石墨烯、磁性石墨烯、壳聚糖甚至稻壳和榴莲皮均可以作为真菌毒素的吸附剂[2, 3]。

活性炭是由木制、煤制或石焦油等有机物经过碳化和化学物理活化处理后制成的一类吸附剂。活性炭的多孔结构使其具有很大的比表面积，从而赋予其吸附容量大，性能稳定的特点。活性炭吸附的优点包括价格低廉，在较大范围的温度和酸碱条件下均适用，吸附速度快。然而活性炭的吸附不具有特异性，在脱毒过程中不仅会吸附真菌毒素，还会吸附各类食品营养组分，造成营养成分损失[4]。

石墨烯的形态为 sp^2 杂化后的二维蜂窝式网络，其理论上的比表面积可以达到 2630 m^2/g，具有良好的化学稳定性和高吸附容量[5]。功能化的石墨烯可以实现对真菌毒素的高选择性吸附，具有显著的真菌毒素去除效果。通过共价或非共价相互作用的表面修饰可以增强石墨烯的分散性，使其可以在溶剂中很好地剥离，减少了溶液中的团聚现象。复合材料吸附剂中引入石墨烯不仅为其提供了额外的独特吸附性能，而且还改善了原始材料本身的性能。功能化石墨烯吸附剂主要通过 π-π 相互作用和氢键与真菌毒素结合，吸附过程包括化学吸附和物理吸附两部分。自发进行的化学吸附在吸附行为中占主导地位，随温度的升高吸附量逐步增加。功能化石墨烯吸附剂制备简单、具有良好的吸附性能，并且在细胞安全性研究中表现出良好的生物相容性，可以应用于食品中多种真菌毒素的高效去除[6, 7]。

在商业领域，水合铝硅酸钠钙被广泛应用作为吸附剂，其比表面积极高，并且拥有强大的 AFB_1 吸附性。水合铝硅酸钠钙通过其结构层间带有的负电荷和结构中的铝离子与 AFB_1 等真菌毒素中的 β-羰基结合形成稳定的金属螯合物[8]。

蒙脱石也是常见的用于真菌毒素吸附脱毒的吸附剂。其特点是随温度升高，不仅能吸附黄曲霉毒素，还可以将其转化为毒性较小的其他形式。经过锰、铜等过渡金属离子交换的蒙脱石或适当的热处理均能够提高吸附的 AFB_1 转化为毒性较小化合物的效率。

介孔分子筛 SBA-15 是一种具有六边形排列的微孔结构的吸附剂。SBA-15 除了具有比表面积大的优点外，还在纳米组装和催化等方面展现出很大的应用前景。在较低 pH、60℃环境下，丙基硫醇改性的 SBA-15 可有效降低展青霉素污染样品中的毒素水平[9]。

大孔树脂是一种聚合基元与交联剂通过聚合反应制备而成的高分子有机聚合物吸附剂，其特征是具有很高的孔隙率。大孔树脂利用孔隙吸附有机物，能够应用于有机物的分离浓缩和纯化。大孔树脂 LKS-11 可以用于吸附参类提取物中的腐霉利毒素，脱除率可达到 90%以上，并且具有较高的产品回收率[10]。

常见的有机物类吸附剂包括果胶、甘露聚糖、酵母细胞壁和壳聚糖等。有机吸附剂通过其活性中心的基团与真菌毒素形成氢键、离子键进行非特异性吸附。酵母细胞壁是最为广泛使用的有机类吸附剂，酵母细胞壁上含有大量的多糖作为吸附中心吸附真菌毒素[11]。

纤维素是一种天然的大分子多糖，分子中含有大量羟基，可以与真菌毒素形成氢键，从而吸附毒素。通过使用游离脂肪酸对酸水解的纳米纤维素进行修饰，可以增强其与脂溶性真菌毒素的亲脂相互作用，进一步增强其吸附能力。经过脂肪酸改性的纤维素吸附剂可以用于从各种食品中脱除 AFB_1 毒素[12]。

为了提高吸附剂对真菌毒素的吸附性能，常对吸附剂进行表面改性处理。改性硅铝酸盐类吸附剂、改性甘露聚糖和改性果胶等改性吸附剂在实验和实际生产中已经被广泛应用。表面活性剂改性后的吸附剂具有更强的表面疏水性，能够增强对 ZEA、OTA、AFB_1 等真菌毒素的吸附能力。十八烷基二甲基苄基氯化铵、十八烷基三甲基氯化铵、双十八烷基二甲基氯化铵、氯化十六烷吡啶、苯扎氯铵、十六烷基三甲基溴化铵和辛基酚聚氧乙烯醚等表面活性剂可以用于天然沸石和蒙脱土等材料的改性。甘露聚糖经过乙酸酐和酯化改性后可以显著提升其对真菌毒素的吸附能力。通过低甲基酰胺化改性增加果胶凝胶强度，可以使其更有效地吸附 DON[13, 14]。负载甘露聚糖的膨润土作为脱毒剂，不仅提高了甘露聚糖对真菌毒素的吸附能力，还提高了稳定性。

吸附脱毒主要利用吸附剂吸附毒素来减少饲料以及农副产品中毒素的含量，从而达到减毒效果，但不能降低毒素，无法彻底解决毒素污染问题。

2. *智能分选*

分选仪器是最基础的脱毒方法，可以根据物料的颜色、密度、结构形状等特征将真菌污染的物料从正常物料中分离。主要的分选技术有色差分选和比重分选。通过控制物料流速和风速，使用比重去石机可以有效分选出小麦中的赤霉病小麦籽粒[15]。色选机是一种通过色差对物料进行分选的仪器，色选机的分选能力仅受其精度影响，可以有效避免物理流速变化引起的分选结果不准确。使用光电色选机可使赤霉病小麦籽粒的去除率高达 50%。

3. *超声处理*

近年来，超声波技术作为一种新兴的脱毒技术，具有条件温和、不引入其他化学物质、操作简单等优点。大功率的超声处理可以通过破坏 AFB_1 中呋喃环末端双键使其形成内酯环或修饰甲氧基降低 AFB_1 毒性。超声处理 80 min 可以使水溶液中 AFB_1 含量下降 85.1%[16]。20 kHz 的超声处理能够有效降解 AFB_1、ZEA 和 OTA，但降解 DON 的效率较低[17]。已有研究利用 20 kHz 的热超声处理 10～15 min 在保持牛奶理化性质的同时控制微生物质量、降解 AFM_1，有望替代牛奶巴氏消毒[18]。

4. *等离子体*

等离子体是一种带正电的离子与带负电的离子或电子密度相近的电离气体，是不带电气体在足够高的能量作用下使气体分子发生电离而形成的含有正负离子、电子和未电离的气体分子组成的混合物。等离子体是第四种物质状态，与固态、液态、气态不同，整体呈电中性。其中存在的离子、电子以及中性粒子可以相互作用，产生活性氧和活性氮，当真菌毒素暴露时，会将其降解为弱毒物质[20]。

等离子体脱除真菌毒素具有良好的操作安全性。在操作过程中等离子体一直被封闭在操作系统内，产生的电离辐射不会向外泄漏。脱毒后产生的残余物和杀死的微生物直接通过气体循环系统排出，可以避免对操作人员造成伤害。等离子脱毒的产品具有良好的产品安全性，与 AFB_1 自身相比，经低温射频等离子体处理后的 AFB_1 降解产物毒性显著降低（图 5-1）。

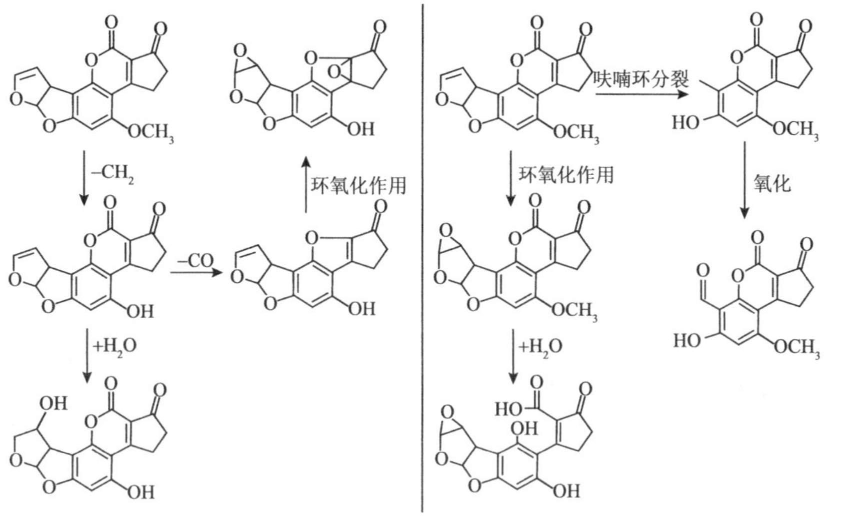

图 5-1　大功率超声处理后水溶液中 AFB_1 的降解产物及可能的产物形成机制[19]

等离子体脱除真菌毒素的效率与功率成正相关，保持处理时间不变，提高处理功率可以提高真菌毒素的降解率。相应地，保持处理功率不变的情况下延长处理时间也可以提升真菌毒素的降解率。在以往的研究中发现，400 W 处理污染 AFB_1 的花生，降解率可达到 73.45%，延长处理时间到 8 min 后降解率为 79.26%。物料的颗粒大小、水分含量、含油量同样会影响等离子体脱毒效率，水分含量越高、粒径越大、含油量越低则脱毒效率越高[21]。低温等离子体技术可降解 83.99% 的 DON，这与 DON 的环氧基团、双键和羟基被破坏有关，除对小麦中水分、蛋白质和淀粉含量有较小的影响外，其可能生成的 7 种降解产物对小麦的品质无明显影响[22]。

等离子体技术环保、成本低、安全性高，可以高效降解食品中的真菌毒素并同时杀灭微生物，适用范围广泛，不影响食品本身性质，适合用于新鲜农作物、液体食品和肉制品，作为一种创新技术在食品领域有巨大应用潜力[23]。

5. 辐照

辐射脱毒主要是利用紫外线、X 射线、γ 射线以及微波等手段杀灭微生物或破坏其产生的毒素分子结构，从而减弱其毒性。使用高能射线、紫外辐射和脉冲光等不同种类辐照是相对安全且有效的食品真菌毒素脱毒手段。电子束辐照可用于花生粕中 AFB_1 的降解（图 5-2）。在花生粕含水量为 21.47%时，电子束可以高效降解 5 mg/L 的 AFB_1，且降解产物经 Ames 实验和细胞毒性测试验证不具有毒性[24]。γ 射线辐照能够抑制互隔链格孢菌生长并分解向日葵种子中 AOH 和 AME 产生，当吸收剂量为 7 kGy 时，真菌死亡率达到 98.5%，当吸收剂量为 5 kGy

时毒素降解率即可高达到 99%。γ 射线能量较大，毒素降解效果好，但食品经辐射后可能发生质构变化，出现口味不佳、营养流失等问题[25]。

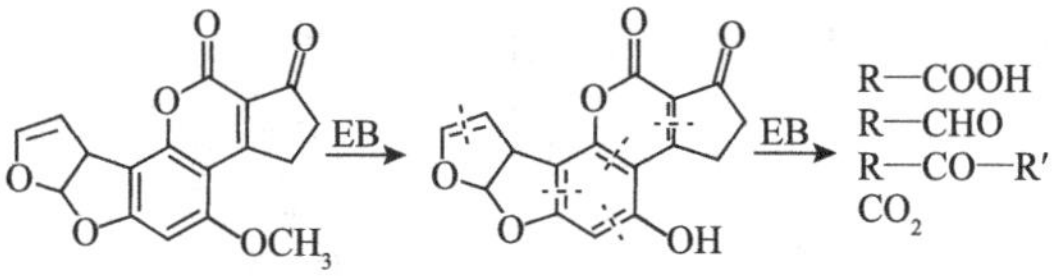

图 5-2　电子束辐照降解 AFB_1 的可能机制[19]

微波脱毒技术是一种便捷、高效、安全的环保型真菌毒素脱毒方法，具有耗能少和处理速度快的优势。微波辅助碱法降解操作简单，可以在温和条件下高效降解真菌毒素，脱毒后化学残留少。使用微波辅助碱法可以有效脱除稻米粉中的 AFB_1，使 AFB_1 残留量达到国家标准，降解率高达 98.5%[26]。

紫外线（UV）是一种使用非电离辐射的真菌毒素脱毒方式。大多数真菌毒素的键能与紫外光谱中的波长相对应，当真菌毒素吸收紫外线范围内相应波长的光子时，就能够发生光降解。短波紫外线（UV-C）具有十分理想的降解真菌毒素效果，现在已经被用于降解 AFB、PAT、OTA 和 DON 等多种真菌毒素[27]。真菌毒素溶解的介质对紫外辐照脱除真菌毒素效果有较大影响，紫外辐照溶解于花生油中的 AFB_1 具有最高的降解速率，在水中降解速率次之，在乙腈中降解速率最低。在不同介质中的降解产物也有所不同。通过紫外辐照光解花生油中的 AFB_1 时会发生较剧烈的反应，降解产物多为小分子，且降解产物毒性远低于 AFB_1（图 5-3）[28]。此外，利用紫外辐照脱除花生油中真菌毒素几乎不会对花生油品质造成任何影响[29]。

紫外辐照可以在杀灭微生物的同时使真菌毒素光降解，具有价格低廉、操作便捷、几乎不对食品品质造成影响等优势，具有十分广阔的应用前景。然而，紫外辐照穿透力差，处理效果不稳定，维生素等食品中的微量营养成分也会被紫外辐照破坏。此外，部分原本不产毒的菌株在紫外线诱导下可能会产生真菌毒素，这使得在部分情况下紫外线处理后的食品真菌毒素含量比未经处理之前还高[30]。

脉冲光辐照可以降解真菌毒素 AFB_1 和 AFB_2，其降解规律符合二级反应动力学模型，随辐射强度和真菌毒素初始浓度升高，降解速率也会提高[31]。脉冲光已经被用于降解糙米中 AFB_1 和 AFB_2，降解后产物毒性和致突变能力均会显著降低[32]。

多种辐照共同处理对真菌毒素的分解具有协同效应。使用辐射、日照以及紫外线复合处理真菌毒素污染的玉米可以达到近乎 100%的降解率。辐照对真菌毒素的去除效果良好，且几乎不会破坏食品的品质，在食品行业中具有广阔的应用前景[33]。

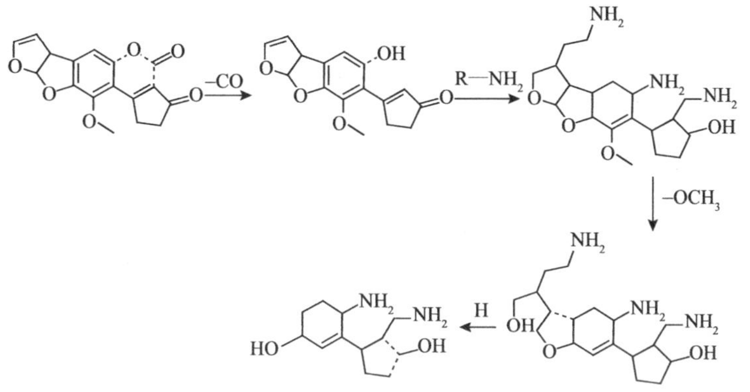

图 5-3　紫外辐照降解花生油中 AFB_1 产生的降解产物和可能的降解机制[28]

6. 热处理

热处理脱毒主要是通过高温破坏真菌毒素的分子结构，达到减毒的目的。利用高温脱毒是早期最常用的手段之一，其主要包括干燥、蒸煮、烘烤等。部分真菌毒素具有较强耐热性，如黄曲霉毒素耐受温度高于 235°C，对高温具有很强的抵抗力，因此简单的加热不能够完全去除，然而调节 pH 延长加热时间似乎能提高其去除率。DON 物理化学性质稳定，热处理仅能破坏其部分毒力[34]，例如，当在 pH 4.0，170°C处理 60 min 和在 pH 7.0，170°C处理 15 min 条件下均只有部分被破坏；而当 pH 10.0，120°C处理 30 min 或者 170°C处理 15 min，DON 可被完全破坏。

常规烘烤蒸煮处理去除毒素的效率与温度、加热时间息息相关，同时毒素浓度和样品含水量可能也会影响脱毒的效果。将被 AFB_1 污染的花生粕进行焙烤 30 min，对 AFB_1 的去除率可达到 40%～60%[35]。通过蒸煮处理被黄曲霉毒素污染的小麦，可以使样品中的黄曲霉毒素含量降低约 38%。在进一步挤压蒸煮处理时，发现在 170℃条件下，黄曲霉毒素下降了 74.55%[19]。

过热蒸汽是干饱和蒸汽继续加热形成的产物，它具有安全、高效和无污染的优势，是常用的真菌毒素降解方法。与一般高温处理方法相比，过热蒸汽的热效率更高，传热速度更快。过热蒸汽用于 DON 的脱毒中，降解率最高可达 79.8%，DON 含量为 4.9 μg/g 的赤霉病小麦经过过热蒸汽处理后 DON 含量可以降低到低于国家标准的限量范围[35]。

挤压、摩擦、剪切物料产生的环境能够有效地降解真菌毒素，因为这种环境能够产生高温、高压和高剪切力。挤压膨化技术可以应用于花生粕、糙米和玉米中 AFB_1 的降解，也可以用于麸皮中 DON 的降解。温度、物料含水量、主机频率和喂料机频率均会影响真菌毒素的降解效率，提高挤压机机筒温度、降低物料水分含量、降低主机和喂料机工作频率等方法可以有效提高物料在挤压过程中的处理效果，提高产品的质量。

热处理操作简单，成本低，然而 PAT 和 ZEA 等多数真菌毒素耐热性强，热处理降解效果不好，很多情况下必须使用高温结合加碱等化学方法才能达到预期的效果，极易降低原材料品质。

7. 光催化

化学降解法和生物降解法降解真菌毒素大多会产生二次污染物，许多物理降解法也存在降解不彻底等不足。利用 TiO_2、纳米级 Sc 及其复合物等具有优良光催化特性的纳米材料作为光催化剂能够吸附或者破坏真菌毒素的毒性，并且几乎不改变食品本身的品质及营养。光催化降解真菌毒素的技术具有绿色、安全、高效等优点，且光催化降解不产生太大经济成本，被越来越多地应用于真菌毒素的脱毒[36]。

光催化降解反应机理分为三步（图 5-4）。首先，催化剂吸收光能，价带中的电子激发后跃迁至导带，导致价带相应位置形成一个带正电的空穴。当大量电子被激发后催化剂内部产生大量的光生空穴-电子对，具有很强的氧化还原能力。被光激发跃迁至导带的电子和在价带形成的空穴被称为光生载流子。它们有两种去向：一方面，在催化剂中，杂质或缺陷可能导致电子和空穴的复合；另一方面，这些载流子可能会参与化学反应或传输电流，造成能量以热辐射的方式散失；光生载流子能够沿着晶格迁移至催化剂表面。迁移到催化剂表面的光生载流子可以直接参与最后一步的光催化降解反应。其在催化剂表面形成的超氧自由基和羟基自由基等活性基团是最主要的起到催化作用的基团，可以与真菌毒素发生氧化还原反应，实现真菌毒素的降解脱毒[37]。

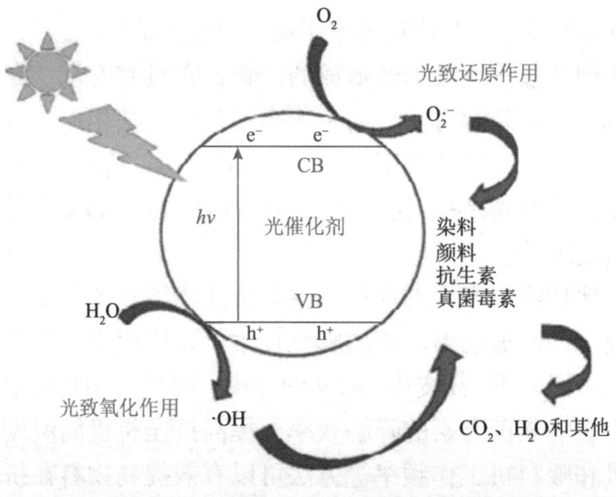

图 5-4　真菌毒素光催化降解反应机理[37]

二氧化钛纳米颗粒具有优异的光催化性能，在 250 W 紫外灯光照射下，磁性二氧化钛-二氧化硅反蛋白石光子晶体微球表面产生大量羟基自由基和超氧自由基，能够破坏 DON 分子中具有毒性的 12,13-环氧基团，使其脱氧形成不饱和碳碳双键。此外，3,7,15 位的三个羟基基团氧化；C9,C10 位的双键被氧化后碳链发生断裂形成更低毒性的中间产物[38]。该方法能够有效降解 DON，在 5 h 内可以降解 49%的 DON。纳米级 Sc 掺杂的 $SrTi_{0.7}Fe_{0.3}O_3$ 类立方相钙钛矿的结构在可见光作用下作为催化剂，经过 120 min 处理，AFB_1 的去除率可达 88.2%[39]。

目前光催化大多需要紫外波段的光源，可见光能量利用率较低。同时，光催化的催化剂材料的安全性需要被慎重考虑。对光降解后，降解产物的结构与毒性也需要进一步研究。

二、化学方法

化学脱毒是利用一些化学物质来减轻或控制真菌毒素的危害。主要是使用强氧化剂，如强酸、强碱或臭氧等，将真菌毒素转化为低毒甚至完全无毒的物质。如亚硫酸氢钠、次氯酸钠等已被证实可用于减轻镰孢霉毒素的危害，且效果良好。传统的化学脱毒方法具有局限性，且处理后产生的安全问题不容忽视，如降解产物仍有一定毒性、对食品风味和营养的影响等。试剂残留和对环境的二次污染问题也愈发受到人们的重视。

1. 氧化法

ClO_2、NaClO、H_2O_2 等氧化剂具有诱导真菌毒素氧化，进而脱除或降低其毒性的能力。ClO_2 是一种被世界卫生组织公认的安全消毒剂，具有低毒性、强氧化性和良好的杀菌能力。它广泛应用于自来水消毒、养殖业和医疗器械杀菌等领域。ClO_2 对 AFB_1 和 ZEA 等真菌毒素都具有显著的降解效果，但是对 DON 不具有降解作用[40]。

臭氧是氧的同素异形体，是大气中一种微量气体，具有特殊臭味。臭氧具有很强的氧化性，是生活中常用的氧化剂，可用于饮用水净化、灭菌和废弃物处理等领域[41]。臭氧稳定性差，其分解产物为氧气，因此被认为是无残留污染的绿色环保氧化剂。1997 年美国食品药品监督管理局批准臭氧为“通常是被认为安全的（GRAS）”[42]。臭氧对黄曲霉毒素、玉米赤霉烯酮、橘青霉素、赭曲霉毒素、展青霉素和单端孢烯族类化合物都有脱毒效果。臭氧通过氧化真菌毒素实现脱毒。臭氧作用在单端孢烯族类化合物分子中 C9，C10 双键位置，在此位置两个氧原子与双键发生加成反应，其通过氧化作用将毒素分子降解为酸、醛、酮等简单分子。C8 位置双键性质以及反应体系 pH 值都会对反应效果产生影响。臭氧对稻谷、小麦和玉米等粮食中的黄曲霉毒素均有较好的脱除作用，臭氧处理浓度 20～50

mg/kg，处理时间 1～9 h，可以有效地去除黄曲霉毒素，脱毒效率达 80%以上。

臭氧处理对食品品质的影响较小，处理后几乎无残留。然而臭氧对金属具有腐蚀性，对加工设备要求较高，它作为强氧化性气体也导致在工业应用上具有一定的操作安全风险。

2. 还原法

还原剂与真菌毒素结合改变真菌毒素的分子结构及毒性。亚硫酸氢钠和焦亚硫酸钠是常见的用于真菌毒素脱毒的还原剂。使用亚硫酸氢钠在 80℃处理 DON 污染的玉米可以将 DON 转化为毒性较低的 DON-磺酸盐，处理 18 h 后降解率可以达到 85%[43]。焦亚硫酸钠联合过饱和蒸汽处理 DON 污染的面粉 15 min 后可以降解 95%的 DON[44]。还原法对反应的 pH、温度和时间等条件要求较为苛刻，很难工程化应用。

3. 有机酸处理

柠檬酸、乳酸、琥珀酸和酒石酸等生物体内本身存在的无毒性的有机酸可以被用来脱除真菌毒素。在室温下，1 mol/L 的柠檬酸处理 4 天可以将超过 97%的 AFB_1 转化为 AFB_{2a}，显著降低毒素的毒性。煮沸条件下，仅需 20min 即可将 98%的 AFB_1 转化为 AFB_2。在模拟胃液环境中，柠檬酸存在时超过 71%的 AFB_1 可以转化为 AFB_2（图 5-5）[45]。此外，1 mol/L 的乳酸、琥珀酸和酒石酸在共孵育 18h 后，对 AFB_1 的降解速率分别达到 92.7%、62.0%和 95.1%[46]。然而有机酸往往仅能够将真菌毒素转化为毒性较小的类似物，难以将真菌毒素降解为完全无毒的形式。

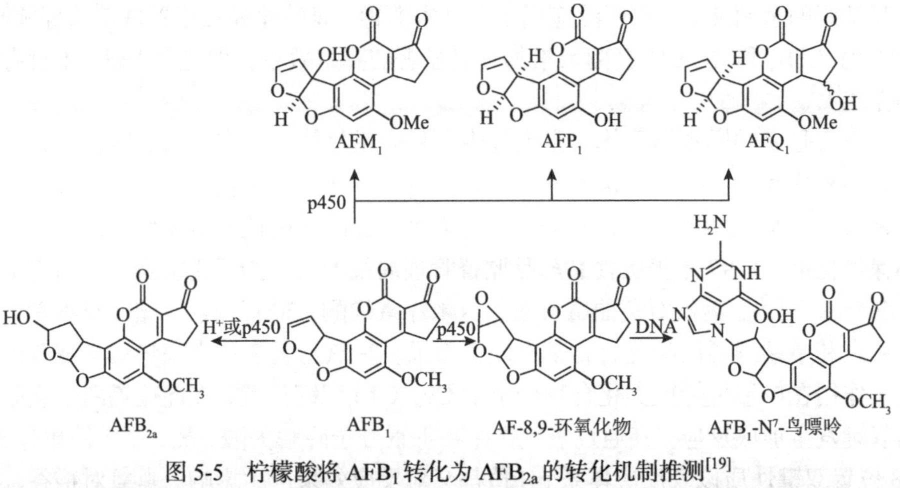

图 5-5 柠檬酸将 AFB_1 转化为 AFB_{2a} 的转化机制推测[19]

4. 碱处理

绝大多数真菌毒素在碱性条件下不稳定，易分解。在碱性条件下，AFB_1的内酯环结构十分不稳定，易发生水解，生成水溶性的无毒钠盐，AFB_1结构发生改变从而达到减毒的目的。除此之外，氨气也可以降低其毒性，氨气通过与 AFB_1 发生脱羟基反应，破坏其环状结构，达到解毒目的。氨气来源广泛且能回收利用，具有较大的开发潜力。然而当加入的氨气含量超过 0.2%后，谷物等食品会变为褐色，且随加入氨气的量增多褐色持续加深，处理后的产物易残余刺鼻气味，对食品感官品质造成极大影响。碱处理脱毒效率高，但碱容易与食品中的化学物质发生反应，在一定程度上会影响食品的口感和品质[47]。

5. 电化学方法

电化学方法是一种绿色环保的真菌毒素脱毒方法。它不需要使用任何有毒有害的化学试剂，脱毒处理后不会造成二次污染，也具有较高的降解效率，但能源消耗较高。电解水发生器在不同电流和电压下能够产生 pH 不同的碱性电解水。pH 12.2 的碱性电解水具有最高的 AFB_1 降解效率，电解水具有较大的真菌毒素去除潜力[47]。

6. 天然产物降解

天然产物是动物、植物或微生物产生的具有生理活性的二级代谢产物。天然产物具有广泛的来源，丰富的化学结构使其具有多样的生理活性，在食品、医学、农学等领域被广泛研究和应用。酚类、挥发性有机油、肽、含硫化合物等植物和微生物的天然提取物具有抑制真菌生长和脱除真菌毒素的功能，受到越来越多的研究人员的重视[48]。

阿育魏种子提取物具有破坏黄曲霉毒素内酯环和其呋喃环末端双键的能力，其用于对 AFB_1 和 AFB_2 的脱毒可以分别实现 92.8%和 91.9%的降解率（图 5-6）[49]。在液体发酵过程中加入 1 mmol/L 香豆酸、阿魏酸和焦儿茶酸，阿魏酸使 AOH 和 AME 的含量降低了 59.4%和 79.1%，焦儿茶酸抑制这两种毒素脱除的效果略差，香豆酸对 TeA 合成的抑制率可高达 60.2%[50]。

化学脱毒方法虽然高效，但是实施条件严苛，如臭氧氧化需要专门的设备和高额费用，增加了生产成本。此外，化学试剂本身也具有一定的危害性，具有在食品中产生残留的风险，并且还可能破坏食品中的营养物质。天然产物具有天然无毒的特点，在防控作物霉变及毒素污染中具有广阔的应用前景，但是目前的相关研究报道较少。有些植物、中草药的活性物质和抗氧化剂等虽然不能直接破坏 DON 的毒性基团，但是可以通过增强机体免疫力及抗氧化等抑制 DON 对机体的毒性作用，有望作为食品添加剂防控真菌毒素[51]。但相较于其他化学方法，天然产物降解真菌毒素效率低、成本高，不同天然产物的复杂降解机制也需要进一步研究。

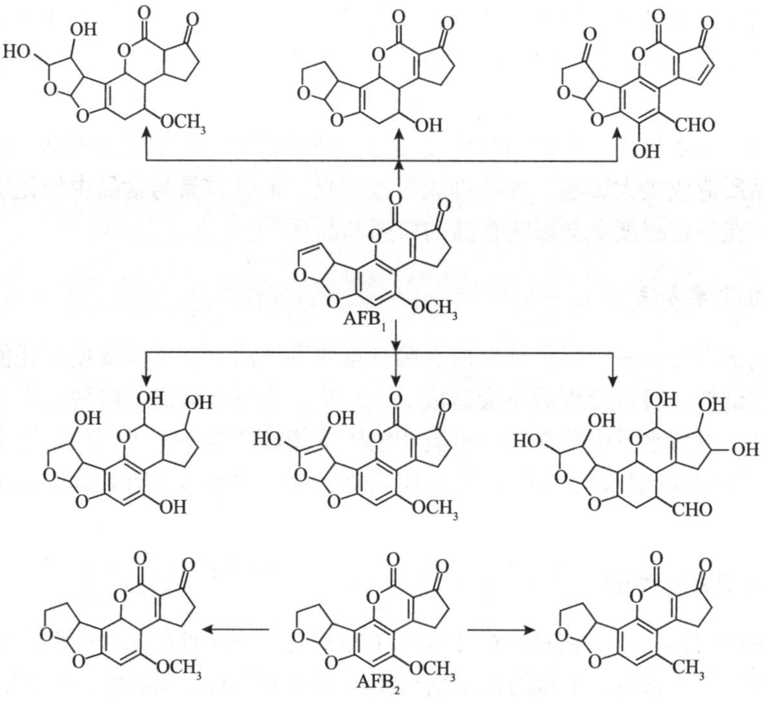

图 5-6　阿育魏种子提取物降解 AFB_1 和 AFB_2 的机制[49]

三、生物脱毒

部分真菌毒素具有比较稳定的化学性质，可以耐受较高温度，难以在加工过程中通过物理方法脱毒。使用氧化还原剂、酸、碱或有机溶剂虽然能达到脱毒目的，但有可能生成或残留其他有毒有害的化学物质，并且通常会导致食品中原本的营养物质丧失。生物脱毒法利用生物吸附、生物拮抗、生物降解或酶脱毒等方法脱除真菌毒素。生物脱毒法所需的反应条件温和，脱毒效率高。很多微生物或微生物代谢物对真菌毒素具有特异性脱毒功能，脱毒效果显著且不会损害食品本身的营养物质，是食品真菌毒素脱毒方法中最具有发展前景的脱毒方法[52]。

1. 生物吸附

微生物吸附减毒主要是通过微生物细胞壁表面成分，如葡甘露聚糖、β-D-葡聚糖和甘露寡糖来吸附真菌毒素。酵母和乳酸菌等有益微生物具有吸附去除多种真菌毒素的能力，因吸附效果与菌丝体浓度有关，其细胞壁上的多糖和蛋白质被认为是吸附真菌毒素的关键物质[51]。真菌毒素可以通过疏水相互作用可逆吸附于微生物菌体[53]。加热或酸处理能够增强微生物细胞壁对毒素的吸附能力，但有机试剂可能导致吸附的真菌毒素重新释放。

有研究表明微生物吸附去除AFB_1主要是通过以非共价的方式形成菌体-AFB_1复合物，从而来减少毒素的污染。目前，普遍认为微生物吸附主要是与细胞壁中的肽聚糖及多糖分布有关。乳酸杆菌 *Lactobacillus pentosusTV3* 在 10 min 能吸附 11.5% AFB_1，对 ST 吸附率高于 20%，同一菌株对不同毒素的结合潜力存在明显的差异，保守的肽聚糖结构可能是导致差异的关键原因。利用灭活乳酸菌菌体细胞作为吸附剂去除了橘汁中的 TeA，清除率可高达 86.98%[54]。副干酪乳杆菌对 50 μg/mL DON 的去除率高达 40.7%，而其培养上清液和细胞裂解液对 DON 的去除率分别为 10.5%和 8.9%，进一步研究发现 DON 可与细菌细胞表面结合形成复合物[55]。然而并非所有真菌毒素均能通过生物吸附的方式降解，如利用生物吸附脱除 ZEA 时发现相对较低的吸附效率，且随着培养部分 ZEA 会重新释放到培养基[56]。微生物吸附作用绿色安全，对毒素的去除具有一定的应用前景[57]。

2. 生物拮抗

乳酸菌等微生物代谢产生的过氧化氢、肽、有机酸和羟基脂肪酸等小分子代谢产物能够抑制真菌生长[58]。微生物拮抗法是利用微生物物种间的拮抗作用，影响真菌的生命活动，抑制真菌产毒和生长。链格孢毒素是酿酒葡萄的主要污染物，有实验研究了 14 种酿酒葡萄拮抗酵母对链格孢菌生长和产毒的影响后，成功筛选出了菌株 *Metschnikowia* sp.，其可以有效地抑制链格孢菌生长并减少 AOH、AME 和 TeA 的产生[59]。

3. 生物降解

真菌毒素的生物降解具有特异性，且降解反应大多不可逆，降解产物毒性往往很低。真菌毒素的生物降解机制是目前的研究热点。食品级的酵母、乳酸杆菌、枯草芽孢杆菌、醋酸菌和漆斑菌都对真菌毒素具有脱除作用，其中，液体培养枯草芽孢杆菌、醋酸菌和乳酸菌 60 h 后可对黄曲霉毒素的降解率分别可以达到 89%、81%和 88%[60]。自牛瘤胃中分离出的厌氧优杆菌属细菌具有转化单端孢霉烯族毒素的功能，可以将 DON 转化为代谢产物 DOM-1。动物实验验证了该菌将家禽消化道内的单端孢霉烯族类真菌毒素降解成低毒性或无毒代谢产物的能力[61]。从大量自然界样品和实验室保藏菌株中筛选出的枯草芽孢杆菌 ANSB01G 具有高效降解 ZEA 的能力，在液体培养基中对 ZEA 的降解率高达 88.65%。该菌应用于霉变的猪饲料和玉米时可以分别降解 83.04%和 84.58%的 ZEA，且基于该菌生产的真菌毒素生物降解剂能够有效缓解猪饲养过程中的 ZEA 中毒症状[62]。此外该菌株还可以将 DON 脱环氧代谢生成 DOM-1（图 5-7），但发挥脱环氧的机制尚未阐明[51]。利用季也蒙毕赤酵母与污染黄曲霉毒素 B_1、T-2 毒素的红鱼干混合发酵 36 h 后，AFB_1 消减率达（83.7±1.3）%，T-2 消减率达（78.5±0.8）%，且发酵液中残余的毒素和毒素代谢产物添加到饲料后不会引起小鼠的循环、免疫系统和肝功能损伤，是安全且无毒的[63]。

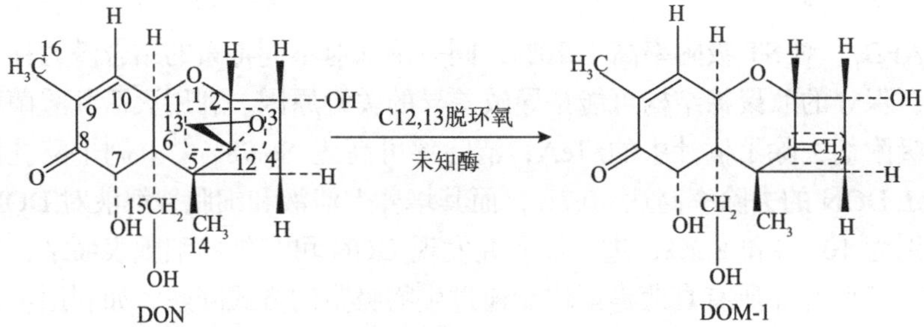

图 5-7　DON 脱环氧代谢为 DOM-1[51]

生物体内的许多酶具有破坏真菌毒素结构和降低毒性的功能。粉红螺旋聚孢霉菌产生的碱性内酯水解酶能够降解 ZEA，从而显著降低其毒性。该酶的 *ZHD101* 编码基因已经成功实现在异源宿主中的表达。此外，从粉红黏帚菌中分离出的 zes2 酶也能够通过作用于内酯键来降解 ZEA[64]。从沙克氏杆菌代谢产物中分离出 22kDa 的胞外酶在 70℃，pH 为 8.0 表现出较高的活性，对 AFB_1 降解效率高达 92.1%[65]。从白腐真菌中提取到锰过氧化物酶，能够将 AFB_1 首先氧化成 AFBO，随后再水解成低毒的 AFB_1-8,9-二氢二醇[66]。α-胰凝乳蛋白酶、羧肽酶 A（CPA）能将 OTA 降解为 OTα-和 L-苯丙氨酸，也具有一定的降解真菌毒素的能力，一定时间内 5U 的羧肽酶 A 就可以完全降解 OTA[67]。德沃斯氏菌首先通过吡咯喹啉醌依赖的脱氢酶 DepA 将 DON 氧化生成 3-keto-DON，然后由还原型辅酶Ⅱ依赖的脱氢酶 DepB 催化 3-keto-DON 还原生成对细胞和机体几乎无毒的异构化产物 3-epi-DON（图 5-8）[68]。平菇中的漆酶具有降解 AFB_1 的功能，该漆酶重组到黑曲霉中所表达的重组漆酶（118 U/L）对 AFB_1 的降解率达到 55%[69]。利用酶降解真菌毒素具有特异性和安全性。然而酶发挥作用时对温度和 pH 环境要求较高，在食品热处理时易失活。此外，由于真菌毒素种类繁多、所需要的降解酶系统复杂、技术难度大等因素，酶降解法的应用有较大限制。

国内外研究者发现许多细菌、真菌能够不同程度地消减真菌毒素，生物脱毒处理条件也相对温和，但是大多数的研究还只是证明了降解特性，缺乏进一步对其降解机制进行更深入的探究。微生物发挥代谢功能的基因、酶和作用机制研究有限，特别是微生物代谢真菌毒素的关键基因、酶和机制尚未被挖掘，已经发现参与真菌毒素代谢的酶数量少，生物信息稀缺，实际用于食品和饲料基质的效果未知。另外，生物法降解毒素的周期较长，并且微生物生产的环境要求也比较严格，成本相对较高[70]。

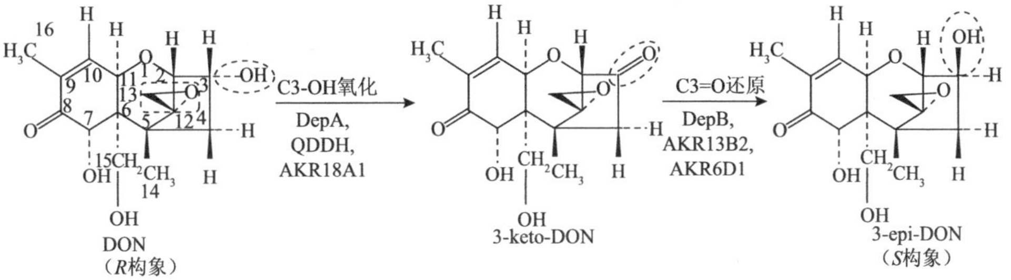

图 5-8　DON 差向异构化[68]

第二节　天然产物干预毒素毒性

随着工业化和城市化进程的加快，环境污染和化学毒物暴露的问题日益严重。农药、重金属、工业废弃物等有害物质的广泛存在，对人类健康和生态环境构成了严重威胁。传统的解毒方法虽然有效，但往往伴随有副作用或长期使用的风险。因此，寻找安全、有效的天然解毒剂成为现代医学和环保领域的重要课题。

天然产物因其多样的化学结构和生物活性，成为解毒研究的热点。近年来，越来越多的研究表明，许多天然产物具有显著的解毒作用。例如，绿茶中的儿茶素、姜黄中的姜黄素、葡萄中的白藜芦醇等，都被证明在抗氧化、抗炎、增强免疫功能等方面具有显著效果。随着现代提取技术和生物合成技术的发展，天然产物的药用价值和解毒潜力将进一步得到挖掘和应用。而天然产物具有生物相容性和安全性高、多靶点作用机制、多功能性、易于获取和成本低等优势。且随着现代科技的进步，其应用潜力将不断被挖掘和扩展。

一、黄曲霉毒素

黄曲霉毒素是一类由黄曲霉和寄生曲霉产生的剧毒次生代谢产物，主要污染谷物、坚果和油料作物。黄曲霉毒素的体内降解途径主要是代谢转化、微生物降解、酶促解毒、细胞自噬和修复机制。这些途径相互协作，共同降低黄曲霉毒素的毒性，保护机体健康。然而，由于黄曲霉毒素的高毒性和代谢复杂性，研究其体内降解机制仍然是一个挑战。而天然产物因其多样性和生物活性，成为解毒黄曲霉毒素的重要研究方向[71]。如姜黄素通过调节 Nrf2/HO-1 和 NF-κB 信号通路，减轻黄曲霉毒素 B_1 引起的肝毒性[72]；白藜芦醇通过激活 Nrf2-ARE 通路，保护细胞免受 AFB_1 引起的氧化应激和损伤，减轻 AFB_1 的毒性[73]；氧化茶多酚能够通过减少氧化应激和抑制细胞凋亡，减轻 AFB_1 的基因毒性和细胞毒性[74]；鼠李糖乳杆菌 *Lactobacillus rhamnosus* GG 能够减少 AFB_1 在 Caco-2 细胞中的运输和生物利用度，从而减轻其毒性[75]；补充硒能够通过抑制氧化应激和炎症，保护大鼠免受 AFB_1 引起的肝毒性[76]。根据作用机制和来源将天然产物分为抗氧化剂类、酶类及其前体、植物提取物、益生菌、矿物质和吸附剂等其他天然产物。

1. 抗氧化剂类天然产物

通过抗氧化作用减少黄曲霉毒素引起的氧化应激和细胞损伤，如多酚类和维生素类抗氧化剂。多酚类抗氧化剂的代表性物质有姜黄素、白藜芦醇、绿茶多酚等。

姜黄素是一种从姜黄根茎中提取的多酚类化合物，可以有效对抗黄曲霉毒素 B_1 引起的肝脏氧化应激，从而减轻肝脏损伤[77]。AFB_1 诱导的氧化应激会导致肝脏中 MDA 水平显著升高，SOD、CAT 等抗氧化酶活性降低。姜黄素可以显著降低 MDA 水平，并提高 SOD、CAT 等抗氧化酶活性，从而抑制氧化应激，减轻肝脏损伤。而 GST 是体内最重要的Ⅱ相代谢酶之一，可以催化 GSH 与 AFBO 的结合，从而降低 AFB_1-DNA 加合物的毒性。姜黄素可以显著逆转 AFB_1 引起的 GST 活性和 GSH 含量的降低，从而增强 GST 介导的Ⅱ相解毒作用，减轻 AFB_1 的毒性。Nrf2 可以上调抗氧化相关基因以及与 GSH 和 GST 合成相关的解毒基因。姜黄素可以上调 Nrf2 相关基因的表达，从而增强细胞抗氧化防御能力，减轻 AFB_1 的毒性。AFB_1 会激活 NLRP3 炎性小体，导致细胞焦亡和肝脏炎症。但姜黄素可以抑制 NLRP3 炎性小体的激活，并降低成熟 IL-1β 的过度分泌，从而减轻肝脏炎症损伤。AFB_1 通过上调 *COX-2* 的表达导致肝脏脂肪变性。姜黄素可以降低 *COX-2* 的表达，从而减轻 AFB_1 引起的肝脏脂肪变性。总之姜黄素通过抑制氧化应激、增强 GST 介导的Ⅱ相解毒、调节 Nrf2 信号通路、抑制 NLRP3 炎性小体介导的细胞焦亡以及可能抑制 *COX-2* 表达等机制有效减轻 AFB_1 的毒性，保护肝脏健康。

白藜芦醇是天然植物多酚，主要存在葡萄皮和葡萄籽、蓝莓、桑葚、花生中，具有强大的抗氧化、抗炎作用、抗肿瘤、心血管保护作用[73]。黄曲霉毒素会诱导细胞产生大量活性氧，造成氧化应激，损害细胞功能；降低线粒体膜电位，导致线粒体功能障碍，进而影响细胞的能量代谢；激活细胞凋亡蛋白 Caspase-3，导致细胞凋亡。但白藜芦醇具有抗氧化作用，可以清除细胞内的 ROS，减少氧化应激，从而保护细胞免受黄曲霉毒素的损伤；增加 MMP，促进线粒体的能量代谢，从而保护线粒体功能；白藜芦醇可以激活 Nrf2 信号通路，上调下游抗氧化酶基因（如 *NQO1*、*HO-1*、*SOD2*）的表达，上调 *HSP70* 的表达，抑制 Caspase-9 的活化，增强细胞的抗氧化能力，从而对抗黄曲霉毒素的毒性。总之白藜芦醇通过多种机制降解体内的黄曲霉毒素，从而保护细胞及机体免受黄曲霉毒素的损伤。

氧化茶多酚（OTP）[78]是普洱茶等发酵茶产品中的主要活性成分，来源于茶多酚的氧化过程。除了普洱茶，其他发酵茶如红茶、黑茶等也含有一定量的 OTP。OTP 具有很强的抗氧化、降血脂、抗肿瘤、抗菌、抗炎、抗过敏、保护肝脏等多种生物学活性。OTP 降解黄曲霉毒素（AFB_1）的主要机制是与其形成复合物，从而抑制其吸收并促进其排出体外。AFB_1 可以与 OTP 结合，形成复合物（C-AFB1）。但 OTP 抑制 C-AFB_1 的吸收并促进 C-AFB_1 的排出。

2. 益生菌类天然产物

鼠李糖乳杆菌 GG[79]是一种益生菌，能够牢固地黏附在肠道上皮细胞上，产生多种代谢产物，包括短链脂肪酸、细菌素和免疫调节因子，耐受胃酸和胆汁的侵蚀，从而在肠道中存活并发挥作用。研究表明，GG 能够通过多种机制促进肠道健康，包括调节肠道菌群、增强肠道屏障功能、抑制病原菌生长和免疫调节等。而黄曲霉毒素 B_1 的代谢和毒性主要受肠道菌群的影响。因此 GG 可以作为一种干预措施，降低饮食暴露于黄曲霉毒素的风险。研究表明，GG 能够与 AFB_1 结合，形成稳定的复合物，从而阻止 AFB_1 被肠道吸收，并降低一种重要的 AFB_1 代谢产物 AFL 的水平。AFB_1 能够损害肠道细胞，导致肠漏和营养不良。而 GG 能够保护 Caco-2 细胞免受 AFB_1 诱导的跨上皮电阻降低，GG 还能够减少 AFB_1 诱导的 DNA 损伤，这进一步表明 GG 能够保护肠道细胞免受 AFB_1 毒性损害。总之 GG 通过结合 AFB_1、降低 AFB_1 代谢产物水平和保护肠道细胞免受 AFB_1 毒性损害等多种机制来降低 AFB_1 的毒性。

3. 营养素类天然产物

硒是谷胱甘肽过氧化物酶等抗氧化酶的组成成分，可以增强免疫细胞的活性，参与甲状腺激素的合成和代谢，促进 DNA 的修复[80]。而黄曲霉毒素是一种强氧化剂，可以导致细胞产生氧化应激，损伤细胞结构和功能。硒是一种重要的抗氧化剂，可以清除体内的自由基，防止氧化损伤，从而减轻黄曲霉毒素的毒性。硒与氨基酸结合形成硒蛋白，参与细胞的抗氧化防御、免疫功能和 DNA 修复等过程，可以增强细胞对黄曲霉毒素的抵抗能力。有研究探讨了硒对 AFB_1 诱导的免疫毒性的保护作用及其机制。研究发现，AFB_1 会诱导细胞氧化应激，导致细胞内谷胱甘肽水平下降。补充硒蛋氨酸可以显著提高 GSH 水平，增强细胞的抗氧化能力，从而减轻 AFB_1 的免疫毒性。AFB_1 会抑制谷胱甘肽过氧化物酶 1 和硒蛋白 S 的 mRNA 和蛋白表达。补充硒蛋白可以显著提高 *GPx1* 和 *SelS* 的表达，从而增强细胞的抗氧化能力。

二、赭曲霉毒素

赭曲霉毒素是赭曲霉属和几种青霉属真菌产生的一种毒素，其中以赭曲霉毒素 A 毒性最大。OTA 主要由淡褐曲霉属、硫磺色曲霉属和蜂蜜曲霉属等产生。OTA 广泛存在于各种食物中，能够污染小麦、花生、啤酒等多种产品。肾脏是 OTA 诱导毒性的主要的靶器官，急性 OTA 暴露可以引起肝脏、胃肠道等器官和组织的细胞毒性。体内降解赭曲霉素的方式涉及多种机制，包括肠道微生物降解、肝脏代谢、肾脏排泄、酶促反应、抗氧化防御机制以及生物修复和解毒途径。这些降解机制共同作用，减少赭曲霉素的毒性和在体内的累积，保护机体免受其危害。另外，特定阈值的葡萄糖和特殊构型的氧脂素可以通过 G 蛋白偶联受体调控，通过群体感应效应影响 OTA 的合成，针对性的群体感应猝灭剂是未来减少 OTA 危害的一个新的路径。

天然产物在降解和解毒 OTA 方面展现了显著的优势，包括多靶点作用、低毒性和副作用、增强体内防御机制、生物可利用性和代谢稳定性以及广泛的来源和可获得性。例如姜黄素通过调节 Nrf2/HO-1 信号通路，减轻 OTA 引起的肾毒性和肝毒性。姜黄素能够显著降低 OTA 引起的氧化应激和细胞损伤[81]；白藜芦醇通过其强抗氧化和抗炎作用，减轻 OTA 引起的肾脏和肝脏损伤，显著降低 OTA 的毒性[73]；绿茶多酚通过减少氧化应激和抑制细胞凋亡，保护肝脏和肾脏免受 OTA 引起的损伤；甘草提取物通过其抗氧化和抗炎作用，显著减轻 OTA 引起的毒性，保护机体免受损伤[82]；益生菌如 *Lactobacillus rhamnosus* GG 和 *Bifidobacterium breve* 能够降解 OTA，减少其毒性，提高机体的解毒能力。

姜黄素是从姜黄根茎中提取的多酚类化合物。它能够通过激活 Nrf2 通路，诱导抗氧化酶（如超氧化物歧化酶、过氧化氢酶）的表达，减少 OTA 引起的氧化应激和自由基损伤[83]；抑制 NF-κB 通路，减少 OTA 引起的炎症反应；诱导谷胱甘肽 S-转移酶（GSTs）和醌氧化还原酶（NQO）1 的表达，促进 OTA 的代谢和排泄。绿茶多酚[84]包括儿茶素、表没食子儿茶素没食子酸酯（EGCG）等，能够直接清除自由基和活性氧，减少 OTA 引起的氧化应激。某些绿茶多酚可以螯合体内金属离子，减少 OTA 在细胞内的生成和积累。此外绿茶多酚可以与 OTA 结合，减少其在肠道中的吸收，从而降低其在体内的浓度。白藜芦醇是一种天然多酚，存在于葡萄、蓝莓和花生中，通过激活 SIRT1 和 Nrf2 通路，提高抗氧化酶的表达，减轻 OTA 引起的氧化损伤。并诱导 GSTs 和 NQO1 的表达，促进 OTA 的代谢和排泄。甘草提取物中的甘草酸和甘草次酸具有抗氧化和免疫调节作用，通过清除自由基和增加抗氧化酶活性，减少 OTA 引起的氧化应激。葡萄籽提取物含有丰富的原花青素，通过增加超氧化物歧化酶和谷胱甘肽过氧化物酶的活性，减少 OTA 引起的氧化应激。并与 OTA 结合，减少其在肠道中的吸收，促进其排泄。

上述的天然产物提取物能够通过抗氧化、抗炎、酶促反应和免疫调节等多种机制在体内降解 OTA，减少其毒性。姜黄素、绿茶多酚、白藜芦醇、甘草提取物和葡萄籽提取物等植物提取物被广泛研究和应用，显示出良好的解毒效果。这些天然产物不仅能直接中和 OTA 的毒性，还能通过增强机体的防御能力，提供多层次的保护。

三、玉米赤霉烯酮

玉米赤霉烯酮是一种由镰刀菌属真菌产生的具有脂溶性的致病性真菌毒素，广泛存在于小麦、玉米、花生和水稻等谷物中。ZEA 可使脾脏中 IL-2 下降，IL-1β 和 IL-6 上升，引起炎症。同时降低活化核因子 NFAT 和 NF-κB 活化信号的形成和传递，抑制 T 细胞活化，从而降低机体免疫力。此外，ZEA 可使胸腺明显萎缩、皮质减少、髓质增多和胸腺细胞凋亡。ZEA 可以改变免疫细胞的活力与增殖、细胞周期、免疫功能等。又因 ZEA 与雌激素结构相似，所以会在动物体中表现出明显的生殖系统毒性。近年来使用天然产物降解体内 ZEA 得到了深入的研究。这主要是基于天然产物特有的安全性、高效性、环境友好性[79]及广泛的生物活性。例如利用植物提取物如精油（芳香类植物）、皂苷、生物碱、多糖、多酚、黄酮类化合物和细胞色素的强抗氧化作用缓解 ZEA 对机体诱导的氧化应激和组织损伤。

能够体内降解玉米赤霉烯酮毒素的天然产物主要包括植物提取物、益生菌及其代谢产物和某些酶制剂。研究表明姜黄素通过激活 Nrf2 通路，提高抗氧化酶的表达，抑制 NF-κB 通路，减少炎症因子的释放，缓解 ZEA 引起的氧化应激及炎症反应[85]。绿茶多酚通过增加抗氧化酶的活性，并能够与 ZEA 结合，减少其在肠道中的吸收，促进其排泄。白藜芦醇通过激活 SIRT1 和 Nrf2 通路，提高抗氧化酶的表达，抑制 NF-κB 和 MAPK 信号通路，减少炎症因子的释放，缓解 ZEA 引起的氧化应激及炎症反应[86]。益生菌如 *Lactobacillus plantarum* 能够在肠道中与 ZEA 结合，形成不易吸收的复合物，减少其吸收。

上述天然产物通过抗氧化、抗炎、免疫调节、抑制吸收和促进排泄等作用机制在体内降解玉米赤霉烯酮等毒素，减少其毒性。这些天然产物的应用不仅在体外实验中显示出良好的效果，在动物模型中也得到了验证。进一步的研究和临床试验将有助于将这些天然产物应用于人类健康保护。

四、呕吐毒素

呕吐毒素是自然界中最常见的真菌毒素之一，食用 DON 污染的谷物后容易造成 DON 在体内的残留，从而严重危害动物和人体的健康。人类和动物在摄食 DON 后会出现呕吐、胃肠道炎症、生长发育迟缓、免疫抑制和肠道菌群紊乱等一系列症状。因此寻找良好的干预 DON 诱导的毒性损伤策略具有重要的现实意义。已经发现 DON 可以使用物理、化学和生物方法解毒。目前已有研究报道多种生物制剂，包括益生菌、生物活性物质和抗氧化剂等对 DON 毒性的防治具有良好的效果[87]。

天然酚类化合物是一类广泛存在于自然界的植物次生代谢产物，广泛分布于水果、蔬菜、药食同源等食品中，具有广泛的生物学作用，包括抗菌、抗炎、抗过敏、保肝、抗血栓、抗病毒、抗癌和血管扩张等作用[88]。天然酚类化合物对 DON 诱导毒性损伤的作用机制主要涉及降低氧化应激水平、缓解炎症反应、减少细胞凋亡、增强肠屏障功能等。DON 暴露会造成抗氧化酶活性降低、细胞内 ROS 水平升高和脂质过氧化的发生，从而诱导氧化应激，造成氧化损伤。研究发现天然酚类化合物发挥对 DON 诱导的氧化损伤主要是通过激活 Nrf2-Keap1-ARE 信号通路以及缓解线粒体损伤两条主要途径来实现。激活 Nrf2-Keap1-ARE 通路可以上调细胞内 SOD、CAT、GSH、GSH-Px 等抗氧化酶的水平，减轻 DON 对细胞造成的氧化应激损伤。白藜芦醇是一种广泛分布于植物界中的二苯乙烯类多酚化合物，在葡萄、蓝莓、花生等食品中多有分布。多项研究通过动物实验和细胞实验发现白藜芦醇能够有效缓解 DON 诱导的断奶仔猪肠道损伤，缓解断奶仔猪肠道和猪肠道细胞内的氧化应激、炎症反应以及细胞凋亡，恢复 DON 诱导的肠屏障功能障碍，积极调节肠道微生物群。

黄酮类成分广泛存在于水果、蔬菜以及药食同源中草药中，它具有多种药理学活性，如抗氧化、心脏保护、免疫调节、抗肿瘤、抗过敏等作用。以槲皮素为例，1 mmol/L 槲皮素预处理经呕吐毒素暴露的神经细胞 6 h 能够有效抑制活性氧产生、阻止 ROS 参与脂质过氧化、保持 SH-SY5Y 神经细胞内谷胱甘肽水平稳定、维持线粒体膜电位和 DNA 完整性。因此对于 DON 诱导的细胞损伤模型，槲皮素也能够起到抗氧化作用，20 μmol/L 槲皮素预处理 IPEC-J2 细胞 24 h，能够显著降低细胞内氧化应激水平，升高细胞中跨上皮电阻以保持细胞的完整性，从而发挥保护作用。山柰酚、黄芩苷、芒果苷、二氢杨梅素、落新妇苷等黄酮类化合物对 DON 诱导的毒性损伤也都有较好的保护效果。

酚酸是植物源食品中天然存在的一种酚类化合物，在水果、蔬菜、咖啡、茶叶、葡萄酒、啤酒及橄榄油等日常食品中含量较高。现有研究结果表明，阿魏酸、姜黄素、绿原酸、迷迭香酸等酚酸类物质能够对 DON 诱导的体外 IPEC-J2 细胞损伤模型起到较好的预防和治疗效果。

五、伏马毒素

伏马毒素是由串珠镰刀菌产生的一种水溶性代谢产物，已发现的伏马毒素有 FA_1、FA_2、FB_1 和 FB_2 等共 11 种，其中 FB_1 最为常见，FB_1 的基本结构是包含甲基和氨基的长链羟基烃链。FB_1 中毒除了抑制神经鞘脂类代谢外，还表现出严重的氧化应激后果，FB_1 在胃肠道中的吸收很差，以未代谢的形式广泛保留在肝脏和肾脏等组织中，通过肝肠循环在胆汁中排出并发挥其毒性作用。天然产物、益生菌、酶制剂和生物吸附剂等多种方法均可有效降解体内的伏马毒素，减少其对机体的毒性。天然产物因为其独特的安全性和易获取而受到广泛关注[89]。

利用天然细菌真菌降解 FB，反应温和，不受时间和空间限制。姜黄素通过激活 Nrf2 通路，增加抗氧化酶的表达，减轻 FB 引起的氧化应激。益生菌 LAB 通过多种机制发挥作用其中包括通过增加生长因子的产生来调节胃肠生理，与肠病原体竞争营养素，将可用糖生物转化为酸，产生维生素和有机酸，竞争性排斥黏附位点，肠道相关淋巴组织的有益免疫刺激，抗氧化和抗癌/抗增殖活性。乳酸菌对霉菌毒素的解毒作用主要是通过毒素与细菌细胞的结合来实现的，并且依赖于乳酸菌细胞壁结构的完整性。植物乳杆菌 MYS6（LpMYS6）改善了 FB_1 毒性作用下肉鸡的食欲，治疗后白细胞水平升高，血小板计数下降，恢复了血清中 SGOT、SGPT、肌酐、胆固醇、甘油三酯和白蛋白等血清参数，有效降低 FB_1 诱导的肝肾毒性。LpMYS6 的保护作用可能是通过结合 FB_1，降低其在胃肠道的生物利用度实现的。

六、其他毒素

1. 葡萄球菌肠毒素

葡萄球菌肠毒素（SEs）是由金黄色葡萄球菌产生的一组单肽链球形胞外蛋白。研究表明，SE 进入胃肠道后，通过肠上皮中的杯状细胞和上皮细胞运输到达固有层，随后与肥大细胞相互作用，促使胃肠道分泌和释放胃肠神经递质 5-羟色胺（5-HT）。5-HT 进入血液后刺激迷走神经，引起呕吐反应。此外，SEA 与黏膜下肥大细胞结合并诱导肥大细胞脱颗粒释放组胺，刺激通过神经从肠传递到脑，引起呕吐。腹泻则与小肠中水和电解质重吸收的抑制以及小肠顶膜中氯离子渗透性的增加有关，而腹绞痛主要是由 5-HT 与受体结合引起的胃肠平滑肌收缩所致。由 SE 引起的食物中毒和炎症反应等食源性疾病正变得越来越严重。消费者对营养和健康食品的需求推动了具有抗菌和抗毒素功能的天然抑制剂的开发，以替代食品工业中的抗生素和化学防腐剂。天然抗菌剂存在于植物、动物和微生物中，具有高效抗菌活性、生态友好和安全、不易产生耐药性以及更高的营养价值。

植物抗菌剂是植物衍生的次级代谢产物，广泛存在于水果和蔬菜中，具有许多重要的药物特性，如对细菌生长和毒素产生的抑制作用。即使低于最低抑制浓度（MIC）下，许多天然化合物和提取物也能够抑制 SE 的产生和/或毒性。天然产物主要通过两种作用模式抑制 SE：抑制毒素的产生和分泌——通过抑制转录、翻译和辅助基因调节器（Agr）系统；抑制毒素的活性或毒性——通过中和或结合食物基质和人循环系统中的 SE，抑制其超抗原活性或毒性。这些天然产物主要分为三类：①萜类化合物。萜类化合物是重要的次生代谢产物，常用作食品香精香料。主要包括薄荷醇、香茅醇、香叶醇、松油醇和橄榄苦苷。薄荷醇显著降低 SEA 和 SEB 的蛋白表达和基因转录水平，并以剂量依赖性方式抑制 *agr* 基因的转录水平（8～64 μg/mL）。②多酚类化合物。多酚类化合物是继萜类化合物之后的第二大植物源性保健食品家族。这些植物化学物质是一组具有共同化学结构的次生代谢产物，其特征在于存在至少一个芳环并用一个或多个羟基修饰，如绿原酸、百里香酚、丁香酚、香芹酚等。其中丁香酚（540 μg/mL，60% MIC；720 μg/mL，80% MIC）能完全抑制 SEB 和 SEC 的产生，对 SEA 的产生也有显著影响。③植物精油。植物精油由于其丰富的生物活性成分，在抑制 SE 产生方面表现出良好效果，并且大多数植物精油已被中国食品安全国家标准批准为食品添加剂（GB 2760—2014），如薄荷油、茶树油、紫苏油、茴香精油和迷迭香精油。这些精油可以抑制 SE 及其相关转录调节因子的基因转录和蛋白质表达（如 *agrA* 和 *sarA*），最终抑制基因转录。例如，茶树油能抑制金黄色葡萄球菌及 *sea*、*seb*、*agrA* 和 *sarA* 基因的转录水平。来自微生物的其他天然产物也可抑制 SE 的产生，其中一些已被用作食品基质中的食品防腐剂，如乳链菌肽、未解离的乳酸和乳酸杆菌发酵剂。

对这些天然抑制剂的深入研究和应用，可以为食品安全提供更为有效和环保的解决方案，并减少化学防腐剂和抗生素的使用，从而保护公众健康。

2. T-2 毒素

T-2 毒素是毒性最强的 A 类单端孢霉烯族毒素，由不同的镰刀菌属产生，包括拟枝孢镰刀菌、梨孢镰刀菌和三线镰刀菌等，其中拟枝孢镰刀菌是主要的 T-2 毒素产生菌。T-2 毒素生物合成的温度范围为 20～30℃，水分活度范围在 0.980～0.995。T-2 毒素对人体和动物具有强烈的毒性，影响免疫系统、肝脏和消化系统等。而天然产物能够显著降解体内的 T-2 毒素，这得益于其抗氧化、调节解毒酶系统、调节免疫反应及肠道屏障保护作用。

T-2 毒素引起的氧化应激是其主要毒性机制之一。天然产物中富含的抗氧化剂（如多酚类化合物、维生素 C 和 E 等）能够有效清除自由基，或间接激活内源性抗氧化酶（如超氧化物歧化酶、谷胱甘肽过氧化物酶等），减少脂质过氧化和

DNA 损伤，进而减轻 T-2 毒素的毒性。此外，天然产物可以通过调节解毒酶系统（如细胞色素 P450 酶系、谷胱甘肽转移酶等），加速 T-2 毒素的代谢和排泄。某些植物提取物能够诱导肝脏中的解毒酶表达，激活核受体（如 AhR、PXR、CAR 等），这些受体在调控解毒酶基因表达中起关键作用，促进 T-2 毒素的生物转化，减少其在体内的滞留时间和毒性作用。

T-2 毒素可抑制免疫系统功能，某些天然产物如多糖类化合物能够激活巨噬细胞、T 细胞和自然杀伤细胞等免疫细胞，增强体内的免疫监视和清除功能，降低 T-2 毒素对免疫系统的破坏。T-2 毒素引起的细胞损伤和凋亡可通过天然产物介导的细胞凋亡信号通路（如 Bcl-2 家族、Caspases 等）减少，进而减轻 T-2 毒素引起的细胞凋亡和组织损伤。

天然产物还可以通过保护肠道屏障，减少 T-2 毒素的吸收和系统毒性。某些天然产物如乳酸菌、益生元等能促进有益菌生长、增强肠道黏膜屏障的完整性和功能，减少肠道通透性，降低 T-2 毒素的吸收率。通过这些多重机制，天然产物能够有效降解和减轻 T-2 毒素的体内毒性作用，提供了一种安全、有效的解毒手段。

第三节　益生菌干预毒素毒性

益生菌如可食用的酵母菌与乳酸菌安全性高，对真菌毒素吸附作用强，是缓解食品真菌污染的理想菌株。它不仅提供了一种廉价、易得和可持续的真菌毒素控制策略，而且还确保了食品有益感官、营养和健康成分。益生菌干预措施有望减轻各种有害物质的毒性，包括尿毒症毒素，这些物质可能对肾功能产生不利影响。它们通过调节肠道微生物群发挥作用，从而减少这些毒素的产生和吸收，减少氧化应激并降低炎症。这种调节可能会减缓慢性肾脏疾病的进展并改善整体肾功能。此外，益生菌可能会增强糖尿病患者的新陈代谢，这是导致肾脏损伤的一个重要因素。

益生菌包括乳酸菌（乳杆菌、双歧杆菌、链球菌和乳球菌等）和酵母菌（酿酒酵母、热带假丝酵母、毕赤酵母和法夫酵母等）。不同的微生物细胞对真菌毒素表现出不同的吸附能力，细胞壁结构中肽聚糖、碱性氨基酸、硫醇和酯类的化合物决定了其具有吸附性能。Sangsila 等体外评价 8 株戊糖乳杆菌对 ZEA 的吸附效果，ZEA 浓度为 74.70 μg/mL，菌株 JM0812 对其吸附率高达 83.17%[90]。Liew 等对干酪乳杆菌进行了体外和体内评价，1 h 内热处理细胞对 AFB_1 吸附率达到 81%。酵母活细胞或失活细胞对真菌毒素均有吸附性能，酵母细胞壁多糖成分中葡聚糖和甘露聚糖对真菌毒素吸附效果存在差异[91]。Lu 等发现当 ZEA 与酵母细胞壁接触时，β-1,3-葡聚糖和 β-1,6-葡聚糖的三维结构在吸附机理中起主要作用，

碱不溶性 β-1,3-葡聚糖形成复杂且高密集的枝状结构，提供大量的结合位点用于吸附 ZEA，碱溶性 β-1,6-葡聚糖可增强吸附结合力[92]。Poloni 等利用活性酿酒酵母菌株 RC0016 与含 20 μg/kg AFB_1 动物饲料混合，体外评价显示 RC0016 对 AFB_1 的吸附率为 51.2%～97.5%，解吸率为 6.3%～8.0%[93]。芽孢杆菌属的一些物种有能力将 DON 转化为一种毒性较低的化合物，称为去环氧 DON（DOM-1）[94]。从小麦籽粒和植物花药中分离出的枯草芽孢杆菌 SG6 对小麦的菌丝生长有显著的抗真菌作用，赤霉素芽孢杆菌是导致小麦和大麦产量和质量损失的病原体之一。枯草芽孢杆菌 SG6 能够减少小麦赤霉素芽孢杆菌的产孢量和 DON 产量[95]。在黄曲霉中，从茶根际土壤中分离的多种含硫挥发性化合物抑制了黄曲霉毒素生物合成途径中 12 个重要基因的表达[96]；此外，对储存的花生、玉米、水稻和大豆的黄曲霉毒素污染有完全抑制作用。除芽孢杆菌和链霉菌外，希瓦氏菌（菌株 YM8）对不同水活性水平保存的玉米样品中的黄曲霉毒素具有较强的生物合成作用[97]。

目前对于益生菌在体内和体外缓解真菌毒素的研究仍处于起步阶段，尤其是益生菌在人体内缓解真菌毒素毒性机制的研究仍不够深入。益生菌的有效性可能会因益生菌类型、剂量和个人健康状况等因素而异。需要更多的临床试验将这些发现固化为具体的临床建议。

第四节　新型纳米材料干预毒素毒性

一、真菌毒素与纳米材料

真菌毒素通常在霉菌对数生长后期或平稳增长早期产生，是由真菌产生的重要次级代谢产物，广泛存在于谷物、饲料、咖啡、坚果、水果、酒类等食用、饮用或饲用农产品中，严重影响食品品质，危害人类健康。食品原料种植、贮藏、加工、运输、销售以及烹调等各个环节都有可能发生霉菌及真菌毒素污染。鉴于真菌毒素对人与动物健康的潜在威胁，研究真菌毒素的产生规律，采用技术手段对真菌毒素进行干预，对于指导生产实践，建立安全保障具有重要的意义，使预防真菌毒素污染更有操作性。

在探讨纳米材料降解真菌毒素的机制时，首先需要理解真菌毒素的化学特性及其对生物体的影响。真菌毒素如黄曲霉毒素和赭曲霉毒素，是一类由特定类型的真菌产生的有机化合物。这些毒素通常在农作物和食品储存过程中产生，对人类健康构成严重威胁。例如，黄曲霉毒素已被证实具有致癌性，而赭曲霉毒素则可以导致肝脏损伤。由于这些毒素的化学结构稳定，传统的物理和化学方法难以高效地去除它们。

在过去的二十年里，纳米技术的研究发展迅猛，并逐渐渗透到环境、医药、工业、能源和许多相关领域，以解决这些领域中的关键问题。得益于在尺寸定制、功能化修饰和理化稳定性等方面的优势，纳米材料和体系在农药控释、土壤修复和病原物治理等方面贡献巨大，同时纳米材料和体系所具有的独特优势也为开发传统技术以外的真菌毒素的预防和脱除手段提供了新的思路和方案。

二、纳米材料用于真菌毒素预防

纳米材料（NMs）是指在颗粒或孔隙至少一个维度上具有纳米尺度（通常在1～100 nm）的一种特殊材料。近年来，越来越多的新型材料如碳基材料、磁性材料、金属有机骨架材料、金属氧化物等被用作固相萃取的吸附剂，结合多种萃取模式（固相微萃取、分散固相萃取、磁性固相萃取等），大大提高了目标物的萃取效率、萃取选择性和分析通量[92]。

1. 磁性纳米材料

通常 MNPs 包括铁的氧化物如 Fe_3O_4 和 γ-Fe_2O_3，Co 和 Ni 以及与 Fe 形成的金属合金（Fe-Co、Fe-Ni），铁氧体 $CoFe_2O_4$ 和 $NiFe_2O_4$。然而，Co 和 Ni 易被皮肤吸收，对人体产生一定的毒副作用，且对环境易造成污染，在很大程度上限制了其作为原料用于 MNPs 的制备。Fe_3O_4 纳米材料有着其独特的优点，如较好的超顺磁性、较高的饱和磁场强度、较强的磁响应性和良好生物相容性等；另外，其制备过程简单，且表面易于功能化。因此，四氧化三铁是目前应用最广泛的磁性分离材料[95]。

氧化铁纳米材料的突出优势源于其特殊的化学、磁性和生物特性，包括化学稳定性、无毒性、生物相容性和强磁脆弱性。氧化铁有三种氧化态，磁赤铁矿和磁铁矿被发现具有最强的生物相容性。掺杂具有磁脆弱成分（包括 Mn、Co 和 Ni）的氧化铁纳米材料可以增强磁性特性。钴和锰掺杂铁氧体在生物应用中特别有前途。将未修饰的磁性 Fe_3O_4 纳米粒子应用于食用油中黄曲霉毒素（AFs）和阿维菌素的分析，食用油样品经过简单的稀释后，吸附剂通过氢键等极性相互作用，可以直接从食用油样品中萃取黄曲霉毒素和阿维菌素。然而，纯的磁性材料萃取选择性还存在一定的局限，在萃取过程中容易发生团聚，为了解决这些问题，对其进行适当的改性是非常必要的[96]。

相比于传统的固相萃取材料，磁性纳米材料具有良好的吸附容量、高的选择性、好的稳定性以及超顺磁性。因此，其作为样品前处理材料应用于目标物的吸附富集，具有以下优势：①萃取效率高；②分离速度快；③磁性材料制备简单，且因其表面有较为丰富的羟基，易于表面功能化；④复杂样品基质中对目标化合物的选择性高；⑤可重复使用，节约了检测成本；⑥分散性好。

分散磁性固相萃取的操作步骤如下：直接将 MNPs 分散于样品溶液中，通过搅拌、超声或涡旋等辅助方式的作用，溶液中目标化合物与 MNPs 充分接触，并有效吸附于材料表面。通过外加磁铁的作用，MNPs 能从较大体积的样品溶液中快速分离，而无需高速离心或过滤操作，整个分离和富集过程简单、快速。

2. 碳基纳米材料

碳基纳米材料如碳纳米管（CNTs）、石墨烯（G）、石墨烯氧化物（GO）、氮化碳纳米材料（CNNs）等，具有比表面积大、吸附容量高、化学及物理稳定性好等优点，近年来作为农产品质量安全分析前处理过程的吸附剂，取得了很好的应用效果[97]。采用物理混合的方法制备了一种磁性的羧基官能化的 MWCNTs，不同于传统的化学修饰方法，直接将氨基官能化的 MWCNTs 和 Fe_3O_4 在溶剂中进行混合组装，可以将非磁性氨基官能化的 MWCNTs 转化为磁性吸附剂，利用吸附剂与苯氧乙酸类农药之间的离子交换、π-π 和疏水相互作用，成功地应用于环境水中苯氧乙酸类农药的快速富集净化[98]。

由于具有优异的吸附性能，石墨烯和氧化石墨烯作为吸附剂的用量较少，所以在环境污染物去除、水过滤等领域广泛应用，如去除水溶液中的金属离子和染料等。更重要的是，与传统吸附剂相比，石墨烯和氧化石墨烯具有强烈的 π-π 相互作用，对芳香族化合物具有良好的选择性吸附能力，但石墨烯和氧化石墨烯在去除真菌毒素方面的研究较少。利用磁性石墨烯和磁性氧化石墨烯去除花生油中的 AFB_1，研究吸附时间、温度、吸附剂用量等对吸附效果的影响，发现磁性石墨烯具有分离容易、去除效率高的优点，在去除污染油中 AFB_1 方面具有巨大应用潜力。上述主要集中在石墨烯和氧化石墨烯对真菌毒素的吸附条件上，未对吸附过程和吸附机理做系统研究。

氧化石墨烯是石墨在一定条件下与强氧化剂反应制得的，表面含有大量含氧基团，如羰基、羟基、环氧基等，具有良好的分散性，但由于氧化作用会引起电子共轭损失，可能会影响其吸附能力。石墨烯是将氧化石墨烯还原，恢复石墨烯的结构和性质，具有良好的吸附性，但分散性略差。石墨烯、氧化石墨烯对 AFB_1 的吸附过程、吸附机理及其吸附性能差异的研究较为少见。石墨作为石墨烯和氧化石墨烯的制备原料，在真菌毒素吸附方面是否具有作用却一直少有报道。

3. 金属和金属氧化物纳米材料

金纳米材料由于外部带负电荷，具有独特的光学和电子属性以及化学稳定性以及外表面功能化的能力。此外，金纳米材料具有独特的光学和电磁特性，用于生物传感、细胞成像和光热处理。此外，金很容易与有机化合物官能化，它可以与配体、免疫球蛋白或治疗剂偶联，用于主动或被动递送药物。此外，黄金具有耐化学性，在体外和体内都具有出色的生物相容性。自从纳米材料被发现以来，黄金已被用于医疗用途。AgNPs 具有出色的物理和化学特性，包括更好的导电性和导热性、化学惰性、催化、抗菌活性和改进的光学特性。因此，AgNPs 被用于抗菌、消毒剂、电子和光子应用。由金属氧化物材料衍生的纳米材料具有出色的电学、催化、磁性和光学特性。TiO_2 纳米材料具有多种不同的属性，包括生物学特性、化学惰性和光学特性。氧化铈（CeO_2）纳米材料也称纳米铈，具有在氧化态之间过渡的独特能力。CeO_2 纳米材料表面有许多变形，导致铈（Ⅳ）和铈（Ⅲ）氧化还原电位的混合价共存于该表面，使其具有良好的催化性能，作为一种可能的生物自由基清除剂，引起高度关注。

金属纳米材料（MNs）或金属氧化物纳米材料（MONs）具有更好的热稳定性和机械稳定性，宽 pH 范围和对多种有机溶剂具有良好的耐受性，在极端条件下可以获得好的吸附和解吸性能。与 MNs 相比，MONs 在样品制备中的应用更广泛。一方面，MONs 可以利用其特殊的性质，直接作为样品前处理的吸附剂材料，如利用氧化镁表面的氧孔穴和电子相互作用可以用于萃取农产品中的多环芳烃等环烃类似物；部分重金属氧化物可以直接吸附样品中的重金属离子等。另一方面，MONs 还可以进行适当的官能化，如将金属氧化物与其他功能无机材料（磁核、碳纳米材料、介孔 SiO_2 等）结合，使吸附剂除了具有 MONs 的性质外，还具有其他独特的功能特性，从而极大地促进了其在样品制备中的应用。

4. 金属有机骨架和有机共价骨架纳米材料

金属有机框架（MOF）化合物是由芳香酸或碱的氮、氧多齿有机配体和无机金属离子通过配位键形成的多孔配位聚合物，是近年来备受瞩目的多孔性吸附新材料。为有效提升 AFT 和 ZEA 等非水溶性的真菌毒素吸附问题，Huang 等利用碱金属氢氧化物和环糊精（CD）制备 CD-MOF，被 CD-MOF 包覆的 ZEA 水溶解性提升了 89 倍，达到了（52.889±1.240.6）mg/L。在玉米、小麦、花生等固体样品和油料等液体原料中加入 1%～5%的 CD-MOF，真菌毒素的脱出率可达 85%以上。石墨烯基材料是由 sp^2 杂化连接的碳原子紧密堆积成，Horky 等体外模拟氧化石墨烯对碾碎小麦中的真菌毒素的吸附效果，最佳 pH 5.0 的条件下，对 AFB_1、ZEA 和 DON 的吸附量分别为 0.045 mg/g、0.53 mg/g 和 1.69 mg/g，对小麦粉中的 Mn、Cu 和 Zn 微量元素具有非特异性吸附特性[99]。

共价有机骨架是由轻元素（氢、氧、碳、氮、硼、硅）组成的新型多孔晶体聚合物，由强共价键连接有机单体形成。COFs 具有晶体密度低、比表面积大、化学/热稳定性强等特点。拥有众多优点的 COFs 材料受到了研究人员的广泛关注。COFs 已广泛应用于气体吸附与储存、催化、色谱分离和光学器件。此外，后合成功能化 COFs 作为一种新型吸附剂，能够快速吸附和去除有毒重金属离子等污染物，研究前景广阔。

5. 有序介孔硅胶纳米材料

有序介孔硅胶（OMS）是以表面活性剂的超分子组装体为结构导引试剂，硅源在酸性或碱性条件下水解而获得的一类多孔固体，最常见的有 MCM41、MCM-48 和 SBA-15。作为一种新型纳米材料，通过静电纺丝获得的纳米纤维制备简单，易于成膜，即纳米纤维膜（nanofiber membrane，NFM）。NFM 具备比表面积大，孔隙率高和易于分离的特点，此外还可针对目标物对 NFM 进行个性化的设计和改性，使其功能化从而成为一种能够特异性吸附目标物的优异材料，所以近年来以功能化 NFM 作为吸附剂成为研究热点。聚多巴胺（polydopamine，PDA）富含氨基、羟基和苯环结构，它可以通过氢键和 π-π 相互作用等对目标物产生优异的亲和力，因此 PDA 功能化 NFM 拥有同时吸附和提取具有不同结构和性质的多种目标的潜在优势。围绕 PDA 功能化 NFM 吸附食品中真菌毒素展开研究，将通过静电纺丝制备的聚苯乙烯纳米纤维膜（polystyrene nanofiber membrane，PS NFM）作为模板，随后通过原位氧化聚合反应获得了聚多巴胺纳米纤维膜（polydopamine nanofiber membrane，PDA NFM）作为去除液体食品中黄曲霉毒素的吸附剂。PDA NFM 对黄曲霉毒素 B_1、黄曲霉毒素 B_2、黄曲霉毒素 G_1、黄曲霉毒素 G_2 和黄曲霉毒素 M_1 均展现出优异的吸附特性，去除效率可以达到 76.1%～90.5%。初步探讨了其吸附过程和吸附机理，吸附动力学结果显示，PDA NFM 对黄曲霉毒素吸附过程符合准二级动力学模型，吸附是基于 PDA NFM 与黄曲霉毒素之间的多种吸附机制（包括静电作用、氢键和 π-π 作用）的化学吸附。同时吸附热力学结果表明吸附过程是自发进行的吸热反应，实现了各类性质各异的液体食品基质中多种黄曲霉毒素的同时高效去除。

三、纳米材料用于真菌毒素降解

纳米材料由于其独特的物理和化学性质，在降解真菌毒素方面展现出巨大潜力。纳米材料的关键特性之一是具有极高的表面积与体积比，这意味着它们能提供更多的活性位点与真菌毒素发生反应。例如，纳米颗粒可以通过吸附作用有效地捕获和固定真菌毒素，从而阻止这些毒素进入食物链。此外，某些纳米材料，如改性的二氧化钛纳米粒子，还具有催化性质，能在光照或特定条件下促进真菌毒素的分解。这种催化作用通常涉及生成活性氧物种，如羟基自由基，这些高反应性分子能够攻击真菌毒素的化学键，导致毒素结构破坏。

另一个关键方面是纳米材料的选择性。通过化学改性，纳米材料可以被设计为特定地识别和结合某些类型的真菌毒素。例如，通过在纳米粒子表面引入特定的功能团，可以增加其与特定毒素的亲和力。这种选择性不仅提高了去除效率，还减少了对非目标物质的影响，从而降低了可能对环境和人体健康造成的风险。

在实际应用中，纳米材料可以以多种形式应用于真菌毒素的降解。例如，它们可以被添加到食品包装材料中，以减少食品在储存和运输过程中的污染。此外，纳米材料也可以用于开发快速检测真菌毒素的传感器，这对于食品安全监控至关重要。然而，尽管纳米材料在这一领域展现出巨大潜力，但它们的应用仍面临诸多挑战。其中包括纳米材料的稳定性、可能的环境影响以及大规模生产的成本效益问题。

1. 抑制真菌毒素

Hernández-Meléndez 等用氧化锌纳米颗粒(ZnO-NPs)处理玉米，发现 100 μg/g 的 ZnO-NPs 对黄曲霉的生长和霉菌毒素的合成有显著抑制作用。未处理的颗粒真菌侵袭率为 67%，而处理后的真菌侵袭率为 30%，对照和处理后的黄曲霉毒素产量分别为 45 ng/g 和 14 ng/g[98]。Deabes 等证明银纳米颗粒（Ag-NPs）能有效抑制 AFB_1 的合成；Ag-NPs 可以进入真菌细胞内部，并改变负责真菌毒素生物合成的基因。真菌毒素生物合成途径相关基因的损伤会导致真菌毒素合成的下调或完全阻断[99]。Kolackova 等用 CuO-NPs 处理小麦籽粒后发现了 DON 缺失[100]，一些聚合物也被认为是杀菌剂，壳聚糖具有很好的抗真菌和抗真菌毒素活性。采用金属气相合成法制备的铜-壳聚糖纳米复合基壳聚糖水凝胶（Cu-Chit/NCs 水凝胶）对与花生粉和棉花种子相关的黄曲霉具有良好的抗菌活性，其活性取决于真菌菌株和 NPs 的浓度[101]。

2. 吸附真菌毒素

具有高比表面积和吸附能力的纳米材料（如纳米黏土、碳纳米管、石墨烯等）可以用来吸附真菌毒素，这些材料能通过物理吸附或化学作用与某些真菌毒素结合，从而从食品或环境中去除这些毒素。

研究发现壳聚糖纳米颗粒能够抑制 AFB_1，通过将氨基的正电荷与黄曲霉毒素的氧原子的负电荷相互作用来吸附 AFB_1，壳聚糖还具有加入金属 NPs 和其他杀菌剂的能力，由此产生的 NMs 具有良好的抗真菌和抗真菌毒素的潜力。碳基纳米结构在对抗霉菌毒素方面具有令人印象深刻的优势。氧化石墨烯（GeO）是这些很有前途的材料之一，它具有优良的吸附性能。在体外，测试已经证明了 GeO（10 μg/mL）能够吸附 AFB_1、ZEA 和 DON。25 ng/g DON 的去除效率达到 65%，6 ng/g ZEA 和 0.5 ng/g AFB_1 的去除效率为 90%。GeO 对 DON、ZEA 和 AFB_1 的吸附能力分别为 1.69 mg/g、0.53 mg/g、0.045 mg/g[102]，还原型氧化石墨烯-金纳米颗粒（rGO-AuNP）对小麦和玉米样品中的 AFB_1、AFB_2、AFG_1、AFG_2、AFM_1 和 AFM_2 也表现出良好的吸附能力和选择性。真菌毒素的回收率与纳米复合材料的浓度有关，当 rGO-AuNPs 的数量从 5 mg 增加到 15 mg 时，其回收率从 48.5% 增加到 106.6%。然而，在 15 mg 以上，回收率下降[103]。

磁性纳米材料在食品基质中去除霉菌毒素方面的应用广泛。由于磁化率较高，这些类型的 NMs 具有良好的吸附和分离能力[104]，表明它们具有去除霉菌毒素的能力。用甘蔗渣制备的 60～300 nm 的氧化铁碳纳米复合材料对 AFB_1 具有良好的吸附能力，200 ppm 的氧化铁在 pH 3 和 pH 7 的平衡时间分别为 115 min 和 150 min。其制备的吸附剂可作为活性炭的替代品，以解毒家禽饲料[105]。由玉米废弃物制备的磁性碳纳米复合材料具有良好的 AFB_1 去除能力。AFB_1 的去除率达到近 90%，在 pH 7 和 pH 3 处，依赖于 pH 的平衡时间分别为 96 min 和 180 min[106]。在另一项对 AFB_1 初始浓度（0.2 μg/mL）的油体系进行的研究中，从稻壳制备的磁性介孔二氧化硅能够吸附 94.59%的霉菌毒素[107]。磁性纳米沸石（NMZ）比天然沸石能更好地吸附霉菌毒素。50 mg 纳米复合材料从污染样品中去除高于 99%的 Afs、50%的 OTA、22%的 ZEA 和 1.8%的 DON[103]。

3. 催化降解真菌毒素

某些类型的纳米粒子如金属纳米粒子、二氧化钛纳米粒子等，表面具有高反应活性，可以作为催化剂促进真菌毒素的分解。代表性钛基光催化剂纳米 TiO_2 凭借高光催化活性、无毒、化学稳定性良好等优点已经被广泛用于顽固性有机污染物去除以及抗菌防霉领域。NMs 由于具有光催化特性，因此也参与了霉菌毒素的降解。通过光催化反应降解霉菌毒素的特点是其成本低，光催化过程涉及光子吸收后的化学反应，该反应是基于暴露在光下的 NM（光催化剂）中产生成对的电子（e^-）和空穴（h^+），导致吸附在纳米管表面的分子的还原和氧化反应的过程。在光催化降解过程中，能够观察到可以形成其他活性氧（ROS），即超氧化物（$O_2\cdot^-$）、羟基自由基（·OH）和过氧化氢（H_2O_2）（图 5-9）[108]。

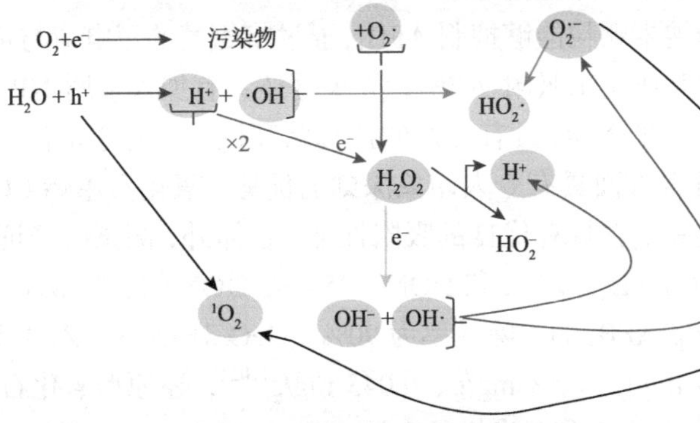

图 5-9 ROS 的形成

由掺杂铈的二氧化钛（Ce-TiO_2）制成纳米材料，在紫外照射（$\lambda = 254$ nm）下，Ce-TiO_2 纳米材料提高了对 DON 的光催化活性。不同水平的 Ce 掺杂对纯二氧化钛表现出不同的 Ce-TiO_2 光催化降解效果。用 0.5Ce-TiO_2 处理 240 min 后，降解率可达到 96%。对 DON 降解过程中主要活性 ROS 的探索表明，该孔穴在光催化反应中起着比·OH 更加至关重要的作用[109]。Bai 等通过一步水热法制备了石墨烯/ZnO 复合材料，该材料在紫外光照射下表现出优异的光催化降解 DON 活性。经过 30 min 光降解处理，DON 降解率可达 99%[110]。紫外光能量较高，可能会破坏农产品、食品以及饲料中的营养成分或风味物质。可见光催化降解技术可将低密度的太阳能转化为化学能，实现对有毒物质的消减，从而避免紫外光造成的底物损失。ZnO-NPs 对伏马菌素积累的体外和原位研究均有显著意义。在 25℃、21 天的黑暗或光周期孵育下，分别给予 0.8 g/L 和 8 g/L 的 ZnO-NPs 处理，发现在光周期孵育 14 天后出现了较高的下降（84%～98%）。在原位实验下，评价 ZnO-NPs 对 25℃黑暗下 21 天辐照玉米籽粒的 FB_1、FB_2 和 FB_3 率的影响，发现 FBs 率降低。在 0.8～2 g/kg 和水分活度为 0.98～0.995 条件下，ZnO-NPs 使总 FBs 积累减少了 71%～99%，表明 ZnO-NPs 可用于玉米谷物中控制植物病原和产毒真菌，减少伏马菌素的积累[111]。

还有其他利用纳米技术与生物技术相结合的方法，如利用纳米载体传递特定的酶或其他生物活性分子，以靶向破坏或改变真菌毒素的结构等。结合多种纳米材料的复合材料可能同时提供催化和吸附的双重作用，从而更高效地去除毒素。

纳米颗粒可能构成一种新的抗真菌成分，农业食品相关部门可能将其用于控制产毒真菌及其主要相关真菌毒素。因此，纳米生物技术是一个能够克服真菌毒素污染问题，并帮助提供高质量、稳定、有营养和安全的食品的机会。除了去除霉菌毒素外，纳米技术还可以通过为作物提供更好的生长能力、纳米肥料和纳米杀虫剂，并提高作物产量，从而确保可持续的未来。在实际应用中，它们仍面临稳定性、安全性、规模化生产的可行性等挑战。但是，对于纳米材料的环境影响和潜在的健康风险需要进行全面的评估。随着科技进步，未来可能会有更多针对食品安全的纳米技术应用被开发和实现。

参 考 文 献

[1] 成博伦, 赵玉濛, 胡锦涛, 等. 几种常见真菌毒素脱毒方法的研究进展 [J]. 基因组学与应用生物学, 2015, 34(11): 2338-2344.

[2] Sadia A, Dykes L, Deng Y. Transformation of adsorbed aflatoxin B1 on smectite at elevated temperatures [J]. Clays and Clay Minerals, 2024, 64(3): 220-229.

[3] Adunphatcharaphon S, Petchkongkaew A, Greco D, et al. The effectiveness of durian peel as a

multi-mycotoxin adsorbent [J]. Toxins, 2020, 12(2): 108.
[4] 黄伟锋, 陈小威, 李利君, 等. 吸附法消减真菌毒素的研究进展 [J]. 食品工业科技, 2020, 41(1): 328-334.
[5] Baig N, Ihsanullah, Sajid M, et al. Graphene-based adsorbents for the removal of toxic organic pollutants: A review [J]. Journal of Environmental Management, 2019, 244: 370-382.
[6] Bai X, Sun C, Xu J, et al. Detoxification of zearalenone from corn oil by adsorption of functionalized GO systems [J]. Applied Surface Science, 2018, 430: 198-207.
[7] 刘亚杰, 孙淑敏, 卫敏. 磁性氧化石墨烯/二氧化钛对黄曲霉毒素 B_1 的吸附与光催化降解作用研究 [J]. 河南工业大学学报(自然科学版), 2021, 42(4): 1-8.
[8] 李笑樱, 仉磊, 姜德铭, 等. 粮油加工副产物中真菌毒素消减技术研究进展 [J]. 中国粮油学报, 2021, 36(8): 190-195.
[9] Appell M, Jackson M A, Dombrink-Kurtzman M A. Removal of patulin from aqueous solutions by propylthiol functionalized SBA-15 [J]. Journal of Hazardous Materials, 2011, 187(1-3): 150-156.
[10] 崔丽丽, 郑培和, 王英平. 大孔吸附树脂脱除人参提取物中腐霉利残留的工艺研究 [J]. 中国中药杂志, 2014, 39(13): 2509-2512.
[11] 夏超笃, 湛穗璋, 刘小艳, 等. 霉菌毒素吸附剂在动物饲料中应用的研究进展 [J]. 畜牧与饲料科学, 2017, 38(4): 27-31.
[12] Zadeh M H B, Shahdadi H. Nanocellulose coated with various free fatty acids can adsorb fumonisin B1, and decrease its toxicity [J]. Colloids and Surfaces B: Biointerfaces, 2015, 134: 26-30.
[13] Li Y, Tian G, Dong G, et al. Research progress on the raw and modified montmorillonites as adsorbents for mycotoxins: A review [J]. Applied Clay Science, 2018, 163: 299-311.
[14] 徐子伟. 饲料霉菌毒素吸附剂研究进展 [J]. 动物营养学报, 2019, 31(12): 5391-5398.
[15] 张雪洁, 高艺璇, 徐浩, 等. 真菌毒素的脱毒进展 [J]. 药学研究, 2019, 38(2): 95-99.
[16] Liu Y, Li M, Liu Y, et al. Structures of reaction products and degradation pathways of aflatoxin B_1 by ultrasound treatment [J]. Toxins, 2019, 11(9): 526.
[17] Hernández-falcón T A, Monter-arciniega A, Cruz-cansino N D S, et al. Effect of thermoultrasound on aflatoxin M1 levels, physicochemical and microbiological properties of milk during storage [J]. Ultrasonics Sonochemistry, 2018, 48: 396-403.
[18] 宋承钢, 杨健, 郭兰萍, 等. 黄曲霉毒素脱毒研究进展 [J]. 食品安全质量检测学报, 2020, 11(12): 3945-3957.
[19] Hojnik N, Cvelbar U, Tavčar-Kalcher G, et al. Mycotoxin decontamination of food: Cold atmospheric pressure plasma versus “Classic” decontamination [J]. Toxins, 2017, 9(5): 151.
[20] 周煜, 蔡瑞, 岳田利, 等. 低温等离子体在食品中杀灭微生物与降解真菌毒素研究进展 [J]. 食品研究与开发, 2020, 41(14): 209-218.
[21] Chen X, Qiu Y, Zhang J, et al. Degradation efficiency and products of deoxynivalenol treated by cold plasma and its application in wheat [J]. Food Control, 2022, 136: 108874.
[22] 杨野, 于丹, 都晓伟. 农作物和食品中链格孢毒素污染及其脱毒方法研究进展 [J]. 食品安全质量检测学报, 2023, 14(3): 215-223.

[23] Liu R, Lu M, Wang R, et al. Degradation of aflatoxin B1 in peanut meal by electron beam irradiation [J]. International Journal of Food Properties, 2018, 21(1): 892-901.

[24] Braghini R, Sucupira M, Rocha L O, et al. Effects of gamma radiation on the growth of *Alternaria alternata* and on the production of alternariol and alternariol monomethyl ether in sunflower seeds [J]. Food Microbiology, 2009, 26(8): 927-931.

[25] 王勇, 王 韧,王莉, 等. 微波辅助碱法降解稻米粉中的黄曲霉毒素 B_1 [J]. 粮食与饲料工业, 2013 (5): 22-26.

[26] Lopes S J, Sant'ana A S, Freire L. Non-thermal emerging processing technologies: Mitigation of microorganisms and mycotoxins, sensory and nutritional properties maintenance in clean label fruit juices [J]. Food Research International, 2023, 168: 112727.

[27] Mao J, He B, Zhang L, et al. A structure identification and toxicity assessment of the degradation products of aflatoxin B1 in peanut oil under UV irradiation [J]. Toxins, 2016, 8(11): 332.

[28] 朱克卫, 任尧. 粮食作物中真菌毒素及其检测与脱除方法研究进展 [J]. 粮食与油脂, 2014, 27(8): 66-69.

[29] Aziz N H, Smyk B. Influence of UV radiation and nitrosamines on the induction of mycotoxins synthesis by nontoxigenic moulds isolated from feed samples [J]. Nahrung, 2002, 46(2): 118-121.

[30] Wang B, Mahoney N E, Khir R, et al. Degradation kinetics of aflatoxin B1 and B2 in solid medium by using pulsed light irradiation [J]. Journal of the Science of Food and Agriculture, 2018, 98(14): 5220-5224.

[31] Wang B, Mahoney N E, Pan Z, et al. Effectiveness of pulsed light treatment for degradation and detoxification of aflatoxin B1 and B2 in rough rice and rice bran [J]. Food Control, 2016, 59: 461-467.

[32] Gillani S W U H S, Sadef Y, Imran M, et al. Determination and detoxification of aflatoxin and ochratoxin in maize from different regions of Pakistan [J]. Environmental Monitoring and Assessment, 2022, 194(9): 613.

[33] Wolf C E, Bullerman L B. Heat and pH alter the concentration of deoxynivalenol in an aqueous enviroment [J]. Journal of Food Protection, 1998, 61(3): 365-368.

[34] 王建华. 霉变饲料的霉菌毒素与防霉去毒技术 [J]. 天津畜牧兽医, 1995, 12(1): 5-7.

[35] 刘远晓, 关二旗, 卞科, 等. 过热蒸汽处理对赤霉病小麦中 DON 的降解效果 [J]. 河南工业大学学报(自然科学版), 2016, 37(5): 57-63.

[36] 李理江, 王锦, 张宇冲, 等. 光催化降解真菌毒素的研究进展 [J]. 粮食储藏, 2021, 50(4): 38-45.

[37] Wang H, Mao J, Zhang Z, et al. Photocatalytic degradation of deoxynivalenol over dendritic-like α-Fe_2O_3 under visible light irradiation [J]. Toxins, 2019, 11(2): 105.

[38] Jamil T S, Abbas H A, Nasr R A, et al. Detoxification of aflatoxin B1 using nano-sized Sc-doped $SrTi_{0.7}Fe_{0.3}O_3$ under visible light [J]. Journal of Photochemistry and Photobiology A: Chemistry, 2017, 341: 127-135.

[39] 常晓娇, 孙长坡, 刘虎军, 等. 二氧化氯对几种主要真菌毒素的降解效果研究 [J]. 中国粮

油学报, 2016, 31(9): 113-118.

[40] 王启军，何国庆. 臭氧技术在食品加工中的应用 [J]. 粮油加工与食品机械，2002,(1): 33-35.

[41] 陈冉周，吴秋蓉，陈军，等. 臭氧在粮油真菌毒素污染防控方面的应用 [J]. 粮油仓储科技通讯, 2016, 32(1): 47-50.

[42] Young J C, Zhou T, Yu H, et al. Degradation of trichothecene mycotoxins by chicken intestinal microbes [J]. Food and Chemical Toxicology, 2007, 45(1): 136-143.

[43] Dänicke S, Kersten S, Valenta H, et al. Inactivation of deoxynivalenol-contaminated cereal grains with sodium metabisulfite: A review of procedures and toxicological aspects [J]. Mycotoxin Research, 2012, 28(4): 199-218.

[44] Rushing B R, Selim M I. Effect of dietary acids on the formation of aflatoxin B2a as a means to detoxify aflatoxin B1 [J]. Food Additives & Contaminants: Part A, 2016, 33(9): 1456-1467.

[45] Lee J, Her J Y, Lee K G. Reduction of aflatoxins (B_1, B_2, G_1, and G_2) in soybean-based model systems [J]. Food Chemistry, 2015, 189: 45-51.

[46] 孔令露，梁幸，沈贺彬. 黄曲霉毒素 B_1 脱毒技术的研究进展 [J]. 福建农业科技，2022, 53(11): 74-81.

[47] 吴丽，王步军. 谷物中 DON、ZEA 毒素的净化、检测、毒性与生物脱毒技术的研究 [J]. 食品安全质量检测学报, 2014, 5(5): 1323-1330.

[48] Iram W, Anjum T, Iqbal M, et al. Structural elucidation and toxicity assessment of degraded products of aflatoxin B_1 and B_2 by aqueous extracts of trachyspermum ammi [J]. Frontiers in Microbiology, 2016, 7: 346.

[49] Jiang N, Li Z, Wang L, et al. Effects of ultraviolet-c treatment on growth and mycotoxin production by Alternaria strains isolated from tomato fruits [J]. International Journal of Food Microbiology, 2019, 311: 1108333.

[50] 林如琴，余丹妮，刘思，等. 脱氧雪腐镰刀菌烯醇脱毒方法研究进展 [J]. 食品安全质量检测学报, 2023, 14(6): 90-99.

[51] Xu H, Wang L, Sun J, et al. Microbial detoxification of mycotoxins in food and feed [J]. Critical Reviews in Food Science and Nutrition, 2022, 62(18): 4951-4969.

[52] El-Nezami H, Polychronaki N, Salminen S, et al. Binding rather than metabolism may explain the interaction of two food-grade *Lactobacillus* trains with zearalenone and its derivative á-zearalenol [J]. Applied and Environmental Microbiology, 2002, 68(7): 3545-3549.

[53] El-Nezami H P N, Lee Y K, Haskard C, et al. Chemical moieties and interactions involved in the binding of zearalenone to the surface of Lactobacillus rhamnosus strains GG [J]. Journal of Agricultural and Food Chemistry, 2004, 52(14): 4577-4581.

[54] Zhai Y, Hu S, Zhong L, et al. Characterization of deoxynivalenol detoxification by lactobacillus paracasei LHZ-1 isolated from yogurt [J]. Journal of Food Protection, 2019, 82(8): 1292-1299.

[55] 冯春露，郭嘉. 玉米的真菌毒素及生物脱毒研究进展 [J]. 粮食与油脂, 2018, 31(9): 14-17.

[56] Bata-Vidács I, Kosztik J, Mörtl M, et al. Aflatoxin B_1 and sterigmatocystin binding potential of non-lactobacillus LAB strains [J]. Toxins, 2020, 12(12): 799.

[57] Mandal V, Sen S K, Narayan C M. Detection, isolation and partial characterization of antifungal

compound(s) produced by pediococcus acidilactici LAB5 [J]. Natural Product Communications, 2007, 2(6): 1934578X0700200610.
[58] Prendes L P, Merín M G, Zachetti V G L, et al. Impact of antagonistic yeasts from wine grapes on growth and mycotoxin production by lternaria alternata [J]. Journal of Applied Microbiology, 2021, 131(2): 833-843.
[59] 朱新贵, 林捷. 几种食品微生物降解黄曲霉毒素作用的研究 [J]. 食品科学, 2001, 22(10): 65-68.
[60] Binder J H E, Schatzmayr G, Ellend N, et al. Screening for deoxynivalenol-detoxifying anaerobic rumen microorganisms [J]. Cereal Research Communications, 1997, 25(3): 343-346.
[61] Takahashi-Ando N, Ohsato S, Shibata T, et al. Metabolism of zearalenone by genetically modified organisms expressing the detoxification gene from clonostachys rosea [J]. Applied and Environmental Microbiology, 2004, 70(6): 3239-3245.
[62] 叶林, 张玮芸, 王雅玲, 等. 季也蒙毕赤酵母对红鱼干中黄曲霉毒素 B_1/T-2 毒素的脱毒作用 [J].卫生研究，2020, 49(4): 564-568.
[63] Utermark J, Karlovsky P. Role of zearalenone lactonase in protection of gliocladium roseum from fungitoxic effects of the mycotoxin zearalenone [J]. Applied and Environmental Microbiology, 2007, 73(2): 637-642.
[64] Xu L, Eisa Ahmed M F, Sangare L, et al. Novel aflatoxin-degrading enzyme from *Bacillus shackletonii* L7 [J]. Toxins, 2017, 9(1): 36.
[65] Wang J, Ogata M, Hirai H, et al. Detoxification of aflatoxin B_1 by manganese peroxidase from the white-rot fungus *Phanerochaete sordida* YK-624 [J]. FEMS Microbiology Letters, 2011, 314(2): 164-169.
[66] 熊露, 王晓云, 梁志宏. 羧肽酶 A 的脱毒功能及其应用前景 [J]. 生物技术通报, 2017, 33(8): 20-25.
[67] Carere J, Hassan Y I, Lepp D, et al. The identification of DepB: An enzyme responsible for the final detoxification step in the deoxynivalenol epimerization pathway in devosia mutans 17-2-E-8 [J]. Frontiers in Microbiology, 2018, 9: 1573.
[68] Alberts J F, Gelderblom W C A, Botha A, et al. Degradation of aflatoxin B_1 by fungal laccase enzymes [J]. International Journal of Food Microbiology, 2009, 135(1): 47-52.
[69] 马帅, 李安, 潘立刚. 真菌毒素脱毒技术研究进展 [J]. 食品工业科技, 2024, 45(5): 377-383.
[70] 俞静, 姚志豪, 何开雨. 基于纳米材料的光学生物传感器在中药真菌毒素检测中的应用 [J]. 分析化学, 2023, 51(4): 472-488.
[71] 谢佳雨, 张雯, 欧杰. 植物源天然产物对黄曲霉和黄曲霉毒素 B_1 的抑制作用研究进展 [J]. 食品与发酵工业, 2021, 47(1): 317-326.
[72] Wang Y, Liu F, Liu M, et al. Curcumin mitigates aflatoxin B_1-induced liver injury via regulating the NLRP3 inflammasome and Nrf2 signaling pathway [J]. Food and Chemical Toxicology, 2022, 161: 112823.
[73] Zhou Y, Jin Y, Yu H, et al. Resveratrol inhibits aflatoxin B_1-induced oxidative stress and apoptosis in bovine mammary epithelial cells and is involved the Nrf2 signaling pathway [J].

Toxicon, 2019, 164: 10-15.

[74] Lu H, Liu F, Zhu Q, et al. Aflatoxin B_1 can be complexed with oxidised tea polyphenols and the absorption of the complexed aflatoxin B_1 is inhibited in rats [J]. Journal of the Science of Food and Agriculture, 2017, 97(6): 1910-1915.

[75] Gratz S, Wu Q K, El-Nezami H, et al. Lactobacillus rhamnosus train GG Reduces aflato in B_1 transport, metabolism, and toxicity in Caco-2 Cells [J]. Applied and Environmental Microbiology, 2007, 73(12): 3958-3964.

[76] Hao S, Hu J, Song S, et al. Selenium alleviates aflatoxin B_1-induced immune toxicity through improving glutathione peroxidase 1 and selenoprotein s expression in primary porcine splenocytes [J]. Journal of Agricultural and Food Chemistry, 2016, 64(6): 1385-1393.

[77] Longobardi C, Damiano S, Andretta E, et al. Curcumin modulates nitrosative stress, inflammation, and DNA damage and protects against ochratoxin a-induced hepatotoxicity and nephrotoxicity in rats [J]. Antioxidants, 2021, 10(8): 1239.

[78] Nie G, Cao Y, Zhao B. Protective effects of green tea polyphenols and their major component, (−)-epigallocatechin-3-gallate (EGCG), on 6-hydroxydopamine-induced apoptosis in PC12 cells [J]. Redox Report, 2013, 7(3): 171-177.

[79] Thanushree M P, Sailendri D, Yoha K S, et al. Mycotoxin contamination in food: An exposition on spices [J]. Trends in Food Science & Technology, 2019, 93: 69-80.

[80] Wang Y, Hu P C, Gao F F, et al. The protective effect of curcumin on hepatotoxicity and ultrastructural damage induced by cisplatin [J]. Ultrastructural Pathology, 2014, 38(5): 358-362.

[81] Xia S, Yan C, Gu J, et al. Resveratrol alleviates zearalenone-induced intestinal dysfunction in mice through the NF-κB/Nrf2/HO-1 signalling pathway [J]. Foods, 2024, 13(8).

[82] Grenier B, Applegate T. Modulation of intestinal functions following mycotoxin ingestion: Meta-analysis of published experiments in animals [J]. Toxins, 2013, 5(2): 396-430.

[83] Kumar P, Mahato D K, Kamle M, et al. Aflatoxins: A global concern for food safety, human health and their management [J]. Frontiers in Microbiology, 2017, 7: 2170.

[84] Zinedine A, Soriano J M, Moltó J C, et al. Review on the toxicity, occurrence, metabolism, detoxification, regulations and intake of zearalenone: An oestrogenic mycotoxin [J]. Food and Chemical Toxicology, 2007, 45(1): 1-18.

[85] Virk P, Al-Mukhaizeem N A R, Bin Morebah S H, et al. Protective effect of resveratrol against toxicity induced by the mycotoxin, zearalenone in a rat model [J]. Food and Chemical Toxicology, 2020, 146: 111840.

[86] Vila-Donat P, Marín S, Sanchis V, et al. A review of the mycotoxin adsorbing agents, with an emphasis on their multi-binding capacity, for animal feed decontamination [J]. Food and Chemical Toxicology, 2018, 114: 246-259.

[87] 刘林，王昕璐，赵海平，等. 天然酚类化合物对呕吐毒素诱导毒性损伤保护作用的研究进展 [J]. 2023, 14(13):211-220.

[88] Huang J, Zhang Y, Zhou Y, et al. Green tea polyphenols alleviate obesity in broiler chickens through the regulation of lipid-metabolism-related genes and transcription factor expression [J]. Journal of Agricultural and Food Chemistry, 2013, 61(36): 8565-8572.

[89] 杨朋飞, 王楠希, 屈凌波, 等. 伏马毒素削减方法研究进展 [J]. 2015, 23(5): 82-85.
[90] Sangsila A, Faucet-Marquis V, Pfohl-Leszkowicz A, et al. Detoxification of zearalenone by *Lactobacillus pentosus* strains [J]. Food Control, 2016, 62: 187-192.
[91] Shen F, Zhuang J, Wang Q, et al. Screening of novel probiotics with intestinal peristalsis-promoting potential based on *in vitro* and *in vivo* investigations [J]. Food Bioscience, 2023, 53: 102681.
[92] Thirugnanasambandan T, Gopinath S C B. Nanomaterials in food industry for the protection from mycotoxins: An update [J]. 3 Biotech, 2023, 13(2): 64.
[93] Poloni V, magnoli A, Fochesato A, et al. A Saccharomyces cerevisiae RC016-based feed additive reduces liver toxicity, residual aflatoxin B1 levels and positively influences intestinal morphology in broiler chickens fed chronic aflatoxin B1-contaminated diets [J]. Animal Nutrition, 2019, 6(1): 31-38.
[94] Jia R, Cao L, Liu W, et al. Detoxification of deoxynivalenol by Bacillus subtilis ASAG 216 and characterization the degradation process [J]. European Food Research and Technology, 2021, 247(1): 67-76.
[95] Zhao Y, Selvaraj J N, Xing F, et al. Antagonistic action of *Bacillus subtilis* strain SG6 on *Fusarium graminearum* [J]. PLOS One, 2014, 9(3): 0092486.
[96] Palazzini J M, Alberione E, Torres A, et al. Biological control of *Fusarium graminearum sensu* stricto, causal agent of Fusarium head blight of wheat, using formulated antagonists under field conditions in Argentina [J]. Biological Control, 2016, 94: 56-61.
[97] Gacem M A, Abd-Elsalam K A. Nanomaterials for the reduction of mycotoxins in cereals [M]//Abd-Elsalam K A, Mohamed H I.Cereal Diseases: Nanobiotechnological Approaches for Diagnosis and Management. Laghouat: Springer, 2022: 371-406.
[98] Hernández-Meléndez D, Salas-Téllez E, Zavala-Franco A, et al. Inhibitory effect of flower-shaped zinc oxide nanostructures on the growth and aflatoxin production of a highly toxigenic strain of *Aspergillus flavus* link [J]. Materials(Basel), 2018, 11(8): 1265.
[99] Deabes M M, Khalil W K B, Attallah A G, et al. Impact of silver nanoparticles on gene expression in *Aspergillus flavus* producer aflatoxin B_1 [J]. Open Access Macedonian Journal of Medical Sciences, 2018, 6(4): 600.
[100] Kolackova I, Gruberova H A, Kratochvil O, et al. Effect of foliar copper-containing superabsorbent polymers on nutritional characteristics and mycotoxin contamination of wheat kernel [J]. Acta Universitatis Agriculturae et Silviculturae Medelianceae Brunensis, 2021: 71-78.
[101] Das S, Singh V K, Dwivedy A K, et al. Encapsulation in chitosan-based nanomatrix as an efficient green technology to boost the antimicrobial, antioxidant and *in situ* efficacy of *Coriandrum sativum* essential oil [J]. International Journal of Biological Macromolecules, 2019, 133: 294-305.
[102] Horky P, Venusova E, Aulichova T, et al. Usability of graphene oxide as a mycotoxin binder: *In vitro* study [J]. PLos One, 2020, 15(9): e0239479.
[103] Guo W B, Wu L D, Fan K, et al. Reduced graphene oxide-gold nanoparticle nanoframework as

a highly selective separation material for aflatoxins [J]. Scientific Reports, 2017, 7(1): 14484.

[104] Targuma S, Njobeh P B, Ndungu P G. Current applications of magnetic nanomaterials for extraction of mycotoxins, pesticides, and pharmaceuticals in food commodities [J]. Molecules, 2021, 26(14): 4284.

[105] Zahoor M, Khan F A. Adsorption of aflatoxin B1 on magnetic carbon nanocomposites prepared from bagasse [J]. Arabian Journal of Chemistry, 2018, 11(5): 729-738.

[106] Zahoor M, Ali Khan F. Aflatoxin B1 detoxification by magnetic carbon nanostructures prepared from maize straw [J]. Desalination and Water Treatment, 2016, 57(25): 11893-11903.

[107] Li L, Wang Y, Wang X, et al. Flexible all-perovskite tandem solar cells approaching 25% efficiency with molecule-bridged hole-selective contact [J]. Nature Energy, 2022, 7(8): 708-717.

[108] Murugesan P, Brunda D K, Moses J, et al. Photolytic and photocatalytic detoxification of mycotoxins in foods [J]. Food Control, 2021, 123: 107748.

[109] He P, Zhao Z, Tan Y, et al. Photocatalytic degradation of deoxynivalenol using cerium doped titanium dioxide under ultraviolet light irradiation [J]. Toxins, 2021, 13(7): 481.

[110] Henni A, Harfouche N, Karar A, et al. Synthesis of graphene–ZnO nanocomposites by a one-step electrochemical deposition for efficient photocatalytic degradation of organic pollutant [J]. Solid State Sciences, 2019, 98: 106039.

[111] Pena G A, Cárdenas M A, Monge M D P, et al. Reduction of *Fusarium proliferatum* growth and fumonisin accumulation by ZnO nanoparticles both on a maize based medium and irradiated maize grains [J]. International Journal of Food Microbiology, 2022, 363: 109510.

第六章

真菌毒素的应用拓展

本章提要： 本章内容在真菌毒素毒理学机制的基础上，重点概括了目前真菌毒素在抗肿瘤、干预生育和减肥等方面具有的潜在应用价值。在实际应用中，需要充分考虑真菌毒素的安全性和剂量控制，以确保其在疾病治疗和健康管理中的可靠性和有效性。未来，随着真菌毒素研究的深入，有望开发出更多高效、低毒的抗肿瘤、生育干预和减肥药物。

第一节　真菌毒素用于抗肿瘤

一、肿瘤简介

1. 肿瘤的流行病学

肿瘤是机体细胞异常增生形成的一类疾病，这类增生多呈现占位性块状突起。根据肿瘤是否有侵袭性可分为良性肿瘤和恶性肿瘤，病理学是诊断肿瘤的金标准[1]。癌症，即恶性肿瘤，已经成为世界各国居民死亡的主要原因。根据世界卫生组织在2019年的估计，在183个国家中，在112个国家癌症是居民70岁前死亡的第一或第二大死因，在另外23个国家中排名第三或第四[2]。其中，女性最常见的癌症是乳腺癌、肺癌、结直肠癌，而男性最易发癌症为肺癌、前列腺癌。世界卫生组织国际癌症研究机构数据报告显示，2021年全球新发癌症病例1929万例，其中中国有457万人确诊癌症，占全球数据的23.7%，排名世界第一[3]。中国高发癌症为肺癌、胃癌、结直肠癌和肝癌等。

2. 肿瘤的发病机制

机体由于自身遗传因素的影响，或受到环境中的物理、化学、病毒等致癌物质的影响，发生一系列的基因突变，形成肿瘤[4]。10%～15%的肿瘤与遗传性肿瘤综合征有关，相关基因伴常染色体显性遗传，并有50%的机会遗传给下一代，如

MLH1 基因突变引起的林奇综合征、*BRCA* 基因突变导致的遗传性乳腺癌-卵巢癌综合征、*CDH1* 基因突变导致的遗传性弥漫性胃癌综合征。单个基因的异常并不能使细胞完全向恶性转化，多种原癌基因的激活、抑癌基因的失活积累，才易导致恶性肿瘤的发生[5]。

环境中的物理致癌因素主要有电离辐射（主要是放射线和放射性元素）、日光和紫外线、长期的热辐射、机械性刺激、灼热、创伤、瘢痕、炎症等[6]。体外长期接触放射线会导致皮肤癌、白血病、肉瘤等，长期热辐射则会诱发皮肤和黏膜的癌症[7]。容易诱发肿瘤的化学因素包括烷化剂、酰化剂、环氧化物、氨基偶氮类、亚硝胺类、真菌毒素和植物毒素，这些化学物质会导致基因异常突变，具有致癌作用。同时，巴豆油、一些酚类、激素类物质也会增加致癌的风险。某些肿瘤的发生也和特定的病毒有关，乙肝病毒和丙肝病毒的慢性感染是肝癌的重要诱因，其感染者肝癌的发生率会大大提高[8]。HPV 病毒感染则是宫颈癌发病的原始因素和必要因素，HPV 可分为高危型和低危型，HPV16 和 18 易引发宫颈癌[9]。EB 病毒可经口腔、唾液传播，与鼻咽癌患者有很强的相关性，EB 病毒抗体检测是早期发现鼻咽癌的指标之一[10]。幽门螺杆菌作为唯一能在胃内生存的细菌，是胃癌发生的高危因素，并且其通过消化道传播，容易出现人群感染。

诱发肿瘤的因素很多，吸烟、饮酒、紧张焦虑等不良因素长期持续存在，会对组织产生不良刺激，当这些刺激积累到一定程度就会引发多个部位的癌变。中风、慢性阻塞性肺病、动脉粥样硬化性外周血管疾病等慢性疾病也与烟草使用有关[11]。全世界约有 4%的癌症是由饮酒引起的，饮酒会增加罹患多种癌症的风险，包括上消化道癌、肝癌、结直肠癌和乳腺癌等癌症[12]。心理的焦虑、痛苦等方面会影响患者的睡眠、疲劳和精神健康状态，从而影响癌症的发生[13]。除此之外，肥胖、衰老和性别等生理因素也会加大一些肿瘤的发生风险。

3. 肿瘤的治疗方式

手术治疗原则在于面对良性肿瘤需要进行完整切除并将切除部分扩大到肿瘤周围健康组织，保证切除效果；而面对恶性肿瘤则是尽量将肿物切除，减少肿瘤转移风险，标本经病理检查后再进行个体对症治疗。化学治疗有辅助化疗、根治性化疗、巩固性化疗等多种化疗方式，对白血病、淋巴瘤、卵巢癌、乳腺癌等都有一定的疗效，但是有较大的不良反应，包括引起消化系统毒性、肺毒性、神经毒性、肝肾毒性等副作用。放射治疗是以杀灭瘤细胞为目的的一种治疗方式，常用于恶性肿瘤，如肺癌、食管癌、淋巴瘤等，和化疗同样会引起患者恶心、厌食、毛发掉落这类毒副作用。我国的传统医疗方式中医在治疗肿瘤、调节机体免疫方面有明显的作用，目前常用于晚期癌症的治疗，缓解副作用。除此之外，免疫治疗剂这类新兴生物治疗方式也进入临床研究阶段,但是距离实际投入使用还较远。由此可见，当前肿瘤的治疗是有创、毒副作用强的一类治疗方法，需要不断研究开发新兴治疗方式，减轻患者痛苦的同时高效地进行治疗。

二、真菌毒素干预肿瘤

1. 激活细胞凋亡抗肿瘤

细胞凋亡代表了一种严格调控和进化保守的细胞死亡程序，在胚胎发生和成体组织稳态等正常生理过程中发挥关键作用。细胞凋亡是正常生理细胞对许多刺激、感染或损伤的死亡反应，包括细胞毒性药物治疗或放疗方案后产生的细胞死亡反应，这些刺激、感染或损伤会产生无法修复的 DNA 损伤[14]。

在细胞凋亡机制中，半胱氨酸依赖性天冬氨酸特异性蛋白酶（caspase）是凋亡的启动核心。目前有三种途径激活半胱氨酸蛋白酶，分别是外源性死亡受体通路、内在线粒体通路、内在内质网途径[14]。外源性死亡受体通路是死亡配体和死亡受体结合，导致衔接蛋白的结合位点形成，整个配体-受体-接头蛋白复合物被称为死亡诱导信号复合物。随后启动 pro-caspase-8 的组装和激活，引发下游的裂解。内在内质网途径是指当内质网受到缺氧、自由基或葡萄糖饥饿等细胞应激的伤害时，细胞中蛋白质会去折叠，蛋白质合成减少，一种称为 TNF 受体相关因子 2 的接头蛋白与 pro-caspase-12 解离，导致后者的激活。

研究表明，细胞凋亡途径的缺陷在致癌中起着至关重要的作用，许多针对细胞凋亡的新治疗策略是可行的，可用于治疗各种类型的癌症。恶性细胞可通过多种途径获得凋亡减少或凋亡抵抗。逃避凋亡的机制主要有以下三种：①促凋亡蛋白和抗凋亡蛋白的平衡被破坏；②caspase 功能降低；③死亡受体信号受损[15]。图 6-1 总结了导致细胞凋亡逃避和癌变的机制。能够将凋亡信号通路恢复正常的药物或治疗策略有可能消除癌细胞，目前已有的治疗新方法包括靶向 Bcl-2 蛋白家族、靶向 p53 进行基因和药物治疗、靶向 caspase 的药物治疗。然而，这些新治疗方式是否会诱导肿瘤的耐药性，是否会导致正常细胞大量死亡，以及它们是否特异性作用于单一靶点都需要深入验证。

蒲公英霉素是一种广泛存在于谷物中的霉菌毒素，常污染谷物。蒲公英霉素本是一种环状六胜肽，由交替的 *N*-甲基-l-苯丙氨酸和 D-*α*-羟基异戊酸残基组成。它具有杀虫、免疫抑制和抗菌活性[17]。研究发现，蒲公英霉素可调节细胞内离子浓度，与不同的离子（如钾离子）形成复合物，并形成阳离子选择性通道，形成的结构与缬氨霉素相似[18]。蒲公英霉素在几种人类细胞中都具有细胞毒性和促凋亡活性。在 H4IIE 肝癌细胞中，有学者发现蒲公英霉素处理会促进癌细胞凋亡（Caspase 3/7 活性、核破碎）[19]。在 H4IIE 肝癌细胞中，蒲公英霉素能迅速降低 ERK 的磷酸化，并强烈增加 JNK 的磷酸化，而 p38 磷酸化则不受影响。此外，还能检测到对 NF-κB 信号的强烈抑制，对涉及信号转导通路（细胞增殖、存活、血管生成和转移）的 21 种蛋白激酶的筛选显示，蒲公英霉素对 src 激酶有选择性抑制作用。

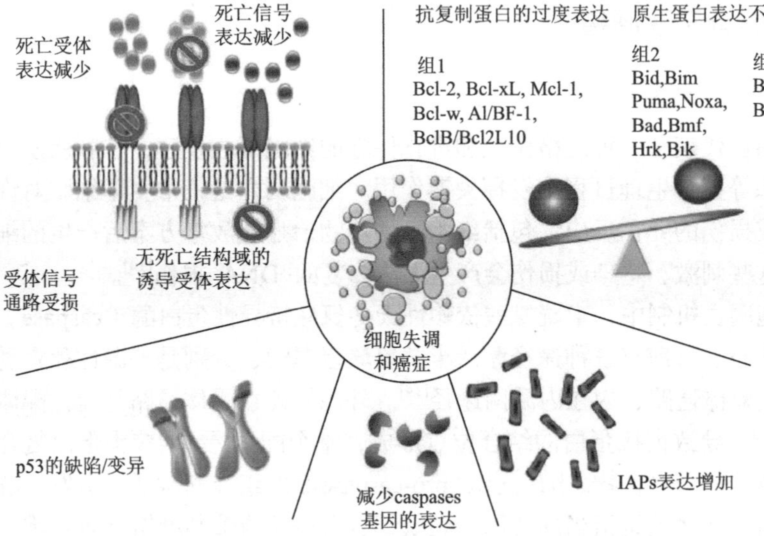

图 6-1　细胞凋亡和癌变机制[16]

Alternariol（AOH）是由 *Alternaria* 物种产生的霉菌毒素之一，通常存在于蔬菜、水果和水果加工产品（如果汁、葡萄酒）中。虽然 AOH 的存在已被广泛报道，但它们仍然是新出现的霉菌毒素，其详细的毒性分子机制尚未确定[20]。据欧洲食品安全局评估，2.4%～31%的谷物样本受到 AOH 污染[21]。据报道，AOH 与细胞中的雌激素和雄激素受体结合，因此被认为是一种内分泌干扰化学物[22]。人们认为 AOH 的急性毒性较低，然而对 AOH 对生殖的生物影响知之甚少，详细的细胞分子机制仍有待确定。研究发现，AOH 在前列腺癌细胞 PC3 中会调节细胞周期，促进细胞凋亡，但是具体机制尚不清楚[23]。

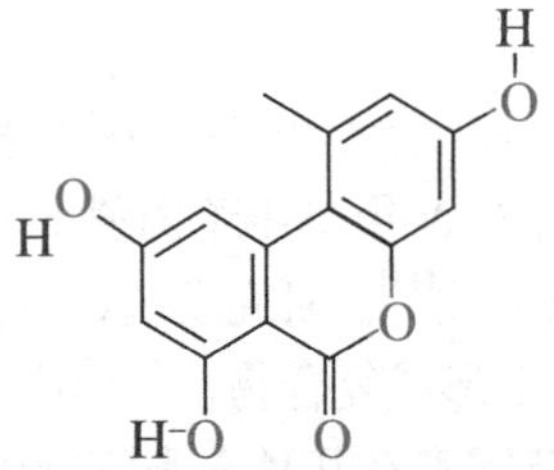

Alternariol

2. 诱导线粒体功能障碍抗肿瘤

由不同霉菌或真菌产生的真菌毒素，对人类、动物和农作物都有严重影响。即使在浓度很低的情况下，霉菌毒素也会对人类和其他动物产生毒性，如玉米赤霉烯酮，它在促进激素依赖性肿瘤，尤其是乳腺和子宫内膜肿瘤方面发挥着重要作用[24]。但是与此同时，真菌毒素能够导致肿瘤细胞发生线粒体功能障碍，促进肿瘤细胞凋亡，从而发挥一定的抗肿瘤作用。

线粒体是细胞的关键细胞器，负责产生细胞能量。线粒体功能降低的三个中心分子机制包括内膜电和化学跨膜电位的丧失、电子传递链（ETC）功能的改变以及关键代谢物转运到线粒体的减少[25]。线粒体功能障碍的特点是 ETC 效率下降和高能量分子[主要是腺苷三磷酸（ATP）]合成减少。它是衰老的一个特征，也是所有慢性疾病基本要素。线粒体功能障碍相关疾病包括心血管疾病，如动脉粥样硬化、糖尿病、代谢综合征、自身免疫性疾病等[26, 27]，如图 6-2 所示。

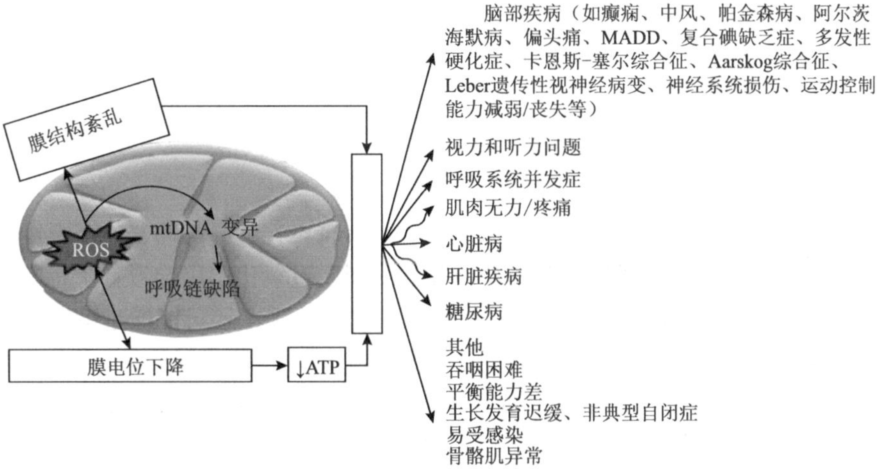

图 6-2　线粒体功能障碍和相关疾病

研究发现，在肿瘤发展过程中，线粒体是代谢核心。最初，Warburg 观察到，即使在氧气充足的情况下，肿瘤细胞中的糖酵解率也很高，然后是乳酸发酵（有氧糖酵解）。因此，他假设肿瘤细胞由功能失调的线粒体组成，线粒体是糖酵解和肿瘤发生增强的病因（“Warburg 假说”）[28]。同时，研究表明，肿瘤细胞配备了肿瘤发展所需的功能性线粒体。例如，白血病细胞和癌症干细胞表现出较高的线粒体质量，甚至实体瘤通过改变线粒体氧化磷酸化（OXPHOS）调整代谢，以获得对常规遗传毒性治疗和靶向治疗的耐药性[29]。因此，靶向线粒体代谢已成为克服血液肿瘤和实体瘤治疗耐药性的一种有前途的方法。

霉菌毒素 Viriditoxin（VDT）已从不同的真菌物种中分离出来，包括变种白僵菌和烟曲霉。VDT 通过抑制细菌蛋白质 FtsZ 对革兰氏阳性菌具有广谱抗菌活性，FtsZ 是真核细胞微管蛋白的结构同源物，参与细菌细胞分裂[30]。此外，VDT 还可诱导人前列腺癌细胞凋亡、G2/M 期细胞周期停滞和自噬细胞死亡[31]。相关研究显示，VDT 通过抑制 OXPHOS、分解线粒体膜电位（$\Delta\Psi_m$）、释放线粒体细胞色素 c、氧化应激和分裂线粒体网络，有效诱导白血病和淋巴瘤细胞凋亡[32]。同时，VDT 对于淋巴瘤和白血病细胞具有高度特异性；对未转化的 HSPC 和 PBMC 的细胞毒性较低，从而提供了一个治疗窗口。即使在 Bcl-2 存在的情况下，它也能直接激活线粒体凋亡途径，从而克服表达抗凋亡 Bcl-2 蛋白的血液肿瘤的耐药性。

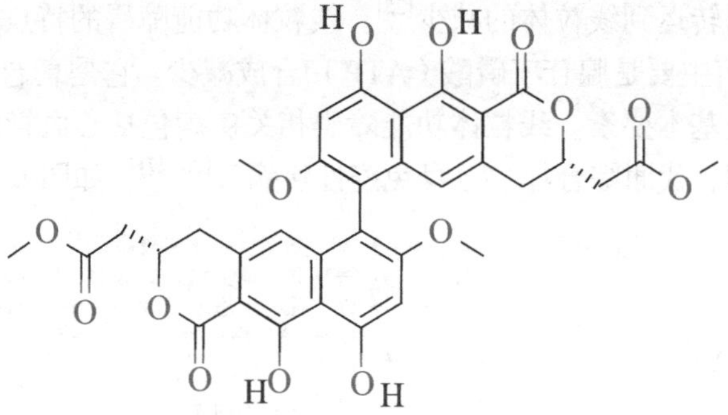

VDT

赭曲霉毒素 A 是从赭曲霉中提取的一种具有肾毒性、肝毒性、免疫毒性的霉菌毒素。赭曲霉毒素 A 通过线粒体功能障碍或脂质过氧化作用导致肾中毒，并诱导离体大鼠肾近曲小管细胞死亡[33]。另外，赭曲霉毒素 A 还可能通过抑制线粒体酶诱导毒性，导致大鼠气管中 Ca^{2+}稳态紊乱[34]。同时，赭曲霉毒素 A 会加速呼吸，增加线粒体 ROS 的产生，导致依赖 ROS 的线粒体通透性转换孔开放、线粒体膜电位下降，细胞色素 c 释放到细胞质中，从而诱导线粒体内在凋亡[35]。

citrinin（CIT）是一种霉菌毒素，由青霉菌、曲霉和红曲霉属的几种真菌菌株产生的次级代谢产物，会污染长期储存的食物。同时，CIT 还具有广泛的生物活性，包括抗真菌、抗细菌以及体外潜在的抗癌和神经保护作用。CIT 会降低大鼠肾皮质线粒体的磷酸化效率，抑制大部分与呼吸链有关的酶，特别是与复合体 I 有关的 NADH 氧化酶和 NADH 细胞色素 c 还原酶、苹果酸和谷氨酸脱氢酶的活性[36]。CIT 对磷酸化效率的抑制作用可能与对复合体 I 的影响、对 ATP 合成酶复合体的作用以及对跨膜电位的部分抑制有关。此外，这种霉菌毒素还能显著抑制肾皮质和肝脏线粒体中 2-氧代戊二酸脱氢酶和丙酮酸脱氢酶的活性。同样，在肾皮质和肝脏中，CIT 通过诱导缬氨霉素-K 复合物导致线粒体肿胀，这表明线粒体膜流动性受到干扰[37]。这种改变反映了对呼吸链复合物 I 和 ATP 合成酶复合物活性的干扰，但不影响线粒体内膜。

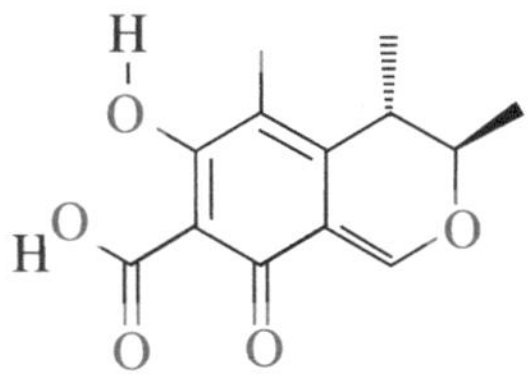

CIT

3. 诱导氧化应激抗肿瘤

氧化应激是指体内氧化与抗氧化作用失衡的一种状态，倾向于氧化[38]。活性氧主要是氧代谢和腺苷三磷酸（ATP）生成的副产品，包括超氧阴离子自由基（$O_2^-\cdot$）、过氧化氢（H_2O_2）、羟基自由基（·OH）等[39]。活性氮主要有一氧化氮（NO）和过氧亚硝酸盐（$ONOO^-$）等分类[40]。当ROS或RNS产生过量，细胞抗氧化作用失衡，诱发氧化应激，造成组织损伤。ROS作用机制主要是通过打开线粒体膜通透性转换孔和释放限制细胞存活的因子（如细胞色素c），诱导细胞凋亡和坏死[41]。细胞中的主要RNS是血管扩张剂NO，由L-精氨酸的一氧化氮合酶（NOS）产生。

为了防止ROS和RNS的无限制积累，细胞含有一系列抗氧化剂。直接清除ROS和RNS的非催化小分子包括内源性合成的胆红素、*α*-硫辛酸、褪黑激素、黑色素、GSH和尿酸，以及外源性维生素E、维生素C、β-胡萝卜素和植物多酚[43]。血红素加氧酶同工酶（HO-1/2，由*HMOX1/2*编码）作为间接抗氧化剂，可以防止氧化应激期间从血蛋白中释放的游离血红素形成自由基[44]。由于某些外源性物质是促氧化剂，因此药物代谢酶通常被视为间接作用的抗氧化剂，包括Ⅰ期醛脱氢酶家族、醛酮还原酶家族、羰基还原酶等[45]。NADPH是大分子还原性生物合成中至关重要的代谢产物，是细胞抗氧化防御不可或缺的，相关代谢反应如图6-3所示。

研究显示，髓系细胞来源的ROS和肿瘤坏死因子α介导的信号传导之间的串扰，可导致癌症[46]。而持续暴露于高ROS水平会损害DNA，并且存在与氧化DNA损伤相关的COSMIC突变特征[47]。当抗氧化防御不足以提供对氧化应激的保护时，ROS可能增加患癌症的风险。癌细胞通常表现为异常的氧化还原平衡，尽管ROS的产生有利于肿瘤生成，但高水平的ROS具有细胞毒性。当肿瘤细胞的过度增殖伴随着高ROS的产生，这些肿瘤细胞会适应这种超出氧化还原平衡的条件。同时，肿瘤细胞提高自身的抗氧化状态来优化ROS驱动的增殖，并避免ROS临界值引发衰老、凋亡。

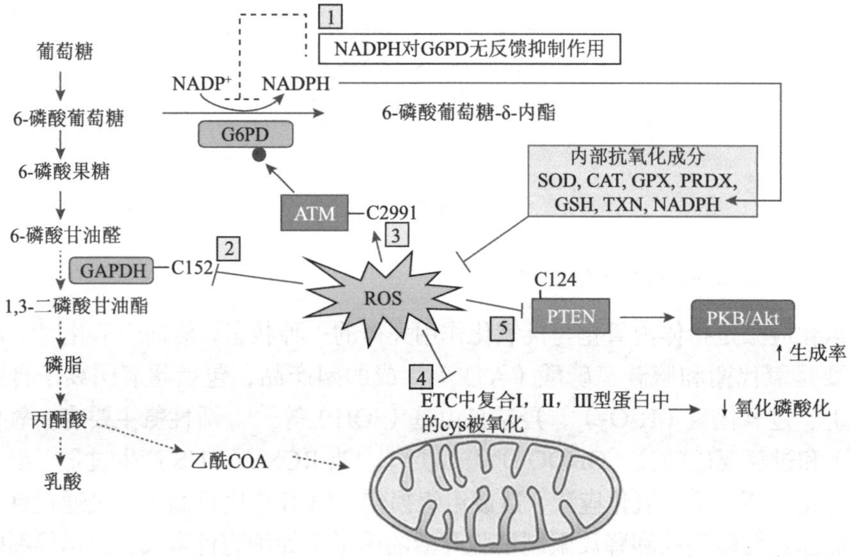

图 6-3　急性氧化应激的代谢反应[42]

肿瘤细胞耐受高浓度 ROS 的机制在于调整还原型谷胱甘肽（GSH，L-γ-谷氨酰-L-半胱氨酰-甘氨酸）、硫氧还原蛋白（TXN1 和 TXN2）和 NADPH 等代谢。$Prdx1^{-/-}$和 $Prdx1^{+/-}$小鼠的 DNA 氧化损伤增加，与年龄匹配的 Prdx1 小鼠相比，衰老突变小鼠的肝细胞癌、纤维肉瘤、骨肉瘤、胰岛细胞腺瘤、肺腺癌和乳腺癌的自发发病率更高[48]。羟基自由基的生成增加会改变 DNA，从而增加肿瘤发生的易感性。虽然 ROS/RNS 可引发癌变，促进肿瘤细胞的增殖，但是氧化应激也会刺激肿瘤细胞衰老或凋亡。同时，有研究发现许多癌细胞中的 GSH 水平和 TXN 或 TXNRD 通常会升高，这可能是为了对抗较高 ROS 负担[49]。

白僵菌素（BEA）是一种环状十六肽，由三个苯丙氨酸和三个 2-羟基异戊酸组成，是从球孢白僵菌中提取出的毒素。研究表明，BEA 拥有较多的生物学作用，如抗病毒和抗菌，特别是对于沙门氏菌有较强的抗菌活性。氧化应激是其毒性的潜在机制，BEA 通过诱导 ROS 产生，导致氧化应激增加，从而导致细胞凋亡。研究发现，BEA 对癌细胞具有细胞毒性，可以抑制药物外排和骨吸收，并且是非致突变的，这表明 BEA 是癌症的潜在候选药物[50]。通常，BEA 通过活性氧依赖途径诱导癌细胞凋亡，从而发挥抗癌作用。此外，BEA 还能提高细胞内 Ca^{2+}水平，进而调节 MAPK、JAK/STAT 和 NF-κB 等一系列信号通路的活性，最终导致癌细胞凋亡。体内研究进一步表明，BEA 可减少肿瘤体积和质量，尤其是分化型和浸润型癌症。

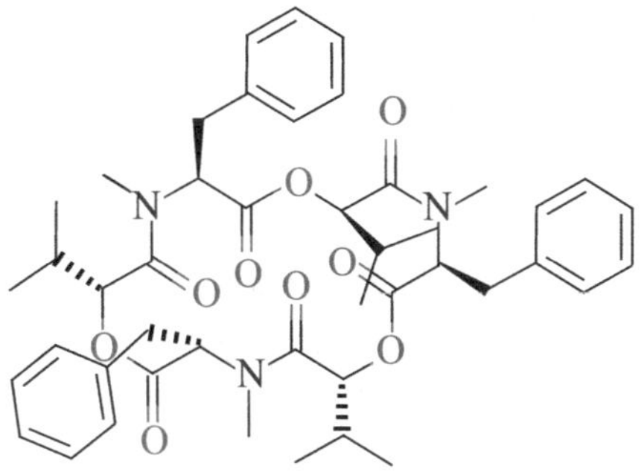

BEA

4. 抑制靶点基因抗肿瘤

热休克蛋白 90（Hsp90）是热休克蛋白（HSPs）中含量最高的一类，也是人体中含量最丰富的蛋白之一，表达在所有真核细胞中。同时，在肿瘤细胞中的表达比正常细胞高 2～10 倍。Hsp90 通常与分子伴侣和靶蛋白形成复合物来实现伴侣功能，以维持生物体的稳定性、加工和功能[51]。Hsp90 是数百种细胞蛋白和蛋白复合物正确成熟和活化的必要条件，这些蛋白和复合物参与了许多细胞过程，包括信号转导、蛋白转运、染色质重塑、自噬、细胞增殖和存活[52]。因此，Hsp90 的失调与许多人类疾病，如神经退行性疾病、癌症等疾病有关。Hsp90 对过表达和突变的致癌蛋白以及其他许多直接导致癌症特征的蛋白的稳定性和功能至关重要[52]。抑制 Hsp90 是非常有效的手段，因为它有可能通过作用于单一靶点同时破坏多种途径，从而对恶性细胞进行多管齐下的攻击，避免脱靶效应和/或特定分子靶向治疗策略的抗药性[53]。

真菌毒素 Penisuloxazin A（PNSA）是一种新的表多硫二酮哌嗪类，具有罕见的 3*H*-螺[苯并呋喃-2,2′-哌嗪]环系统。研究发现，PNSA 通过二硫键与 CT-Hsp90 的半胱氨酸残基 C572/C598 结合，抑制 Hsp90 的活性，从而导致 HCT116 细胞在体外和体内凋亡并抑制其生长[54]。比较 PNSA 与 CT-Hsp90 HDN-1 和 PEN-A 的另外两种 ETPs 抑制剂的结合位点和生物活性，发现这些不同结构的 *α*,*β*-硫化物/*α*,*α*-硫化物桥在 Hsp90 上具有相似的结合位点，但对 Hsp90 机制的伴侣功能表现出不同的影响。这说明此类真菌毒素有可能开发为新型 Hsp90 抑制剂，抑制肿瘤的发展。

蛋白磷酸酶 2A（PP2A）是丝氨酸苏氨酸磷酸酶家族的一员，负责调节蛋白质的磷酸化，从而抑制细胞激酶的活性。PP2A 由催化亚基（PP2A Cα/β）和支架亚基（PP2A Aα/β）以及各种底物导向调节亚基 B 组成。PP2A 的生物发生受到多层次调控，例如，在生物发生过程中，游离催化亚基的封闭可避免杂乱的磷酸酶活性[55]。PP2AC 的翻译后修饰引导 PP2A 异源三聚体的形成。此外，PP2A 还具有单倍体肿瘤抑制因子的功能，PP2A 酶活性的减弱为致癌转化创造了有利的环境。研究发现由突变或内源性抑制剂引起的 PP2A 失活在维持癌症转化表型方面具有主要作用[56]。在肿瘤发生中，PP2A 的功能受到各种机制的调节，包括 DNA 肿瘤病毒抗原对特定 B 调节亚基的置换、复发性突变以及羧甲基敏感异三聚体复合物的缺失。因此，靶向 PP2A 可作为一种治疗肿瘤的策略。

红曲霉毒素 A 是从红曲霉的发酵产物中分离出的毒素，并确定了结构。但是红曲霉毒素的靶分子尚未阐明，其毒性机制仍不明确。研究发现，红曲霉毒素 A 处理的 B16-BL6 黑色素瘤、DU-145 前列腺癌和 HepG2 肝癌细胞中蛋白磷酸化明显增加；使用静脉注射 B16-BL6 细胞的 C57BL/6N 小鼠的实验转移模型中红曲霉毒素 A 明显抑制肿瘤转移和减少原发肿瘤体积[57]。

肿瘤坏死因子相关凋亡诱导配体（TRAIL）是属于肿瘤坏死因子超家族的分子。在人类中，两个 TRAIL 受体（TRAIL-R1 和 TRAIL-R2）和小鼠的一个受体（mTRAIL-R）可以在 TRAIL 结合时发出细胞凋亡信号，通过招募死亡诱导信号复合体可诱导细胞凋亡[58]。TRAIL-TRAIL-R 结合还能诱导非凋亡信号，包括通过激活核因子 κB（NF-κB）、p38、ERK、SRC 和 RAC1。缺乏 TRAIL 或 mTRAIL-R 的小鼠更容易罹患各种癌症，而在 KRAS 驱动的癌症中，有条件地缺失 mTRAIL-R 会改善疾病的进展。因此，阻断 TRAIL-TRAIL-R 可能是 KRAS 突变癌症患者的一种治疗选择。

脱氧雪腐镰刀菌烯醇（DON）是由真菌镰刀菌产生的单端孢霉烯霉菌毒素，可通过 ROS 依赖现象（核糖核酸毒性应激反应）发挥细胞毒性作用[59]。DON 可被快速吸收、分布和排泄。在细胞水平，DON 已被证明会破坏细胞信号传导、分化、生长和大分子合成，进而影响胃肠道稳态、生长、神经内分泌功能和免疫力[60]。研究发现，DON 处理会增加 TRAIL 诱导的细胞凋亡，但是 TRAIL 和 DON 联合治疗后肿瘤质量没有明显减少[61]。

第二节　真菌毒素干预生育

真菌毒素指真菌（霉菌）自然产生的有毒化合物，多数通过真菌在食物及饲料中生长繁殖，主要来源于麦角菌、曲霉、青霉、镰刀菌、链格孢菌的次生代谢物。而且多数真菌毒素化学物种都很稳定，能经得起各种加工程序。作物采收前和采收后被霉菌侵染后，真菌毒素就会产生而进入食物链中，被霉菌污染过的作物经饲料加工后或者被人类直接食入，均可影响动物或者人体健康。真菌毒素能引起急性发作及长期性危害，其中包括诱发癌症、免疫缺陷疾病等。把真菌毒素应用于干预生育这一概念很复杂，多数时候人们认为真菌毒素具有消极的生育效应，这是因为真菌毒素一般能扰乱生殖系统正常机能。已有科学研究表明，接触霉菌毒素，尤其是黄曲霉毒素、伏马毒素和脱氧雪腐烯醇，都会对动植物的生长造成不良影响。但也有学者认为真菌毒素的作用可能是积极的。现已知道在很多人类基因组序列中都已找到一些人类生殖相关基因[62]。近年来，有一些研究开始探索真菌毒素在改善生育性能方面的潜在积极应用，尽管这种研究还在初期阶段，且有一定的争议性。

以下是一些可能的真菌毒素在改善生育性能方面的应用研究。黄曲霉毒素和牲畜健康有关，尽管黄曲霉毒素通常被认为是有害的，但有研究尝试通过微量添加调控牲畜的免疫系统，从而间接改善生育性能。然而，这类应用需要非常谨慎，因为黄曲霉毒素在高浓度下具有严重的毒性。玉米赤霉烯酮是一种雌激素类化合物，在低剂量下可能有助于某些家畜的生殖健康，特别是在繁殖控制和调节方面。不过，这种应用非常有限且需要进一步研究，以确保其安全性和有效性。有研究正在探索真菌毒素降解后的产物是否具有有益的生物活性。例如，通过特定微生物降解真菌毒素后，可能产生对动物或植物有益的物质，从而改善生育性能。

需要强调的是，大部分真菌毒素的研究仍集中在如何减轻其对生物体的有害影响上。任何将真菌毒素用于积极改善生育性能的应用都需要经过严格的科学验证和风险评估。当前，大部分关于真菌毒素正面应用的研究还处于理论探讨或实验室阶段，尚未广泛应用于实际农业生产中。因此，虽然有一些初步的研究探索真菌毒素在改善生育性能方面的潜力，但目前还没有广泛认可或安全的应用方法。研究人员需要进行更多的实验和研究，以明确这些物质在实际应用中的可行性和安全性。

案例：植物雌激素 α-玉米赤霉烯醇可逆转大鼠卵巢切除术引起的内皮功能障碍

某些真菌雌激素，如染料木黄酮、香豆雌酚或玉米赤霉烯醇，能够与雌激素受体结合并调节多种雌激素依赖性过程，许多实验结果支持了这一点[63]。玉米赤霉烯酮是一种二酚环酸内酯，以前曾在食品工业中用于促进肉牛的生长。此外，在公认的绝经后骨质疏松症大鼠模型中，α-玉米赤霉烯醇在预防骨质流失方面显示出令人感兴趣的生物活性[64]。

为了研究植物雌激素在绝经后骨质流失中的潜在作用，在三项研究中使用了卵巢切除大鼠模型，以研究植物雌激素香豆雌酚、玉米赤霉烯醇和雌酮混合物对雌激素依赖性骨质流失的影响。在香豆雌酚和玉米赤霉烯醇的研究中，大鼠被分配到对照组、植物雌激素治疗组（1.5 μmol/L 香豆雌酚或 3.1 mmol/L 玉米赤霉烯醇，每周两次，肌肉注射）或香豆雌酚研究中的雌激素治疗组（28.1 nmol/L，肌肉注射）。在研究中，将大鼠分配到对照组、雌激素治疗组或每周接受 131.25 mg 的植物雌激素治疗组，所述植物雌激素掺入未纯化的大鼠饮食中。在基线和卵巢切除术后6周测量全身、脊柱和股骨的骨矿物质密度。在香豆雌酚研究中，采集了血液和尿液样本。与对照组相比，接受香豆雌酚和玉米赤霉烯醇的大鼠在所有测量部位的骨丢失均显著减少。雌激素治疗组在脊柱和整体测量中的骨密度显著高于对照组和植物雌激素治疗组。治疗1周后，香豆雌酚减少尿钙排泄和骨吸收标志物吡啶啉和脱氧吡啶啉。口服植物雌激素对卵巢切除大鼠没有影响，包括所用剂量的骨丢失。因此，香豆雌酚和玉米赤霉烯醇在预防骨丢失方面的生物活性首次在公认的绝经后骨丢失模型中得到证实。

为确定补充α-玉米赤霉烯醇对心血管系统的保护作用是否部分是通过血管内皮细胞产生内皮NO的增加来介导的，研究人员对α-玉米赤霉烯醇和17β-雌二醇对雌性大鼠双侧卵巢切除术引起的内皮功能障碍的影响进行了比较研究。从机制的角度来看，α-玉米赤霉烯醇可以增加内皮NOS的活性；事实上，从补充植物雌激素的OVX大鼠制备的肺匀浆显示出这种酶亚型的活性增加。据报道，上述观点出自的论文是第一篇表明这种天然存在的植物雌激素可刺激体内内皮一氧化氮合酶（NOS）活性的报告。α-玉米赤霉烯醇很可能通过快速受体介导的Ca21酶易位来增加大鼠主动脉内皮NOS活性，而不引起内皮NO合酶基因表达的任何变化，正如17β-雌二醇所显示的结果一样[65, 66]。

这项研究的第二个重要发现是，α-玉米赤霉烯醇和17β-雌二醇在内皮功能障碍中表现出重叠的作用。事实上，在实验模型中，补充α-玉米赤霉烯醇很好地再现了雌激素替代疗法在雌激素缺乏期间恢复内皮功能障碍的众所周知的能力。事实上，这两种积极治疗之间没有观察到统计学差异。相比之下，虽然17β-雌二醇显著改变子宫质量，但α-玉米赤霉烯醇对心血管系统的有益作用并不伴随子宫质量的任何变化。

雌激素受体存在于血管壁中[67]，并且α-玉米赤霉烯醇在这些结构上充当雌激素激动剂[68]。为了证实这一点，研究人员用纯雌激素受体拮抗剂ICI182780进行了实验。研究结果清楚地表明，阻断雌激素受体消除了α-玉米赤霉烯醇对内皮功能障碍的有益作用，从而有力地支持了α-玉米赤霉烯醇作为雌激素受体激动剂的假设。

真菌毒素中毒症是由于暴露于真菌毒素而引起的疾病。真菌毒素的临床症状取决于真菌毒素的内在毒性特征、暴露剂量及暴露时间，以及暴露动物的健康状况。防止真菌毒素中毒症是指防止或减少动物中真菌毒素的一种或多种负面生理作用，如平均日增重减少、肾损伤、肝损伤和生殖器器官损伤。

关于预防真菌毒素中毒的相关研究与临床应用中，已经提出了针对一些真菌毒素的特定疫苗接种策略，主要是为了用基于产生抗体的策略防止由动物来源的重要食物的污染而引起的真菌毒素中毒症，该抗体可以通过免疫拦截特异性地阻断真菌毒素的初始吸收或生物活化它们在动物产品(如牛奶)中的毒性和/或分泌，主要针对预防人的真菌毒素中毒症。然而，生产用于防止真菌毒素中毒症的疫苗是非常具有挑战性的，原因有很多方面。例如，真菌毒素本身是小的非免疫原性分子，并且与真菌毒素相关的毒性使得在健康受试者中用作抗原存在一定风险。真菌毒素是低分子量的，通常是非蛋白质分子且不是具有免疫原性的半抗原，当与诸如蛋白质的大载体分子连接时可能引发免疫应答。

已有发明提供一种保护动物免受动物饲料中重要真菌毒素玉米赤霉烯酮诱发的真菌毒素中毒症的方法。研究发现，在低于1.0 mg范围（如低于0.9 mg、0.8 mg、0.7 mg、0.6 mg、0.5 mg、0.4 mg、0.3 mg、0.2 mg或甚至0.1 mg）的剂量下，发现ZEA抗原没有负面影响，因此不需要将ZEA转化为类毒素。在本发明的进一步实施方式中，将偶联的ZEA全身性施用于动物。尽管局部施用，如通过胃肠道（口腔或肛门腔）或眼中的黏膜组织，已知是在各种动物中诱导免疫应答的有效途径，但发现全身性施用会引发足够的免疫应答，以保护动物免受ZEA诱发的真菌毒素中毒症。特别发现，通过肌内、口服和/或皮内施用可以获得有效的免疫。

在一个实施方式中，将偶联的ZEA在除了偶联的ZEA之外还包含佐剂的组合物中使用。如果偶联物自身不能诱导免疫应答以获得预定水平的保护，则可以使用佐剂。尽管已知偶联物分子能够在没有另外的诸如KLH或BSA的佐剂情况下充分刺激免疫系统，但使用另外的佐剂可能是有利的。这可以消除对加强施用的需要或延长其施用间隔。所有这些取决于在特定情况下需要的保护水平。当使用偶联的ZEA作为免疫原时显示出能够并诱导针对ZEA的良好免疫应答的一类佐剂是水和油的乳液，如油包水乳液或水包油乳液。前者通常用于家禽，而后者通常用于更容易发生佐剂诱导的部位反应的动物，如猪和反刍动物。

在另一个实施方式中，偶联的ZEA包含与分子质量高于10000 Da的蛋白质偶联的ZEA。已经发现这些蛋白质，特别是钥孔血蓝蛋白和卵清蛋白，能够在动物中，特别是在猪和鸡中诱导足够的免疫应答。蛋白质的实际上限可以是100 MDa。

第三节　真菌毒素用于减肥

一、肥胖的流行病学

肥胖是一种严重的疾病，有许多主要的并发症，导致人体机体生命功能受损，是对环境因素和人体固有缺陷的反应[69-71]。肥胖症和肥胖相关疾病的患病率在世界范围内呈上升趋势，全球有近5亿肥胖成年人和15亿超重或肥胖者，世界卫生组织称其为全球流行病[72-75]。2020年，世界卫生组织对肥胖做出了新的定义：BMI≥30 kg/m^{2}的患者被认为是肥胖的呈现。肥胖与发生大量疾病的风险升高密切相关，因为它与许多组织（如脂肪组织、肝脏、骨骼肌、肠道、胰岛和脑）的慢性低度炎症有关，这些炎症特征会伴随2型糖尿病、心脏病、非酒精性脂肪性肝病和某些恶性肿瘤的发生，这些疾病的发病率升高可导致肥胖状态特征性死亡率增加。

统计结果显示，到 2035 年，可能有超过 40 亿人超重或肥胖，儿童和青少年的肥胖患病率将出现最大增幅增长。就全球分布而言，肥胖症患病通常随着收入增加而增加，低收入国家有 7%的人口患肥胖症，而高收入国家的这一比例约为 25%[76]。

二、肥胖的发病机制

肥胖不仅仅是其他疾病的危险因素，也是一种多病因的复杂疾病，肥胖者体内的具有脂肪浸润作用，导致脂肪肝、血脂谱异常、糖尿病和动脉粥样硬化等。肥胖基因与个体的代谢类型是单纯性肥胖的发病基础，而不良的生活方式是肥胖发生的必要条件。

肥胖的发病机制涉及遗传、环境、代谢、行为等多个方面。研究表明，肥胖具有较高的遗传性，一些基因如 FTO、MC4R 等与肥胖密切相关[77]；某些基因突变如瘦素基因突变可导致严重的肥胖。瘦素是一种由白色脂肪细胞产生的厌食激素，其水平由脂肪量的程度驱动，并影响食物消耗和能量平衡[78]。当瘦素的循环水平在禁食状态下降低，而在进食时上升时，瘦素通过下丘脑影响食欲。下丘脑在调节食欲和能量代谢中起关键作用。下丘脑中某些神经通路如瘦素和胰岛素信号通路的异常可以引起食欲过度和肥胖。弓状核是下丘脑的一个组成部分，瘦素受体的一个关键亚型存在于两种类型的神经元中，一种表达阿黑皮素原（POMC），另一种表达刺鼠相关蛋白[79]。瘦素刺激表达 POMC 的神经元，随后被加工成各种活性黑皮质素肽，表达 POMC 的神经元与室旁核中的 MC4R 神经元接触，这些黑皮质素肽影响食物摄入的减少[77]。

高热量、高脂肪和高糖饮食是导致肥胖的关键因素，久坐不动的生活方式减少了能量的消耗，促进了体重增加，此外，低收入、缺乏健康食品的获取等也是肥胖的风险因素。胰岛素、胃饥饿素在调节食欲和能量代谢中起重要作用，甲状腺激素水平低下（如甲状腺功能减退症）会减慢代谢率，导致体重增加。肠道微生物越来越受到关注，肠道菌群失衡，促进能量摄取和脂肪储存，增加肥胖风险。脂肪细胞分泌的多种炎性因子（如肿瘤坏死因子 α、白细胞介素-6 等）可促进胰岛素抵抗，导致进一步的脂肪积累。某些药物如抗抑郁药、抗精神病药、类固醇等可导致体重增加。综上所述，肥胖的发病机制是多因素综合作用的结果，涉及基因、饮食、生活方式、代谢、内分泌、神经调节、微生物、炎症等多个方面。因此，针对肥胖的预防和治疗需要综合考虑这些因素，采取多方面的干预措施。

三、肥胖的治疗方式

肥胖的治疗策略主要包括生活方式干预、减肥手术、药物治疗等方式。生活方式干预主要是通过饮食或者运动进行调节，进而改变能量摄入和消耗的不平衡关系，常见措施包括减少能量摄入、低碳水化合物饮食、地中海式饮食、增加运动量等。减肥手术是通过外科手段实现限制进食量和胃肠道吸收的目的，也是目前减肥效果最显著的方式，但成本高、大众接受度低。另外就是药物干预方式，目前已经研发出很多种减肥药物，但由于减肥效果差、副作用大的问题，很多在上市后又被禁用，目前虽然有减肥药物允许使用，但仍没有一个减肥效果很好，无副作用的理想药物。

导致肥胖的最主要因素是高热量饮食和低运动量，所以减肥的最直接有效措施就是减少能量摄入和增加运动量，这也是目前最容易被大众接受的减肥策略。但当前丰富的食物来源和快节奏的生活让这一措施难以实施。

目前减肥手术主要分 4 种，包括胃旁路手术、袖状胃切除术、可调节胃束带术、胆胰转流并十二指肠转位术[78,79]。减肥手术被证明是目前最有效的减肥方式，可以显著减轻体重并降低肥胖相关并发症严重程度和死亡率。调查显示，减肥手术可使肥胖导致的心血管疾病和癌症的死亡率分别降低 30%和 23%，随着腹腔镜手术的稳步改进，住院时间减少，减肥手术使总预期寿命增加了 3 年，血压、血糖和脂质代谢有显著和持续的改善[80, 81]。然而，减肥手术无法满足全球巨大的医疗需求，同时，费用高、有一定风险、社会接受度低。

另外一种减肥策略就是药物干预，简单、方便的药物干预更容易被大众采纳，也被大众寄予厚望。寻找安全、有效的减肥药物一直是科研工作者努力的方向。进入二十世纪以后，减肥药物大量出现，包括线粒体解偶联剂 2,4-二硝基苯酚，拟交感神经药如安非拉酮、甲基苯丙胺、芬氟拉明、右芬氟拉明、西布曲明、芬特明/托吡酯等，复方药 Rainbow pills，CB1 受体阻滞剂利莫那班，胰脂肪酶抑制剂奥利司他，拟交感神经药阿片受体拮抗剂纳曲酮/安非他酮，GLP1R 激动剂利拉鲁肽、索马鲁肽[82]。大部分药物在初始阶段表现出一定的减肥效果，但是在后期使用中陆续发现其严重的副作用和安全隐患，被迫退出市场。目前，我国国家药品监督管理局批准长期使用的减肥药物有 5 种（奥利司他、利拉鲁肽、贝那鲁肽、司美格鲁肽及替尔泊肽）。即使这种药物被批准使用，它的减肥效果仍然有限，并且长期使用依旧存在一定副作用。直到现在，开发允许长期使用、能够实现体重正常化且具有适当的耐受性和高安全性的药物仍然是一个巨大的挑战，也是一个迫切需要解决的问题。

四、真菌毒素干预肥胖

真菌毒素是一类由真菌产生的有毒代谢产物，然而，近年来的研究表明，某些真菌毒素可能在调节代谢和影响肥胖方面具有潜在作用。尽管这种干预方式仍处于研究阶段，尚未完全确立，但是对真菌毒素的未来研究方向提供了新思路。

1. 呕吐毒素

单端孢霉烯类是一个庞大的群体，主要由几种镰刀菌属产生，单端孢霉烯类具有一系列的不良反应，包括呕吐、厌食、生长迟缓、神经内分泌变化和免疫毒性。其中，脱氧雪腐镰刀菌烯醇（DON）又被称为呕吐毒素，DON 能够直接进入大脑并改变食欲，许多研究和一些荟萃分析证明了单端孢霉烯类药物对食物摄入量的影响，如对猪实验的荟萃分析表明，DON（平均浓度为 3.6 mg/kg B.W.）减少了猪 26%的食物消耗[83]；另一项研究表明，在暴露于 DON 的 20 头猪的实验中，饲料消耗量随着 DON 的浓度增加（0.02～2.5 mg/kg B.W.）呈线性下降[84]，尽管猪是 DON 诱导对摄食量最敏感的物种，但在啮齿类动物体内也有大量的研究，抑制小鼠体重已经被用作确定该毒素每日可耐受摄入量的指标，例如，雌性和雄性大鼠分别以 0.25～1.0 mg/kg B.W.和 1.0 mg/kg B.W.摄入 DON，持续 9 周，导致饲料消耗量减少和体重增加。同样，DON 消耗量（0.35 mg/kg B.W.和 1.3 mg/kg B.W.）导致小鼠 1 周后食物消耗量和体重减少[85, 86]。

DON 减少食物摄入量的调节机制是一个复杂的过程，涉及两个主要结构，即负责食物摄入和吸收的胃肠道和中枢神经系统。最初提出，基于 DON 处理的猪中血清素或其代谢物的增加以及 5-羟色胺受体拮抗剂预防 DON 诱导的呕吐的能力，DON 改变中枢神经系统中的 5-羟色胺能和儿茶酚胺能活性。然而，使用 c-Fos 表达来识别激活的神经元组，观察到在 DON 摄入后不表达 c-Fos，此外，在 DON 处理的小鼠中观察到神经降压素（NTS），后部区域和腹外侧骨髓质中神经元活性增加，这些结果也在猪模型中得到证实。用 DON（1 mg/kg B.W.）给药，能够激活脑干中的特定脑区域，如 NTS 和腹外侧髓质，以及特定下丘脑区域[84]。NTS 的神经元是内脏传入信息的第一个中枢，并将神经元投射到包括下丘脑在内的喂养行为中心。因此推测，DON 诱导的食物摄入量减少与血清素功能无关，而是由于参与食物行为调节的其他神经元网络激活，如 NTS 和 ARC[87]。研究证明，DON 能够降低高脂饮食小鼠的体重，这为 DON 用于减重的研究提供了参考[88]。

然而，长期低剂量暴露于 DON 可导致动物生长缓慢，并且表现为体重减轻和饲料转化效率降低，而慢性暴露可能引起免疫系统的持续性抑制，导致机体免疫功能受损，增加感染疾病的风险。因此各国和国际组织如 WHO 和 FAO 对 DON 的膳食摄入量设有安全限值。研究 DON 在体内的代谢和解毒机制，开发天然或合成的化合物，作为 DON 的替代品或拮抗剂，是目前亟待解决的问题。

2. 黄曲霉毒素

AF 是一组主要由黄曲霉产生的物质，根据国际癌症研究机构的说法，黄曲霉毒素被归类为 1 类致癌物。在迄今已鉴定的 18 种不同类型的黄曲霉毒素中，黄曲霉毒素 B_1 是所有霉菌毒素中最普遍的形式。AFB_1 在细胞色素 P450 依赖性单加氧酶代谢激活后发挥其生物学效应，其反应形式，即 AFB_1-8,9-环氧化物，然后与细胞大分子相互作用，特别是 DNA，发挥其毒性和致癌作用。慢性黄曲霉中毒导致农场动物的性能下降和体重增加，以及生长发育迟缓。

少有研究探讨 AFB_1 暴露对内分泌和神经元调节的影响。大鼠暴露于 AFB_1 导致神经毒性生化指标参数显著改变，表明中枢和周围神经系统可能变性。在行为水平上，有人提出 AFB_1 中毒会诱发食欲障碍，从而导致厌食症和体重减轻[89]。然而，食欲受损起源的下丘脑过程尚不清楚，因此，AFB_1 对调节下丘脑食物摄入的下丘脑神经肽的影响值得研究。

控制食物摄入是一项综合功能，有助于能量稳态，涉及神经、内分泌和神经内分泌机制。下丘脑是一个综合中心，控制多种功能，包括自主神经、神经内分泌和行为调节，从而维持体内平衡。它通过涉及几种生物活性神经肽的神经元和神经内分泌回路来实现这一作用。更具体地说，下丘脑的弓状核在调节食物摄入和能量稳态方面起着关键作用。下丘脑外侧区是另一种众所周知参与控制摄食行为的下丘脑结构，因为它表达主要的食欲肽，如食欲素和 26 RFa。AFB_1 对食欲调节的改变可能涉及经典的食欲调节神经肽，以及新型下丘脑神经肽。目前已有研究证明，两种不同剂量（1.5 mg/kg 和 3 mg/kg）的 AFB_1 诱导 Wistar 大鼠体重减少，主要与大鼠弓状核中 EM66 神经元数量减少有关。并且研究中使用的剂量（分别为口服 LD_{50} 的 10%和 30%）被认为低于先前报道的大鼠毒性阈值，因为 AFB_1 的口服 LD_{50} 约为 10 mg/kg，值得注意的是，该项研究中的体重改变代表了观察到的 AFB_1 的唯一毒性症状，并未发生其他明显症状[90]。这项研究充分表明了黄曲霉毒素减肥的可靠性，但仍需要进一步动物试验和临床试验研究。除此之外，AFs 可能通过影响胰岛素信号通路，干扰胰岛素敏感性，从而影响葡萄糖代谢和脂肪积累；也有研究指出，AFs 可直接作用于脂肪细胞，影响脂肪的合成和分解，从而调节体脂的储存和分布。

虽然黄曲霉毒素在代谢调节方面显示出一定的潜力，但其毒性和安全性问题不可忽视。因为黄曲霉毒素是已知的强致癌物，长期暴露可导致肝癌等多种癌症。因此，在考虑其作为肥胖干预手段时，必须非常谨慎。此外，有效剂量与毒性剂量之间的范围非常狭窄，必须精确控制使用剂量，以避免不良健康影响。因此，需要更多的动物实验和临床试验来验证黄曲霉毒素在肥胖干预中的安全性和有效性，并结合饮食、运动和行为干预等多种方式，进行全面的肥胖管理，避免单一依赖真菌毒素干预。

第四节　未 来 展 望

作为霉菌产生的天然毒素，真菌毒素不仅能稳定存在于食品中，还会对人类和畜禽的健康有较大的危害。从机制上看，霉菌毒素通过抑制细胞中的蛋白质合成来诱导毒性，并引起多器官效应，包括呕吐和腹泻、体重减轻、神经紊乱、心血管改变、免疫抑制、止血紊乱、皮肤毒性、生殖能力下降和骨髓损伤。霉菌毒素还参与免疫系统的紊乱、肺部炎症以及中枢和周围神经系统的退行性变化。

黄曲霉毒素是一种已显示出致肝癌活性的常见霉菌毒素。黄曲霉毒素 B_1 由不同种类的曲霉菌和各种青霉属、根霉属、毛霉属和链霉菌属产生。除了具有肝毒性外，黄曲霉毒素 B_1 还具有遗传毒性、免疫毒性和致突变性[91]。它被认为是最丰富、毒性最强、天然存在的致癌物质之一。其他由几种曲霉菌产生的固醇囊藻毒素毒性高，但毒性略低于黄曲霉毒素。而赭曲霉毒素 A 由各种曲霉菌、青霉菌、石霉菌和新石霉菌产生。赭曲霉毒素 A 具有肾毒性、遗传毒性、免疫毒性和神经毒性特性，也是已知的人类致癌物[92]。单端孢霉烯类、沙曲霉毒素和疣菌素、T2 毒素和脱氧雪腐镰刀菌烯醇等霉菌毒素，由镰刀菌和肉豆蔻霉菌产生的霉菌毒素被认为具有剧毒，其中一些已被用作生物战剂。

但是，霉菌毒素除了具有毒性，还能用于预防或治疗一些疾病。霉菌毒素的应用与剂量和时间有关，这也决定了霉菌毒素在食品制剂中污染的安全功效。霉菌毒素在使用特定剂量和时间与各种生物学特性有关，如抗病毒、抗生素、抗疟、抗白血病、免疫毒性和抗癌。一些霉菌毒素衍生物已显示出对引起阿根廷出血热的沙粒病毒的抑制能力。霉菌毒素通过抑制 1 型和 2 型单纯疱疹病毒的复制而显示出抗病毒作用。大环单端孢霉烯类具有多方面的生物学效应，特别是抗生素、植物毒性、杀虫、细胞毒性和抗肿瘤活性。非甾体雌激素或霉菌雌激素玉米赤霉烯酮已被证明可增加雌激素活性。棒曲霉素被称为细菌霉菌毒素，可抑制钾的摄取并激活 p38 激酶，并起到抗有丝分裂剂的作用。棒曲霉素还被证明可以抑制人类免疫缺陷病毒 HIV-1 整合酶。这些观察结果表明，霉菌毒素可能有助于预防慢性病。

癌症治疗包括抑制或防止肿瘤生长的化学制剂，可以通过杀死活跃生长的细胞来抑制或阻止肿瘤生长和扩散。这些药物具有细胞毒性活性和 DNA 损伤，这是诱导细胞凋亡的机制。霉菌毒素因其潜在的生物活性而受到极大关注，可以成为预防和治疗增殖性疾病的潜在靶标。与一些已建立的化疗药物一样，霉菌毒素可以单独使用或与其他化疗药物联合使用，以杀死正常或转化的细胞。现有的体外和体内试验中已经证明真菌毒素是一种很有前途的抗癌剂，因为它能够在癌细胞系和动物模型中诱导细胞周期停滞、抑制细胞增殖和诱导细胞凋亡。同时，一些真菌毒素可以靶向癌细胞线粒体，释放线粒体细胞色素 c、氧化应激和分裂线粒体网络，诱导线粒体凋亡从而导致癌细胞死亡。真菌毒素还具有增加 ROS 形成和降低抗氧化防御（SOD、CAT、GST 和 GPx）的能力，导致各种细胞成分氧化损伤（如质膜、DNA 片段化和蛋白质氧化）。氧化损伤如果不修复，会导致细胞进入细胞死亡途径。一些真菌毒素显示出通过减少抗凋亡蛋白诱导细胞死亡的能力，Bcl-2 负责控制细胞色素 c 的释放，并增加凋亡蛋白。真菌毒素通过增加 ROS 水平并阻断 DNA 修复，从而产生 DNA 损伤并诱导 *p21* 和 *p53* 表达以阻止细胞周期。然而，真菌毒素在非肿瘤细胞系中也显示出这种活性，从而表明必须进行更多的研究来证明其安全性和选择性。

从目前研究总结来看，真菌毒素具有诱导细胞死亡的作用，以及降低 DNA 修复能力，导致细胞毒性，并且在肿瘤细胞中可能产生遗传毒性，从而产生肿瘤过程的阻断作用。未来的研究需要将真菌毒素纳入药物形式，如纳米胶囊化，从而提高生物利用度、溶解度、吸收和治疗效果。还需要临床研究来确认各类真菌毒素的抗癌潜力和安全性。尽管这些物质是局部或全身活组织的强效毒素，鉴于已有的研究成果，真菌毒素为使用新的天然生物活性化合物作为抗癌疗法开辟了良好的前景。

粮食及其制品会受到多种真菌毒素的污染（图 6-4）。粮食真菌毒素现已被证实具有多种毒性作用，如细胞毒性、发育毒性、生殖毒性、免疫毒性和遗传毒性等，严重危害人和动物健康，甚至还会对间接或未接触毒素的子代产生不良影响[93]。在生育方面，主要是类雌激素的真菌毒素具有干预作用。玉米赤霉烯酮为镰刀菌产生的一种雌激素类霉菌毒素，是全球食品供应中最常见的霉菌毒素污染物之一[94]。ZEN 广泛存在于加工食品（如面食、早餐麦片和面包）中，在肉类、牛奶和香料中也检测到较低含量的 ZEN。越来越多的研究表明，食物供应中存在广泛的霉菌雌激素污染，以及气候变化促进了其生长，因此显然需要进一步研究。

值得一提的是，粮食真菌毒素不仅对亲本世代具有毒性作用，甚至对后代，即对间接接触或未接触毒素的子代个体仍具有毒害作用[95, 96]。

ZEN 能够改变雌激素信号转导，因此可能对生殖健康终点产生影响。其化学结构与 17β-estradiol（E2）非常相似，可直接与雌激素核受体 α 和 β 结合。然而，在配体激活受体结合实验中，ZEN-ERα 复合物与人类雌激素反应元件结合的亲和力几乎与 E2-ERα 复合物相同；ZEN-ERβ 也观察到类似的结果。体内实验也证明了 ZEN 的雌激素效力。例如，在小鼠、大鼠和猪体内，ZEN 和代谢物很容易与子宫 ERα 和 ERβ 受体结合。猪的研究进一步表明，ZEN 衍生物折仑诺对 ERα 的亲和力高于 ZEN 或代谢物 *α*-ZOL 和 *β*-ZOL。在未怀孕的动物中，霉菌雌激素会改变卵巢中的卵泡特征，破坏发情周期，并增加子宫肌层厚度。此外，在怀孕期间，霉菌雌激素暴露会导致胎盘出血、死产和胎儿生长受损。例如在猪中，霉菌雌激素暴露导致外阴水肿、子宫增大、卵巢硬化和萎缩性改变以及胎儿体重减轻。这都说明 ZEN 等雌激素类似物对雌性生殖相关的生理过程、器官和组织都有不利影响。

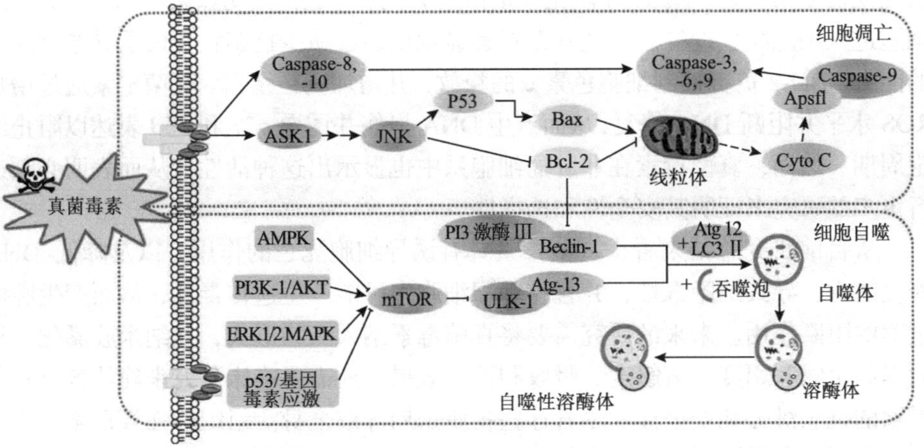

图 6-4　主要粮食真菌毒素生长发育与遗传毒性分子机制图

尽管 ZEN 具有上述不利作用，ZEN 的衍生物折仑诺作为一种合成的有雌激素活性的促生长剂，已经在美国、加拿大、英国、法国、德国、澳大利亚等 30 多个国家用于饲料添加剂，促进畜禽的生长。此外，ZEN 也被广泛用于研究抗动脉粥样硬化、调节机体免疫系统、改善阿尔茨海默病等方面。后续首先需要更多的动物研究来评估暴露于慢性低剂量以及霉菌雌激素和其他内分泌干扰物混合物的影响。其次，需要对整个生命周期的霉菌雌激素暴露进行额外的工作，以评估特定的暴露窗口、霉菌雌激素的累积损伤、“多重打击”模型以及母体霉菌雌激素暴露对后代出生的影响。最后，在多种慢性疾病中探究 ZEN 等多种类雌激素的霉菌毒素的改善作用。

参 考 文 献

[1] Maishi N, Hida K. Tumor endothelial cells accelerate tumor metastasis [J]. Cancer Science, 2017, 108(10): 1921-1926.

[2] Bray F, Ferlay J, Soerjomataram I, et al. Global cancer statistics 2018: GLOBOCAN estimates of incidence and mortality worldwide for 36 cancers in 185 countries [J]. Ca-A Cancer Journal for Clinicians, 2018, 68(6): 394-424.

[3] De Martel C, Georges D, Bray F, et al. Global burden of cancer attributable to infections in 2018: A worldwide incidence analysis [J]. Lancet Global Health, 2020, 8(2): e180-e190.

[4] Pan Y Y, Yu Y D, Wang X J, et al. Tumor-associated macrophages in tumor immunity [J]. Frontiers in Immunology, 2020, 11: 583084.

[5] Senthebane D A, Rowe A, Thomford N E, et al. The role of tumor microenvironment in chemoresistance: To survive, keep your enemies closer [J]. International Journal of Molecular Sciences, 2017, 18(7): 1586.

[6] Epstein S S. Regulatory aspects of occupational carcinogens: contrasts with environmental carcinogens [J]. IARC Scientific Publications, 1976 (13): 389-402.

[7] Morimoto K, Koizumi A. A carcinogens—methods for detecting environmental muta/carcinogens [J]. Gan to Kagaku Ryoho, 1985, 12(4): 789-797.

[8] Huang F Q, Guo J, Zhao N, et al. PTEN deficiency potentiates HBV-associated liver cancer development through augmented GP73/GOLM1 [J]. Journal of Translational Medicine, 2024, 22(1): 254.

[9] Kim J, Choe Y J, Park J, et al. Comparative effects of bivalent, quadrivalent, and nonavalent human papillomavirus vaccines in the prevention of genotype-specific infection: A systematic review and network meta-analysis [J]. Infection & Chemotherapy, 2024, 56(1): 37-46.

[10] Takimoto T, Ogura H, Sato H, et al. Isolation of transforming and early antigen-inducing epstein-barr virus from nasopharyngeal carcinoma hybrid-cells (NPC-KT) [J]. Journal of the National Cancer Institute, 1985, 74(1): 57-60.

[11] Li Y P, Hecht S S. Carcinogenic components of tobacco and tobacco smoke: A 2022 update [J]. Food and Chemical Toxicology, 2022, 165: 113179.

[12] Rumgay H, Murphy N, Ferrari P, et al. Alcohol and Cancer: Epidemiology and biological mechanisms [J]. Nutrients, 2021, 13(9): 3173.

[13] Tuominen L, Stolt M, Meretoja R, et al. Effectiveness of nursing interventions among patients with cancer: An overview of systematic reviews [J]. Journal of Clinical Nursing, 2019, 28(13-14): 2401-2419.

[14] Hanahan D, Weinberg R A. Hallmarks of cancer: The next generation [J]. Cell, 2011, 144(5): 646-674.

[15] Morana O, Wood W, Gregory C D. The apoptosis paradox in cancer [J]. International Journal of Molecular Sciences, 2022, 23(3): 1328.

[16] Wong R S Y. Apoptosis in cancer: From pathogenesis to treatment [J]. Journal of Experimental & Clinical Cancer Research, 2011, 30(1): 87.

[17] Jestoi M. Emerging fusarium-mycotoxins fusaproliferin, beauvericin, enniatins, and moniliformin: A review [J]. Critical Reviews in Food Science and Nutrition, 2008, 48(1): 21-49.

[18] Dornetshuber R, Heffeter P, Lemmens-Gruber R, et al. Oxidative stress and DNA interactions are not involved in Enniatin- and Beauvericin-mediated apoptosis induction [J]. Molecular Nutrition & Food Research, 2009, 53(9): 1112-1122.

[19] Wätjen W, Debbab A, Hohlfeld A, et al. The mycotoxin beauvericin induces apoptotic cell death in H4IIE hepatoma cells accompanied by an inhibition of NF-κB-activity and modulation of

MAP-kinases [J]. Toxicology Letters, 2014, 231(1): 9-16.

[20] Solhaug A, Eriksen G S, Holme J A. Mechanisms of action and toxicity of the mycotoxin alternariol: A review [J]. Basic & Clinical Pharmacology & Toxicology, 2016, 119(6): 533-539.

[21] Crudo F, Aichinger G, Dellafiora L, et al. Persistence of the antagonistic effects of a natural mixture of *Alternaria mycotoxins* on the estrogen-like activity of human feces after anaerobic incubation [J]. Toxicology Letters, 2022, 358: 88-99.

[22] Den Hollander D, Holvoet C, Demeyere K, et al. Cytotoxic effects of alternariol, alternariol monomethyl-ether, and tenuazonic acid and their relevant combined mixtures on human enterocytes and hepatocytes [J]. Frontiers in Microbiology, 2022, 13: 849243.

[23] Urbanek K A, Kowalska K, Habrowska-Górczyńska D E, et al. Revealing the role of alternariol in the local steroidogenesis in human prostate normal and cancer cells [J]. International Journal of Molecular Sciences, 2023, 24(11): 9513.

[24] Pazaiti A, Kontos M, Fentiman I S. ZEN and the art of breast health maintenance [J]. International Journal of Clinical Practice, 2012, 66(1): 28-36.

[25] Nicolson G L. Mitochondrial dysfunction and chronic disease: Treatment with natural supplements [J]. Integrative Medicine, 2014, 13(4): 35-43.

[26] Ma Z A, Zhao Z, Turk J. Mitochondrial dysfunction and β-cell failure in type 2 diabetes mellitus [J]. Experimental Diabetes Research, 2012: 703538.

[27] Wang Y, Li N, Zhang X, et al. Mitochondrial metabolism regulates macrophage biology [J]. Journal of Biological Chemistry, 2021, 297(1): 100904.

[28] Liberti M V, Locasale J W. The warburg effect: How does it benefit cancer cells? [J]. Trends in Biochemical Sciences, 2016, 41(3): 211-218.

[29] Sotgia F, Martinez-Outschoorn U E, Lisanti M P. Mitochondrial oxidative stress drives tumor progression and metastasis: Should we use antioxidants as a key component of cancer treatment and prevention? [J]. BMC Medicine, 2011, 9: 62.

[30] Wang J, Galgoci A, Kodali S, et al. Discovery of a small molecule that inhibits cell division by blocking FtsZ, a novel therapeutic target of antibiotics [J]. Journal of Biological Chemistry, 2003, 278(45): 44424-44428.

[31] Su M, Zhao C, Li D, et al. Viriditoxin stabilizes microtubule polymers in SK-OV-3 cells and exhibits antimitotic and antimetastatic potential [J]. Marine Drugs, 2020, 18(9): 445.

[32] Stuhldreier F, Schmitt L, Lenz T, et al. The mycotoxin viriditoxin induces leukemia- and lymphoma-specific apoptosis by targeting mitochondrial metabolism [J]. Cell Death & Disease, 2022, 13(11): 938.

[33] Aleo M D, Wyatt R D, Schnellmann R G. Mitochondrial dysfunction is an early event in ochratoxin A but not oosporein toxicity to rat renal proximal tubules [J]. Toxicology and Applied Pharmacology, 1991, 107(1): 73-80.

[34] Chatopadhyay P, Tariang B, Agnihotri A, et al. Synergism of ochratoxin B and calcium-channel antagonist verapamil caused mitochondrial dysfunction [J]. Toxicology Mechanisms and Methods, 2014, 24(6): 428-432.

[35] Wang Y, Peng X, Yang Z, et al. iTRAQ mitoproteome analysis reveals mechanisms of

programmed cell death in arabidopsis thaliana induced by ochratoxin A [J]. Toxins (Basel), 2017, 9(5): 167.

[36] Chagas G M, Oliveira B M, Campello A P, et al. Mechanism of citrinin-induced dysfunction of mitochondria. II. Effect on respiration, enzyme activities, and membrane potential of liver mitochondria [J]. Cell Biochemistry & Function, 1992, 10(3): 209-216.

[37] Chagas G M, Oliveira M B, Campello A P, et al. Mechanism of citrinin-induced dysfunction of mitochondria. III. Effects on renal cortical and liver mitochondrial swelling [J]. Journal of Applied Toxicology, 1995, 15(2): 91-95.

[38] Wu Q, Yao J T, Xiao M Y, et al. Targeting Nrf2 signaling pathway: new therapeutic strategy for cardiovascular diseases [J]. Journal of Drug Targeting, 2024, 24: 1-10.

[39] Stojnev S, Ristic-Petrovic A, Jankovic-Velickovic L. Reactive oxygen species, apoptosis and cancer [J]. Vojnosanitetski Pregled, 2013, 70(7): 675-678.

[40] Galley J C, Straub A C. Redox control of vascular function [J]. Arteriosclerosis Thrombosis and Vascular Biology, 2017, 37(12): 178-184.

[41] Vatner S F, Zhang J, Oydanich M, et al. Healthful aging mediated by inhibition of oxidative stress [J]. Ageing Research Reviews, 2020, 64: 101194.

[42] Hayes J D, Dinkova-Kostova A T, Tew K D. Oxidative stress in cancer [J]. Cancer Cell, 2020, 38(2): 167-197.

[43] Rana A, Samtiya M, Dhewa T, et al. Health benefits of polyphenols: A concise review [J]. Journal of Food Biochemistry, 2022, 46(10): e14264.

[44] Gozzelino R, Jeney V, Soares M P. Mechanisms of cell protection by heme oxygenase-1 [J]. Annual Review of Pharmacology and Toxicology, 2010, 50: 323-354.

[45] Rodríguez-Zavala J S, Calleja L F, Moreno-Sánchez R, et al. Role of aldehyde dehydrogenases in physiopathological processes [J]. Chemical Research in Toxicology, 2019, 32(3): 405-420.

[46] Canli Ö, Nicolas A M, Gupta J, et al. Myeloid cell-derived reactive oxygen species induce epithelial mutagenesis [J]. Cancer Cell, 2017, 32(6): 869-883, e5.

[47] Rose Li Y, Halliwill K D, Adams C J, et al. Mutational signatures in tumours induced by high and low energy radiation in Trp53 deficient mice [J]. Nature Communications, 2020, 11(1): 394.

[48] Neumann C A, Krause D S, Carman C V, et al. Essential role for the peroxiredoxin Prdx1 in erythrocyte antioxidant defence and tumour suppression [J]. Nature, 2003, 424(6948): 561-565.

[49] Benhar M, Shytaj I L, Stamler J S, et al. Dual targeting of the thioredoxin and glutathione systems in cancer and HIV [J]. Journal of Clinical Investigation, 2016, 126(5): 1630-1639.

[50] Wu Q, Patocka J, Kuca K. Beauvericin, a fusarium mycotoxin: Anticancer activity, mechanisms, and human exposure risk assessment [J]. Mini-Reviews in Medicinal Chemistry, 2019, 19(3): 206-214.

[51] Peng C, Zhao F, Li H, et al. HSP90 mediates the connection of multiple programmed cell death in diseases [J]. Cell Death & Disease, 2022, 13(11): 929.

[52] Taipale M, Jarosz D F, Lindquist S. HSP90 at the hub of protein homeostasis: Emerging mechanistic insights [J]. Nature Reviews Molecular Cell Biology, 2010, 11(7): 515-528.

[53] Xu W, Neckers L. Targeting the molecular chaperone heat shock protein 90 provides a

multifaceted effect on diverse cell signaling pathways of cancer cells [J]. Clinical Cancer Research, 2007, 13(6): 1625-1629.

[54] Dai J, Zhu M, Qi X, et al. Fungal mycotoxin penisuloxazin A, a novel C-terminal Hsp90 inhibitor and characteristics of its analogues on Hsp90 function related to binding sites [J]. Biochemical Pharmacology, 2020, 182: 114218.

[55] Haanen T J 3RD, O'Connor C M, Narla G. Biased holoenzyme assembly of protein phosphatase 2A (PP2A): From cancer to small molecules [J]. Journal of Biological Chemistry, 2022, 298(12): 102656.

[56] Yen Y T, Chien M, Wu P Y, et al. Protein phosphatase 2A inactivation induces microsatellite instability, neoantigen production and immune response [J]. Nature Communications, 2021, 12(1): 7297.

[57] Wada S, Usami I, Umezawa Y, et al. Rubratoxin A specifically and potently inhibits protein phosphatase 2A and suppresses cancer metastasis [J]. Cancer Science, 2010, 101(3): 743-750.

[58] Von Karstedt S, Montinaro A, Walczak H. Exploring the TRAILs less travelled: TRAIL in cancer biology and therapy [J]. Nature Reviews Cancer, 2017, 17(6): 352-366.

[59] Wu Q, Wang X, Nepovimova E, et al. Trichothecenes: Immunomodulatory effects, mechanisms, and anti-cancer potential [J]. Archives of Toxicology, 2017, 91(12): 3737-3785.

[60] Mishra S, Dwivedi P D, Pandey H P, et al. Role of oxidative stress in deoxynivalenol induced toxicity [J]. Food and Chemical Toxicology, 2014, 72: 20-29.

[61] Habrowska-Górczyńska D E, Kowalska K, Urbanek K A, et al. Effect of the mycotoxin deoxynivalenol in combinational therapy with TRAIL on prostate cancer cells [J]. Toxicology and Applied Pharmacology, 2023, 461: 116390.

[62] 张前中, 郑如学. "畜大壮"对细毛羔羊育肥增重效果试验[J]. 草与畜杂志, 1992 (4): 12-23.

[63] Stahl S, Chun T Y, Gray W G. Phytoestrogens act as estrogen agonists in an estrogen-responsive pituitary cell line [J]. Toxicology And applied Pharmacology, 1998, 152(1): 41-48.

[64] Draper C R, Edel M J, Dick I M, et al. Phytoestrogens reduce bone loss and bone resorption in oophorectomized rats [J]. The Journal of Nutrition, 1997, 127(9): 1795-1799.

[65] Barbacanne M A, Rami J, Michel J B, et al. Estradiol increases rat aorta endothelium-derived relaxing factor (EDRF) activity without changes in endothelial NO synthase gene expression: Possible role of decreased endothelium-derived superoxide anion production [J]. Cardiovascular Research, 1999, 41(3): 6726-6781.

[66] Goetz R M, Thatte H S, Prabhakar P, et al. Estradiol induces the calcium-dependent translocation of endothelial nitric oxide synthase [J]. Proceedings of the National Academy of Sciences of the United States of America, 1999, 96(6): 2788-2793.

[67] Losordo D W, Kearney M, Kim E A, et al. Variable expression of the estrogen receptor in normal and atherosclerotic coronary arteries of premenopausal women [J]. Circulation, 1994, 89(4): 1501-1510.

[68] Collins B M, Mclachlan J A, Arnold S F. The estrogenic and antiestrogenic activities of phytochemicals with the human estrogen receptor expressed in yeast [J]. Steroids, 1997, 62(4): 365-372.

[69] Guerre P. Mycotoxin and gut microbiota interactions [J]. Toxins (Basel), 2020, 12(12): 769.
[70] Arai T, Ito T, Koyama Y. Antimicrobial activity of aflatoxins [J]. Journal of Bacteriology, 1967, 93(1): 59-64.
[71] Bertero A, Fossati P, Tedesco D E A, et al. Beauvericin and enniatins: *in vitro* intestinal effects [J]. Toxins, 2020, 12(11): 686.
[72] May H D, Wu Q, Blake C K. Effects of the *Fusarium* spp. mycotoxins fusaric acid and deoxynivalenol on the growth of *Ruminococcus albus* and *Methanobrevibacter ruminantium* [J]. Canadian journal of microbiology, 2000, 46(8): 692-699.
[73] Jeong J S, Lee J H, Simizu Y, et al. Effects of the Fusarium mycotoxin deoxynivalenol on *in vitro* rumen fermentation [J]. Animal Feed Science and Technology, 2010, 162(3-4): 144-148.
[74] Ouethrani M, Van De Wiele T, Verbeke E, et al. Metabolic fate of ochratoxin A as a coffee contaminant in a dynamic simulator of the human colon [J]. Food Chemistry, 2013, 141(4): 3291-3300.
[75] ChaneY A. Obesity and nonalcoholic fatty liver disease [J]. Nursing Clinics of North America, 2021, 56(4): 543-552.
[76] Timpson N J, Wade K H, Smith M L, et al. New insights into understanding obesity: From measures to mechanisms [J]. BMJ Medicine, 2024, 3(1): 1-11.
[77] Trang K, Grant S F A. Genetics and epigenetics in the obesity phenotyping scenario [J]. Reviews in Endocrine and Metabolic Disorders, 2023, 24(5): 775-793.
[78] Obradovic M, Sudar-Milovanovic E, Soskic S, et al. Leptin and obesity: Role and clinical implication [J]. Frontiers in Endocrinology, 2021, 12: 585887.
[79] Cowley M A, Pronchuk N, Fan W, et al. Integration of NPY, AGRP, and melanocortin signals in the hypothalamic paraventricular nucleus: Evidence of a cellular basis for the adipostat [J]. Neuron, 1999, 24(1): 155-163.
[80] Carlsson L M S, Sjöholm K, Jacobson P, et al. Life expectancy after bariatric surgery in the Swedish obese subjects study [J]. The New England Journal of Medicine, 2020, 383(16): 1535-1543.
[81] Sarabu N. Weight and metabolic outcomes 12 years after gastric bypass [J]. The New England Journal of Medicine, 2018, 378(1): 93-94.
[82] Narayanaswami V, Dwoskin L P. Obesity: Current and potential pharmacotherapeutics and targets [J]. Pharmacology & Therapeutics, 2017, 170: 116-117.
[83] Andretta I, Kipper M, Lehnen C R, et al. Meta-analytical study of productive and nutritional interactions of mycotoxins in growing pigs [J]. Animal, 2012, 6(9): 1476-1482.
[84] Mok C H, Shin S Y, Kim B G. Aflatoxin, deoxynivalenol, and zearalenone in swine diets: Predictions on growth performance [J]. Revista Colombiana De Ciencias Pecuarias, 2013, 26: 243-254.
[85] Arnold D L, Karpinski K F, Mcguire P F, et al. A short-term feeding study with deoxynivalenol (vomitoxin) using rats [J]. Toxicological Sciences, 1986, 6(4): 691-696.
[86] Robbana-Barnat S, Loridon-Rosa B, Cohen H, et al. Protein synthesis inhibition and cardiac lesions associated with deoxynivalenol ingestion in mice [J]. Food Additives & Contaminants,

1987, 4(1): 49-56.

[87] Terciolo C, Maresca M, Pinton P, et al. Review article: Rrole of satiety hormones in anorexia induction by Trichothecene mycotoxins [J]. Food and Chemical Toxicology, 2018, 121: 701-714.

[88] Jin J, Huangfu B, Xing F, et al. Combined exposure to deoxynivalenol facilitates lipid metabolism disorder in high-fat-diet-induced obesity mice [J]. Environment International, 2023, 182: 108345.

[89] Newberne P M, Butler W H. Acute and chronic effects of aflatoxin on the liver of domestic and laboratory animals: A review [J]. Cancer Research, 1969, 29(1): 236-250.

[90] Trebak F, Alaoui A, Alexandre D, et al. Impact of aflatoxin B1 on hypothalamic neuropeptides regulating feeding behavior [J]. Neurotoxicology, 2015, 49: 165-173.

[91] Krifaton C, Kriszt B, Szoboszlay S, et al. Analysis of aflatoxin-B1-degrading microbes by use of a combined toxicity-profiling method [J]. Mutation Research-Genetic Toxicology and Environmental Mutagenesis, 2011, 726(1): 1-7.

[92] Malaveille C, Brun G, Bartsch H. Genotoxicity of ochratoxin a and structurally related-compounds in *Escherichia coli* strains：Studies on their mode of action [J]. IARC Scientific Publications, 1991, (115): 261-266.

[93] 任思瑞, 周鸿媛, 刘榕, 等. 粮食真菌毒素的生殖、发育与遗传毒性: 现状与展望[J]. 生态毒理学报. 2022, 17(1): 102-115.

[94] Tan H X, Zhou H Y, Guo T, et al. Effect of temperature and pH on the conversion between free and hidden zearalenone in zein [J]. Food Chemistry, 2021, 360: 130001.

[95] Belhassen H, Jiménez-DíaZ I, Ghali R, et al. Validation of a UHPLC-MS/MS method for quantification of zearalenone, α-zearalenol, β-zearalenol, α-zearalanol, β-zearalanol and zearalanone in human urine [J]. Journal of Chromatography B, Analytical Technologies in the Biomedical and Life Sciences, 2014, 962: 68-74.

[96] Balló A, Székvári K B, Czétány P, et al. Estrogenic and non-estrogenic disruptor effect of zearalenone on male reproduction: A review [J]. International Journal of Molecular Sciences, 2023, 24(2): 1578.